Eia Asen, Emma Morris
Noël Pommepuy

Systemische Multifamilientherapie

Konzepte und Interventionen

Aus dem Englischen von Eia Asen

2026

Themenreihe »Systemische Therapie und Beratung«
hrsg. von Tom Levold
Reihengestaltung: Uwe Göbel
Umschlaggestaltung: B. Charlotte Ulrich
Umschlagmotiv: Baillou – stock.adobe.com
Redaktion: Celine Eßlinger
Satz: Drißner-Design u. DTP, Meßstetten
Printed in Germany
Druck und Bindung: CPI books GmbH, Leck

MIX
Papier | Fördert gute Waldnutzung
FSC® C083411
www.fsc.org

CPI klimaneutral
Mehr Bäume. Weniger CO_2

Erste Auflage, 2026
ISBN 978-3-8497-0590-9 (Printausgabe)
ISBN 978-3-8497-8572-7 (ePUB)

Die Originalausgabe erschien unter dem Titel »Systemic Multi-Family Therapy. Concepts and Interventions«. Autorisierte Übersetzung der englischen Ausgabe, veröffentlicht von Routledge, einem Mitglied der Taylor & Francis Group.
Aus dem Englischen übersetzt von Eia Asen

Bibliografische Information der Deutschen Nationalbibliothek:
Die Deutsche Nationalbibliothek verzeichnet diese Publikation in der Deutschen Nationalbibliografie; detaillierte bibliografische Daten sind im Internet über http://dnb.d-nb.de abrufbar.

Informationen zu unserem gesamten Programm, unseren Autoren und zum Verlag finden Sie unter: **https://www.carl-auer.de/**

Inhalt

Vorbemerkungen und Danksagung

Dieses Buch beschreibt Prinzipien und Ziele der systemischen Multifamilientherapie (MFT) sowie ihre vielfältigen Techniken und Anwendungen in den verschiedenen Bereichen der psychischen Gesundheitsversorgung, der Kinder- und Jugendhilfe und der schulischen Betreuung. Systemische MFT wird vor allem in der Arbeit mit Kindern, Jugendlichen und ihren Familien eingesetzt. Das Buch richtet sich im Wesentlichen an Therapeut:innen, Psycholog:innen, Sozialarbeiter:innen, Lehrer:innen, Psychiater:innen und andere Berufsgruppen, die sich auf die Verbesserung der psychischen Gesundheit von Familien und deren Mitgliedern konzentrieren.

Wir haben uns dafür entschieden, die Fachperson, die MFT durchführt, als »MFT-Praktiker:in« zu bezeichnen, und nicht als »MFT-Therapeut:in«, wie es oft in klinischen Bereichen üblich ist. So benutzen wir auch nicht die Begriffe »MFT-Trainer:in«, »MFT-Coach:in« oder »MFT-Arbeiter:in«, sind uns aber bewusst, dass diese Bezeichnungen von vielen Kolleg:innen, die in der Kinder- und Jugendhilfe und in Schulen arbeiten, in deutschsprachigen Ländern angewandt werden. Wir gebrauchen auch nicht das klassische Wort »MFT-Sitzung«, denn bei der MFT-Arbeit ist viel Bewegung im Gang, und der Begriff »MFT-Treffen« beschreibt das passender.

Hier ein kurzer Überblick über Struktur und Inhalt des Buches: In Kapitel 1 wird zusammengefasst, welche verschiedenen Einflüsse zur Entwicklung der systemischen MFT geführt haben und wie unterschiedliche Konzepte die heutige Praxis beeinflussen. Es ist in Büchern dieser Art nicht üblich, schon in Kapitel 2 die Evidenzbasis für einen bestimmten Ansatz zu erläutern und darzustellen, wie MFT-Projekte evaluiert werden können. Damit wollen wir die Bedeutung einer kritischen Auseinandersetzung betonen und MFT-Praktiker:innen dazu ermutigen, bereits vor Beginn eines Projekts zu reflektieren, ob das, was sie tun, auch tatsächlich wirkt, und sich einem kontinuierlichen Lernprozess basierend auf Feedback zu verpflichten.

In Kapitel 3 stellen wir einige grundlegende systemische Techniken vor, die an die Arbeit mit verschiedenen Familienproblematiken in der MFT angepasst werden können. Ein besonderes Merkmal unseres MFT-Ansatzes ist die bewusste Betonung der aktiven Mentalisierungsförderung; dies wird in Kapitel 4 ausführlich beschrieben. Im darauffolgenden Kapitel 5 wird erläutert, wie man MFT-Projekte plant und wie man die anfängliche Arbeit bewältigt. Einen zentralen Teil unseres Buches bildet Kapitel 6, in dem wir die vielen verschiedenen Übungen und Spiele vorstellen, die wir als »Aktivitäten« bezeichnen. Die »Anleitungen« sind in direkter Rede verfasst, um sie benutzerfreundlicher zu gestalten. Zusätzlich wird der »Arbeitsfokus« für jede Aktivität beschrieben. Diese Vorschläge können von MFT-Praktiker:innen nach eigenem Ermessen angepasst werden. Im gesamten Buch verweisen wir auf diese Aktivitäten; sie sind dann kursiv hervorgehoben und im Inhaltsverzeichnis zu finden in den drei Unterkapiteln »Gruppenaktivitäten«, »Familienaktivitäten« oder »Problemorientierte Aktivitäten«.

Kapitel 7 befasst sich mit dem Umgang von MFT-Praktiker:innen mit kultureller Vielfalt und Diversität im Allgemeinen, insbesondere damit, wie diskriminierendes Verhalten offen thematisiert und die eigene kulturelle Identität, die ebenfalls zur Gruppendynamik beitragen kann, reflektiert werden kann. In den drei folgenden Kapiteln des Buches – Kapitel 8, 9 und 10 – werden spezifische MFT-Projekte aus dem klinischen Bereich sowie aus Kinder- und Jugendhilfe und Schule vorgestellt. Kapitel 11 behandelt typische Probleme, auf die man bei der MFT-Arbeit stößt, und es werden Hinweise gegeben, wie man damit umgehen kann. Im letzten Kapitel blicken wir auf die Entwicklung der MFT in den letzten acht Jahrzehnten zurück und überlegen, wie sie sich in Zukunft weiterentwickeln könnte.

Dies ist nicht das erste Buch, das über die Anwendung systemischer Ideen in der MFT geschrieben wurde. Vier frühere Veröffentlichungen (Asen, Dawson a. McHugh 2001; Asen a. Scholz 2010; Asen u. Scholz 2019; Asen u. Scholz 2017) haben den Grundstein für diesen Ansatz gelegt, und sie enthalten einige Konzepte und Materialien, auf die auch in diesem Buch Bezug genommen wird. In den letzten 15 Jahren sind jedoch zahlreiche neue MFT-Projekte ins Leben gerufen worden, und viel Kreativität hat diese Arbeit beflügelt. Wir sind vielen Kolleg:innen und Freund:innen dankbar, die unsere Arbeit im Laufe der Jahre inspiriert haben, zu viele, um sie alle namentlich zu nennen. Einige möchten wir dennoch besonders hervorheben: Alan Cooklin, Michael Scholz, Ann Stevens, Derek Taylor, Ivan Eisler, Brenda McHugh, Neil Dawson, Katja Scholz, Maud Rix, Dietmar Selig, Petra Kiehl und Justine van Lawick. Wir haben in enger Partnerschaft mit zahlreichen talentierten Teams in Europa zusammengearbeitet, vor allem in England, Deutschland, Skandinavien, Frankreich, Polen, den Niederlanden, Belgien, der Schweiz und Italien. Sie haben viele innovative Ideen und Praktiken eingebracht und sind wertvolle Mitglieder unserer »MFT-Familie« geworden. Es war uns eine Freude, auch diesmal eng mit dem Carl-Auer Verlag zusammenzuarbeiten, und wir sind besonders der Lektorin, Celine Eßlinger, sehr dankbar für ihre vielen Anregungen und Verbesserungsvorschläge. Zuletzt danken wir den vielen Familien, die nicht nur unsere Experimente mit dem Ansatz erduldet haben, sondern uns mehr gelehrt haben, als wir je erwartet hätten. Ohne sie wäre dieses Buch nie entstanden.

1 Therapeutische Faktoren und Prinzipien

1.1 Therapeutische Faktoren

Die Multifamilientherapie (MFT) stützt sich auf die Kraft von Gruppenarbeit und die Erkenntnis, dass es für Menschen mit emotionalem Leidensdruck hilfreich sein kann zu erfahren und zu erleben, dass Leiden keine isolierte Erfahrung ist, dass auch andere Menschen mit ähnlichen Problemen zu kämpfen haben und dass der Austausch darüber zu gegenseitiger Unterstützung führen kann. In der gruppenanalytischen Psychotherapie wurde diese Dynamik genutzt, als Sigmund Heinrich Foulkes und Kollegen (Foulkes 1948) in den 1940er-Jahren in England geschlossene Gruppen mit bis zu acht Patient:innen bildeten, die sich über viele Monate hinweg wöchentlich mit zwei Therapeut:innen trafen. Diese Pionier:innen und nachfolgende Gruppentherapeut:innen identifizierten spezifische Faktoren, die positive Veränderungen in der Gruppentherapie begünstigen, wie gegenseitige Unterstützung, Informationsvermittlung, interpersonales Lernen, nachahmendes Verhalten, konstruktive Kritik und das Wecken von Hoffnung (Yalom a. Leszcz 1995).

Diese therapeutischen Faktoren sind auch für die MFT relevant, jedoch mit einem entscheidenden Unterschied: Es treffen nicht Einzelpersonen aufeinander, sondern ganze Familien begegnen anderen Familien samt deren Mitgliedern. Die traditionelle Gruppentherapie ist stark auf die verbale Schilderung individueller Probleme und Beziehungsschwierigkeiten angewiesen. Im Gegensatz dazu können bei der systemischen MFT familiäre Beziehungen und Dynamiken, die mit den vorliegenden Problemen verbunden sind, konkret beobachtet und direkt angesprochen werden. Was in der Gruppensituation erlebt und gelernt wird, kann dann in den eigenen Familienalltag mitgenommen und dort verwendet werden. Darüber hinaus ermutigt MFT die sozialen Unterstützungsnetzwerke der Familien, sich indirekt und manchmal auch direkt am therapeutischen Prozess zu beteiligen. Im Gegensatz zur klassischen Gruppentherapie unterstützt MFT außerdem Familien und deren Mitglieder dabei, sich außerhalb des Gruppenkontextes zu treffen und ein eigenes Netzwerk aus Unterstützer:innen jenseits der formalen therapeutischen Arbeit aufzubauen.

In Multifamilientreffen verhalten sich Familien weniger defensiv, wenn sie bemerken, dass sie »alle im selben Boot sitzen«. Dies führt zu größerer Offenheit und zur Bereitschaft, sich vor anderen selbstreflexiv zu zeigen. Dieser Prozess wird zusätzlich gefördert, wenn Familien oder einzelne Mitglieder sich in anderen Familien »gespiegelt« sehen – das erzeugt neue Perspektiven auf eingefahrene und chronische Problematiken. Beim Kennenlernen anderer Gruppenmitglieder entwickeln Familien und ihre Mitglieder eine Form »wohlwollender Neugier« (Cecchin 1987) auf die Denkweisen und Problematiken anderer Familien. Wenn Familien beginnen, ihre Wahrnehmungen von anderen – auch kritische – zu äußern, ist es nicht selten, dass solche Rückmeldungen besser aufgenommen werden als sehr ähnliche Hinweise von Fachpersonen (Asen 2002).

1.2 Ziele und Prinzipien der MFT

Die Ziele und Prinzipien der MFT (siehe Kasten) sind eine Mischung aus handlungsorientierter und reflexiver Arbeit. Familien werden ausdrücklich ermutigt, als Berater:innen füreinander zu agieren, sich gegenseitig zu unterstützen und dabei gleichzeitig über eigene Themen zu reflektieren. MFT beruht auf den Mechanismen sozialen und erfahrungsbasierten Lernens und der damit verbundenen Stärkung des Selbstwertgefühls:

- Schaffung eines Gefühls von Solidarität und Verringerung von sozialer Isolation und Stigmatisierung
- Anregung neuer Perspektiven und Bereitstellung von Kontexten, in denen Familien voneinander lernen können
- Stärkung der Reflexionsfähigkeit in Bezug auf das eigene Handeln und die eigene Situation durch Beobachtung anderer
- Förderung von gegenseitiger Unterstützung und Feedback sowie Experimentieren mit familienübergreifenden Übungen und Aktivitäten
- Entdeckung und Aufbau von Kompetenzen sowie Intensivierung von Interaktionen und Erfahrungen
- Experimentieren mit neuen Kommunikations- und Verhaltensweisen in einem geschützten Rahmen
- Erhöhung von Erwartungen und Hoffnungen auf Besserung
- Beitragen zur Lösung der Schwierigkeiten anderer, durch das Teilen von Beobachtungen, Vorschlägen und Erkenntnissen.

MFT kann in einer Vielzahl von Kontexten und an verschiedenen Orten praktiziert werden, von 2-stündigen Treffen, die ein- oder zweimal im Monat in Kliniken, Ambulanzen, Schulen und verschiedenen kommunalen Einrichtungen durchgeführt werden, bis hin zu deutlich intensiveren Formaten in spezialisierten Einrichtungen wie z. B. Familientageskliniken (Asen et al. 1982). Dort treffen sich sechs bis acht Familien täglich oder in anderem Rhythmus über mehrere Monate hinweg für mindestens 6 Stunden (siehe Kap. 9.5). Es gibt keinen festen Standard für die Dauer oder Häufigkeit von MFT-Treffen – diese sind oft von den spezifischen Bedürfnissen der Gruppenteilnehmer:innen und institutionellen Gegebenheiten, wie z. B. Personal- oder Finanzressourcen, abhängig. Die Arbeit kann sowohl in geschlossenen als auch in offenen Gruppen stattfinden: In einer geschlossenen Gruppe beginnen und beenden alle Familien den Prozess gemeinsam; in offenen Gruppen treten Familien in verschiedenen Phasen des Bestehens der Gruppe bei oder scheiden aus. In solchen Formaten übernehmen erfahrenere Familien häufig eine Art Mentor:innenrolle für neue Teilnehmer:innen – sie vermitteln Hoffnung und geben Wissen als »Expert:innen durch Erfahrung« weiter. Wenn Familien eine aktivere Rolle übernehmen, werden sie zunehmend in den Prozess ihrer eigenen Veränderung eingebunden, und dies ermöglicht es den MFT-Praktiker:innen, von einer »aktiven« (»hands-on«) zu einer »zurückhaltenden« (»hands-off«) Haltung überzugehen und sich zunehmend an den Rand des Geschehens zu begeben, um schließlich in den Hintergrund zu treten (Asen 2007).

1.3 Vorbereitung von Familien und ihren Netzwerken

Die meisten Menschen – sowohl Fachkräfte als auch die Familien – wissen zunächst nicht, was MFT eigentlich ist, und viele, die ersucht werden, an einer solchen Arbeit teilzunehmen, haben verständlicherweise gewisse Ängste, z. B. dass sie vor allen über private Probleme sprechen müssen (»ihre schmutzige Wäsche in aller Öffentlichkeit waschen«), kritisiert oder missverstanden werden. Um solche Ängste zu adressieren, braucht es eine nicht-wertende Haltung und viel Sensibilität seitens der MFT-Praktiker:innen. In einem vorbereitenden Einzelgespräch mit jeder Familie sollten das Arbeitsmodell, dessen Evidenzbasis wie auch Vor- und Nachteile geduldig erklärt werden. Den Familien kann auch die Möglichkeit gegeben werden, »Absolvent:innen-Familien« kennenzulernen, also Familien oder einige deren Mitglieder, die bereits an MFT teilgenommen haben, und sich deren Berichte darüber anhören. Zukünftige Teilnehmer:innen werden ermutigt, zu einem solchen ersten Treffen auch Unterstützer:innen mitzubringen, wie etwa Mitglieder der erweiterten Familie, Freund:innen oder Fachpersonen. Hilfreich ist meist ein Informationsblatt oder ein Link zu einer Webseite mit Informationen, auf die die Familien später zurückgreifen können. Besonders wirkungsvoll sind solche Materialien, wenn sie gemeinsam mit Eltern und Kindern, die selbst an einer MFT-Gruppe teilgenommen haben, erstellt wurden – denn sie gehen in der Regel dezidiert auf die Sorgen ein, die sie selbst zu Beginn hatten und die neue Familien möglicherweise ebenfalls beschäftigen.

Familien sind eher bereit, sich an einem MFT-Projekt zu beteiligen, wenn sie eine konkrete Vorstellung davon erhalten, was sie erwartet, z. B. eine strukturierte Projektübersicht oder sogar eine Beschreibung der einzelnen Treffen. Anschließend sollte ausreichend Zeit eingeräumt werden, damit die Informationen verarbeitet werden können, bevor in einem zweiten Gespräch einige Wochen später eine informierte und gemeinsam getragene Entscheidung zur Teilnahme getroffen wird. Besteht bereits ein großes professionelles Netzwerk um eine Familie – wie es etwa in Kinderschutzfällen häufig vorkommt –, sollte ein formelles Netzwerktreffen stattfinden, an dem Eltern, Unterstützer:innen und alle beteiligten Fachpersonen teilnehmen. Dort sollte auch geklärt werden, welche anderen Interventionen parallel zur MFT weitergeführt oder pausiert werden. MFT ist selten ein alleinstehendes Verfahren, sondern wird meist mit anderen therapeutischen oder sozialpädagogischen Maßnahmen kombiniert.

Verschiedene MFT-Projekte bieten ein »Schnuppertreffen« für Familien an (siehe Kap. 5.6), damit sie sich selbst ein Bild von dem Arbeitsmodell machen können, bevor sie sich festlegen. Sobald sich eine Familie für die Teilnahme an einem MFT-Projekt entschieden hat, trifft sie alle anderen Familien zu einem ersten gemeinsamen Treffen. Dieses sollte so einladend und informell wie möglich gestaltet werden, mit kleinen Erfrischungen, die den Familien bei ihrer Ankunft angeboten werden, und mit zwanglosen, nicht problembezogenen Gesprächen. Alle Familienmitglieder – ebenso wie die MFT-Praktiker:innen – werden ermutigt, sich kurz vorzustellen, ohne lange Erklärungen oder Reden.

Sobald der formelle Teil beginnt, ist es wichtig, einen Rahmen zu schaffen, in dem sich alle Teilnehmenden trauen zu sprechen und sich gehört fühlen. Dies geschieht am besten zunächst in einem großen Kreis, in dem jede Familie und ihre Mitglieder nacheinander direkt mit den MFT-Praktiker:innen sprechen. Diese Art der Kontaktaufnahme während des ersten MFT-Treffens könnte als »Einzelfamilienarbeit in Anwesenheit anderer Familien« bezeichnet werden. In dieser Phase sind die MFT-Praktiker:innen sehr aktiv und stehen (noch) stark im Zentrum. Sie versuchen in diesen ersten Gesprächen bewusst Gemeinsamkeiten zwischen den anwesenden Familien hervorzuheben, anstatt Unterschiede zu betonen.

1.4 Der Paradigmenwechsel vom »Geholfenen« zum »Helfenden«

Die Mehrheit der systemischen MFT-Projekte konzentriert sich auf die Arbeit mit Kindern, Jugendlichen und ihren Familien und findet überwiegend im Rahmen von psychologischen und psychiatrischen Diensten für Kinder und Jugendliche, der Kinder- und Jugendhilfe oder der Schule statt. Fachkräfte in diesen Bereichen orientieren sich häufig an einem eher traditionellen Konzept des bzw. der »Helfenden«. Da diese Arbeit oft die vorübergehende Delegation der elterlichen Verantwortung für das Kind an Fachkräfte wie Sozialarbeiter:innen, Pflegekräfte, Psychiater:innen, Psycholog:innen, Lehrkräfte und andere professionelle Fachkräfte erfordert, besteht die Gefahr, dass sie zu vorübergehenden »Ersatzeltern« werden. Besonders wenn ein Kind oder eine Jugendliche:r stationär aufgenommen wird – sei es in einer (Tages-)Klinik oder einer Wohneinrichtung –, besteht die Versuchung, als Fachkraft ein »besserer Elternteil« als die eigentlichen Eltern zu sein. Dieser oft unbewusste Prozess wird mitunter durch das heutzutage weit verbreitete Konsument:innen-Verhalten der Eltern unterstützt, die von den Fachkräften erwarten, dass sie ihr Kind »reparieren« oder sich zumindest wie eine Art »Super-Nanny« verhalten. Besonders zu Beginn der MFT-Arbeit und in Krisensituationen wenden sich Eltern häufig mit dem Wunsch nach Hilfe an die MFT-Praktiker:innen, die sie als Expert:innen sehen wollen. Da die systemische MFT die Eigenverantwortung und Kompetenz von Einzelpersonen und Familien betont, sollte eigentlich die Verantwortung für die Bewältigung schwieriger Situationen und für Veränderungen bei *ihnen* liegen und nicht bei den Fachkräften. Für MFT-Praktiker:innen ist es jedoch oft nicht einfach, sich nicht in die Expert:innenrolle drängen zu lassen. Formulierungen wie *»Ich bin Expert:in für MFT, aber kein:e Expert:in für Ihre Kinder – Sie kennen sie viel besser als ich«* können dazu beitragen, diese Einstellung langsam und allmählich zu ändern. Am wirkungsvollsten ist dies, wenn MFT-Praktiker:innen anschließend andere Familien dazu einladen, ihre Gedanken und Ideen zu teilen und direkt mit den betreffenden Eltern zu sprechen. Mitunter ist es hilfreich, wenn für die MFT-Praktiker:innen keine Stühle bereitstehen, sodass sie nicht an einer bestimmten Position »festsitzen«. Das Umhergehen, kurze Verharren vor einzelnen Familien, gefolgt von einem Rückzug nach spätestens 30 bis 60 Sekunden, hilft einerseits, eine Verbindung aufzubauen, und signalisiert andererseits, dass nicht die Praktiker:innen, sondern die Familien selbst einander helfen und füreinander da sein sollen.

Diese körperliche und geistige Mobilität ist für MFT-Praktiker:innen ein Muss: Sie agieren und wechseln zwischen Nähe und Distanz; sie aktivieren den therapeutischen Kontext und »wärmen ihn auf«; sie schaffen einen Arbeitsfokus, übergeben die Verantwortung an Gruppenmitglieder und ziehen sich dann zurück; gelegentlich verlassen sie sogar den Therapieraum, um den Familien zu vermitteln, dass sie »ihr eigenes Ding« machen können oder sollen. Multifamilienarbeit erfordert bewegliche und »umherwandernde« Fachkräfte, die zwischen aktivem Handeln, bloßer Beobachtung, Kommentieren und Fragenstellen wechseln – oft innerhalb kürzester Zeit. Ihre Haltung muss flexibel und anpassungsfähig sein.

1.5 Rollen und Funktionen von MFT-Praktiker:innen

MFT-Praktiker:innen nehmen verschiedene Rollen ein: Sie agieren als Kontextschaffende und Katalysatoren, die Reaktionen und Interaktionen ermöglichen, die andernfalls vielleicht nicht stattfinden würden. Damit dies gelingt, dürfen sie, wie bereits erwähnt, nicht einfach nur sitzend agieren, sondern sollten ständig in Bewegung sein, um Brücken zwischen den Familien zu bauen. Sobald Familien oder einzelne Mitglieder miteinander in Kontakt getreten sind, können sich die MFT-Praktiker:innen zurückziehen, mit dem Signal, dass sich die Familien nun selbst einbringen sollen. Ist dieser Prozess in Gang gesetzt, treten die MFT-Praktiker:innen zunehmend in den Hintergrund und nehmen weniger direkten Blickkontakt auf. Stattdessen scannen sie kontinuierlich den Raum, ihre Augen wandern dabei ständig hin und her – sie zeigen damit Präsenz, aber gleichzeitig auch, dass sie selbst nicht im Mittelpunkt stehen. Diese zunehmende Distanzierung aktiviert die Gruppenmitglieder, selbst Verantwortung zu übernehmen. Das »Wandern« des Blicks kann zusätzlich durch die Bewegung im Raum unterstützt werden (ausführlicher in Kap. 3.1).

MFT-Arbeit kann nicht von nur einer einzelnen MFT-Praktiker:in durchgeführt werden, sondern erfordert mindestens zwei Fachkräfte mit unterschiedlichen, aber sich ergänzende Rollen: eine aktive und eine beobachtende. Diese Rollen können während des Treffens gewechselt werden. Die beobachtende Person verfolgt den Gruppenprozess sehr genau, beobachtet alle Familienmitglieder und deren Interaktionen mit der aktiven Fachkraft (nach dem Motto: »Vier Augen sehen mehr als zwei«) und spricht ausschließlich mit dieser – jedoch laut genug, dass die Gruppe mitbekommt, was gesagt wird. Die MFT-Praktiker:innen sitzen nicht nebeneinander, sondern stehen oder sitzen voneinander entfernt und am besten gegenüber, sodass sie einander sehen und bei Bedarf über Blickkontakt kommunizieren können. Sie begegnen einander als gleichberechtigte Partner:innen im respektvollen gegenseitigen Umgang, was für die Familien sichtbar und wichtig ist. Sie diskutieren ihre Meinungen offen, auch wenn sie nicht übereinstimmen – und zwar authentisch, und nicht »strategisch«. Mit anderen Worten: Sie versuchen, so zusammenzuarbeiten und miteinander zu reden, wie es gut funktionierende Erwachsene und Eltern tun würden oder sollten. Die diversen Rollen und Funktionen der MFT-Praktiker:innen sind im Kasten zusammengefasst:

- Vorbereitung von Treffen
- Schaffung eines geschützten Rahmens für alle Familien und ihre einzelnen Mitglieder
- Umgang mit Konflikten und Unbehagen von Gruppenmitgliedern
- aktive Vernetzung von Familien mit anderen Familien
- Wahl von passenden MFT-Aktivitäten
- Anregung zur Reflexion
- Entwicklung von Transferaufgaben
- Zusammenstellung der MFT-Dokumentation

- Risikoeinschätzung und -management
- Gewährleistung der Zeitstrukturen
- Ausführung von Kommunikationsaufgaben zwischen MFT-Treffen
- Kontaktaufnahme mit professionellen Netzwerken
- Organisation von Supervision und/oder Intervision
- Evaluierung des MFT-Projekts
- Durchführung von Feedback seitens der Familien.

1.6 Verantwortungsübergabe

Bei der Arbeit mit mehreren Familien mit kleinen Kindern ist es wichtig, dass die Eltern während des gesamten MFT-Treffens für ihre Kinder verantwortlich sind. In stationären oder teilstationären Settings ist dies eine Herausforderung, denn außerhalb der MFT sind die regulären Fachkräfte unter Umständen rund um die Uhr für die Kinder zuständig. Letztere haben dann einen »Heimvorteil«, da das Umfeld ihnen vertraut ist – für die Eltern hingegen fühlt es sich ungewohnt und befremdlich an. Einige Kinder wenden sich daher gerade zu Beginn der Arbeit vielleicht eher an die betreuenden Fachkräfte als an ihre Eltern. Das kann verletzend für die Eltern sein und ihr Unsicherheitsgefühl verstärken. Auch das Personal fühlt sich in dieser Rolle oft unwohl. Um solche Übergänge sensibel zu gestalten, kann ein symbolisches Ritual bei der Verantwortungsübergabe helfen, z. B., indem das Kind eine farbige Glasmurmel oder ein Armband auswählt und dieses während des Treffens an den Elternteil übergibt. Nach dem Treffen werden alle Symbole eingesammelt und an die Fachkräfte zurückgegeben.

1.7 MFT als Kontext für andere Formen systemischer Arbeit

MFT ist nicht nur ein spezifisches therapeutisches Verfahren, sondern auch ein therapeutischer Kontext, in dem andere systemische Formate stattfinden können – etwa Einzelarbeit mit einem Elternteil oder Kind, Paararbeit oder Arbeit mit einer einzelnen Familie. Kurze, spontane Gespräche von etwa 10 Minuten können dabei wirksamer sein als eine 50-minütige formelle Psychotherapiesitzung einige Tage später, wenn die emotionale Intensität bereits abgeklungen ist. MFT stellt eine Herausforderung dar – nicht nur für Familien, sondern auch für Praktiker:innen. Die Arbeit ist oft stark strukturiert, es gibt ein straffes Zeitprogramm mit schnellen Übergängen und wechselnden Gruppenzusammensetzungen. Die Familienmitglieder (und auch die MFT-Praktiker:innen!) müssen ihre Rolle immer wieder anpassen, oft innerhalb weniger Minuten. Mal sind sie Teil einer großen Gruppe, dann wieder »nur« Eltern, dann Teilnehmende einer reinen Kinder- oder Elterngruppe – und kurz darauf wieder eine Einzelperson in einer Familie unter drei, vier oder sieben anderen Familien. Diese ständigen Kontextwechsel erzeugen einen »Treibhauseffekt«, der den Veränderungsprozess beschleunigt. Gruppendruck wirkt hierbei zusätzlich förderlich.

1.8 Vertraulichkeit und Einverständnis

Vertraulichkeit ist ein zentrales Thema in jeder Form von Gruppentherapie. Zwar wird üblicherweise darum gebeten, nichts aus den Treffen nach außen zu tragen – besonders in der MFT ist dies aber kaum realistisch. Denn viele der Impulse sollen ja gerade im Alltag und im sozialen Umfeld weiterwirken. Ein pragmatischer Umgang mit Vertraulichkeit ist daher sinnvoll: Bedeutungsvolle Inhalte dürfen geteilt werden – aber anonymisiert. MFT-Praktiker:innen sollten zu Beginn Beispiele dafür nennen, wie MFT-Erfahrungen sprechen kann, ohne die Privatsphäre anderer Familien und ihrer Mitglieder zu verletzen. Uneingeschränkte Vertraulichkeit kann bei der MFT nicht garantiert werden, und vor allem Erwachsene müssen darauf hingewiesen werden, dass es sich um eine gemeinsame Verantwortung handelt, die auf gegenseitigem Vertrauen und Respekt beruht.

Die konkreten Regeln für die Zusammenarbeit sollten von den Familien selbst im ersten oder zweiten Treffen festgelegt werden. Manche Einrichtungen verlangen zudem eine schriftliche Vereinbarung. Diese kann mehrere unterschiedliche Aspekte beinhalten und unterteilt werden in das, worauf sich die Familie einigt, und das, worauf die MFT-Praktiker:innen und ihre Einrichtung bestehen. Die Vereinbarung kann folgende Punkte umfassen:

Verpflichtungen der Familie:

- pünktlich zu allen geplanten Treffen zu erscheinen
- die Projektleiter:innen rechtzeitig zu benachrichtigen, wenn man nicht teilnehmen kann

- sich allen Teilnehmenden der MFT gegenüber respektvoll, gewaltfrei und nicht-diskriminierend zu verhalten
- nicht an MFT-Treffen teilzunehmen, wenn man unter dem Einfluss von Alkohol oder Drogen steht
- der Anfertigung von audiovisuellen Aufzeichnungen von Treffen zuzustimmen, mit der Option, auf diesen nicht sicht- und/oder hörbar zu sein
- Vertraulichkeit zu wahren
- während der Teilnahme an MFT-Treffen keine Form von sozialen Medien zu nutzen.

Verpflichtungen der MFT-Praktiker:innen/Einrichtung:

- pünktlich zu allen geplanten Treffen zu erscheinen
- die Gruppenmitglieder rechtzeitig zu benachrichtigen, wenn man nicht teilnehmen kann
- allen Teilnehmenden mit Respekt, gewaltfrei und nicht diskriminierend zu begegnen
- Vertraulichkeit zu wahren (Ausnahmen: gesetzlich notwendig, Kinderschutz, Suizid-/Homizid-Gefahr, gerichtliche Anordnung)
- MFT-Treffen nur zu Supervisions- oder Trainingszwecken aufzuzeichnen und eventuelle Ablehnung einer Aufzeichnung zu respektieren.

1.9 Einschluss- und Ausschlusskriterien

MFT funktioniert am besten, wenn die beteiligten Familien ähnliche Problematiken gemeinsam haben, z. B. psychische oder physische Erkrankungen oder Störungen bei einem oder mehreren ihrer Mitglieder, Schulprobleme mit Ausschlussandrohung oder innerfamiliäre Gewalt. Auch die Tatsache, dass das eigene Kind stationär untergebracht ist, kann ein gemeinsamer Nenner sein. Das zentrale Einschlusskriterium ist also das gemeinsame Thema.

Es gibt mehrere Ausschlusskriterien, von denen einige dauerhafter Natur sind, während andere nur temporär in Kraft treten. Ein *dauerhaftes* Ausschlusskriterium ist, wenn Eltern oder andere Betreuungspersonen wegen sexuellen Missbrauchs von Kindern verurteilt wurden oder das Risiko bzw. der Verdacht auf gegenwärtigen oder möglichen sexuellen Missbrauch von Kindern besteht. Erwachsene und Jugendliche mit einer Vorgeschichte von körperlicher Gewalt gegen Fremde sollten nicht an MFT teilnehmen. Gewalt innerhalb der Familie ist kein Ausschlusskriterium; allerdings muss vor der Aufnahme solcher Personen in die MFT eine detaillierte Risikoeinschätzung durchgeführt werden.

Temporäre Ausschlusskriterien decken eine Reihe von Situationen ab, beispielsweise eine akute psychotische Episode oder eine Phase der Alkohol- oder Drogenintoxikation. Der Hauptgrund für den Ausschluss einzelner Gruppenmitglieder zu solchen Zeitpunkten besteht darin, potenziell stark störendes oder behelligendes Verhalten zu vermeiden. Die Tatsache, dass ein wichtiges Familienmitglied (ein Elternteil bzw. ein symptomatisches Kind oder Jugendliche:r) zeitweise nicht an MFT teilnehmen kann, bedeutet nicht, dass der Rest der Familie ebenfalls nicht zu MFT-Treffen kommen kann.

Es gibt viele Familien, die aus verschiedenen Gründen unschlüssig sind oder es ablehnen, bei MFT mitzumachen. Eine solche Position ist *kein* Ausschlusskriterium, denn ein sog. »Zwangskontext« – d. h., die Familie kommt nicht freiwillig, sondern erhält diese Auflage vom Jugendamt oder Gericht – hat sich häufig als hilfreich erwiesen, insbesondere bei Familien, die mit schwerwiegenden Problemen im Bereich des Kinderschutzes konfrontiert sind. In speziellen Fällen können Sozialarbeiter:innen die Eltern informieren, dass die Teilnahme an MFT die einzige Alternative zur Entziehung des Sorgerechts für ihr Kind ist.

Letztlich sollte es auch kein Ausschlusskriterium dafür geben, welche Familienmitglieder an einem MFT-Projekt teilnehmen können und wer zur »Familie« gehört und wer nicht. Die Definition dessen, was nun eine »Familie« ausmacht, ist sehr flexibel und auch kulturell geprägt, und es sollte daher den Mitgliedern jeder »Familie« überlassen bleiben, es selbst zu definieren. Und so kommen zur MFT oft getrennt lebenden Eltern, Stiefeltern, Großeltern, Onkel und Tanten, Cousins und Cousinen, in der Tat potenziell alle, die Teil des Familiennetzwerks sind.

2 Wirksamkeit und Evidenzbasis

Das Sammeln von Evidenz über die Wirksamkeit und Effizienz einer Intervention ist notwendig, um Kostenträger:innen und politische Entscheidungsträger:innen davon zu überzeugen. Ebenso ist es wichtig, Familien, die eine Teilnahme an einem MFT-Projekt in Betracht ziehen, Informationen über die wahrscheinlichen Resultate zur Verfügung zu stellen. Evidenzbasierte Praxis (und praxisbasierte Evidenz) sollte jedoch nicht ausschließlich als Mittel zum Zweck betrachtet werden. MFT-Praktiker:innen haben eine ethische Verantwortung: Sie sollten evidenzbasierte Interventionen nicht einfach anwenden, ohne darüber nachzudenken, sondern ihre Praxis anhand von Forschungsergebnissen sowie Rückmeldungen und Beobachtungen aus der eigenen klinischen Arbeit kontinuierlich hinterfragen, bewerten und weiterentwickeln.

Um sowohl die Effektivität von MFT als auch ihre Wirkungsmechanismen zu verstehen, bedarf es methodisch strengerer Forschung. Darüber hinaus ist es aufgrund der Vielfalt der bisherigen Studien – hinsichtlich theoretischer Modelle, Interventionen, Settings, Intensitäten und der Kombination der MFT mit anderen Therapieformen – schwierig, allgemeingültige Schlussfolgerungen aus den vorhandenen Forschungsdaten zu ziehen.

Van Es et al. (2023) geben einen Überblick über die bislang vorliegenden kontrollierten Studien zur Wirkung der MFT auf psychische Probleme und intrafamiliäre Funktionen und Dynamiken. Sie identifizierten insgesamt 31 von Expert:innen begutachtete Kontrollstudien, die die Effekte von MFT evaluieren, sowie 16 weitere Studien, die in ihre Metaanalyse einbezogen werden konnten. Bis auf eine Studie wurde bei allen ein hohes Risiko für Verzerrungen festgestellt, insbesondere im Hinblick auf Störfaktoren, die Auswahl der Studienteilnehmenden und fehlende Daten. Die Autor:innen konnten bestätigen, dass MFT in verschiedenen Settings eingesetzt wird und die Studien eine Vielfalt therapeutischer Ansätze sowie diverse Zielprobleme und Populationen abdecken. Aufgrund der großen Heterogenität konnten sie jedoch keine allgemeingültigen Schlussfolgerungen zur Wirksamkeit von MFT ziehen, wenn alle

Studien zusammengefasst werden. Zwar wird in mehreren Einzelstudien von positiven Ergebnissen berichtet – darunter Verbesserungen der psychischen Gesundheit, der beruflichen Perspektiven und der sozialen Funktionsfähigkeit –, dennoch kamen die Autor:innen zu dem Schluss, dass methodisch rigorosere Forschung notwendig ist, um die potenziellen Vorteile der MFT und ihrer Kernkomponenten weiter zu untersuchen.

Gelin, Cook-Darzens a. Hendrick (2018) geben einen Überblick über die Literatur zur Anwendung von MFT bei schweren psychiatrischen Erkrankungen und kommen zu dem Schluss, dass MFT ihre stärkste Evidenzbasis bei Schizophrenie und chronischen Psychosen hat. Was die Wirksamkeit einer psychoedukativen MFT in Bezug auf Rückfallraten betrifft, wurden zwei frühe Studien (McFarlane et al. 1995a/b) nach einer Nachbeobachtungszeit von vier Jahren miteinander verglichen. Die Ergebnisse zeigten, dass die Verbesserungen der Rückfallraten in beiden Gruppen – MFT mit Psychoedukation und MFT ohne Psychoedukation – in ähnlicher Höhe lagen, was darauf hindeutet, dass möglicherweise das Multifamilienformat und nicht die theoretische Ausrichtung den größten Beitrag zur Wirksamkeit der MFT leistet. In Übereinstimmung mit dieser Hypothese wurde in einer nachfolgenden randomisierten kontrollierten Studie (Mueser, Salyers a. Mueser 2001) ein MFT-Programm, das lediglich Informationen und Unterstützung bereitstellte (d. h. ohne vollständige psychoedukative Komponente), mit einer Einzelfamilientherapie verglichen. Auch hier zeigten sich in beiden Behandlungsgruppen gleichwertige Verbesserungen. Dies lässt darauf schließen, dass die sozialen Interaktionen zwischen den Familien in der MFT genauso vorteilhaft sein können wie der psychoedukative Anteil der Therapie mit einer einzelnen Familie.

Gelin, Cook-Darzens a. Hendrick (2018) verweisen außerdem auf vielversprechende Befunde zur Wirksamkeit der MFT bei affektiven Störungen (insbesondere bei Kindern), Essstörungen sowie Alkohol- und Substanzmissbrauch, kommen jedoch zu dem Schluss, dass für diese Krankheitsbilder mehr kontrollierte Studien erforderlich sind. Darüber hinaus stellen sie dar, dass beispielsweise Angststörungen, Autismus und ADHS bislang eher anekdotisch untersucht wurden und gründlichere Forschung benötigen.

Cook-Darzens, Gelin a. Hendrick (2018) fassen die empirische Literatur zur Anwendung von MFT bei nicht-psychiatrischen Problemen zusammen und stellen offensichtliche Vorteile von MFT-Ansätzen für das familiäre Management mehrerer schwerer chronischer Erkrankungen sowie für die Prävention von Lernschwierigkeiten und Schulversagen fest. Wie van Es et al. (2023) weisen jedoch sowohl Gelin, Cook-Darzens a. Hendrick (2018) als auch Cook-Darzens, Gelin a. Hendrick (2018) auf methodische Schwächen in der Forschung hin. Gelin, Cook-Darzens a. Hendrick (2018) empfehlen, dass künftige Forschungsbemühungen sich auf Folgendes konzentrieren sollten:

- den spezifischen Vorteil der MFT gegenüber anderen aktiven Behandlungsformen
- die vergleichende Wirksamkeit verschiedener MFT-Modelle für bestimmte Zielgruppen
- und die Veränderungsprozesse der MFT.

Bezüglich der Frage nach den effektiven Bestandteilen oder den »therapeutischen Wirkfaktoren« der MFT ergab ein systematisches Review von 22 Studien zur Prozessforschung an psychoedukativen Familieninterventionen bei Psychosen (Grácio, Gonçalves-Pereira a. Leff 2016) unterschiedliche Kombinationen aktiver Faktoren, je nach Analyseverfahren (qualitative Explorationen der Ansichten der Teilnehmenden und mediierende Variablen in Bezug auf Ergebnisse; quantitative Prozess-Ergebnis-Studien). Trotz dieser Vielfalt wurden in den meisten Studien insbesondere die folgenden Aspekte betont: die therapeutische Allianz, gegenseitige Unterstützung und das Teilen der Erfahrungen, gefolgt von Psychoedukation und der Umdeutung oder Neurahmung der Patient:innensymptome durch die Angehörigen und in geringerem Maße das Erlernen von Bewältigungsfähigkeiten und -strategien.

Drei Studien in klinischen Settings mit psychiatrischen Patient:innen mit schwerer Depression analysierten mittels Interpretativer Phänomenologischer Analyse (IPA) (Hellemans et al. 2011), Inhaltsanalyse (Lemmens et al. 2003) und Fragebögen (Lemmens et al. 2009) die Berichte von Familien über hilfreiche und weniger hilfreiche Erfahrungen mit MFT. Die Ergebnisse zeigen, dass vor allem jene therapeutischen Faktoren hervorstachen, die die einzigartigen strukturellen und prozessualen Aspekte der MFT widerspiegeln (und nicht spezifische Interventionen oder Aktivitäten), etwa Gruppenzusammenhalt und -unterstützung, Gemeinschaftserfahrungen sowie Lernen durch

Beobachten von und Identifikation mit anderen Familien. Einsicht, Hoffnung und Selbstoffenbarung wurden ebenfalls als sehr wertvoll erachtet. Insgesamt lässt sich auf ein hohes Maß an Zufriedenheit mit der MFT sowohl bei MFT-Praktiker:innen als auch bei Familien schließen, wie hohe Teilnahmequoten an den Treffen und die zahlreichen Berichte über hilfreiche Erfahrungen zeigen (Lemmens et al. 2003; Valdez, Abegglen a. Hauser 2013).

Bei MFT-Programmen für Essstörungen wurden Informationen über die Erfahrungen der Familien mithilfe von IPA und anderen phänomenologischen Methoden (Engman-Bredvik a. Suarez 2016; Gelin et al. 2016), täglichen Bewertungsskalen und Tagebüchern, Beobachtungen von Forschenden und Fokusgruppen (Voriadaki et al. 2015) sowie Inhaltsanalysen strukturierter offener Interviews (Salaminiou 2005) gesammelt. Zusätzlich zu den bereits genannten Faktoren berichten diese Studien über ein verbessertes Verständnis der Erkrankung, eine gesteigerte Motivation zu Fortschritten bei den Jugendlichen, verbesserte Familiendynamik und höhere elterliche Selbstwirksamkeit sowie über eine erhöhte Fähigkeit, Emotionen auszudrücken, und über Bewegungen in Richtung Gruppenzugehörigkeit und -differenzierung als Veränderungsmechanismen.

In mehreren Studien (z. B. Morris et al. 2014; Hazel et al. 2004; McDonell et al. 2006; McFarlane 2016; McFarlane et al. 1995b) wurden zudem die Vorteile der MFT für das psychische und physische Wohlbefinden der Familienmitglieder erfasst. Dies kann sowohl als positives Ergebnis als auch als ein Veränderungsmechanismus betrachtet werden, da eine Verbesserung des Wohlbefindens der Familienmitglieder wahrscheinlich mit einer Verbesserung für die »indizierte Patient:in« einhergeht.

Es ist bislang unklar, in welchen Situationen MFT als eigenständige Primärintervention optimal ist, da sie häufig in Kombination mit anderen Behandlungen und Unterstützungsangeboten durchgeführt wird. MFT erscheint oft als wertvolle Behandlungsoption wegen ihrer Kosteneffizienz, doch dieser augenscheinliche Befund muss näher untersucht werden, gerade aufgrund dessen, dass MFT häufig parallel zu anderen Interventionen angeboten wird. Forschungsbedarf besteht insbesondere darin, das Zusammenspiel von MFT mit anderen Behandlungsansätzen, den potenziellen »Mehrwert« der MFT und die Gruppen von Klient:innen, bei denen sie am ehesten wirksam ist, zu betrachten. Zum Beispiel führten Pérez-García et al. (2020) eine randomisierte kontrollierte Studie mit Jugendlichen in ambulanter Behandlung in Südostspanien durch, in der sie die Wirksamkeit von MFT mit der üblichen Einzeltherapie verglichen. Sie fanden nach sechs Monaten und nach einem Jahr keine signifikanten Unterschiede in externalisierendem oder internalisierendem Verhalten zwischen den beiden Interventionsgruppen. Allerdings zeigte die Analyse der Hauptfaktoren, dass die übliche Einzeltherapie bei externalisierendem Verhalten eine größere Wirkung erzielte, während MFT in Bezug auf internalisierendes Verhalten wirksamer war. Eisler et al. (2016) führten eine multizentrische RCT mit 167 Familien von Jugendlichen mit Anorexia nervosa durch, bei der entweder eine Einzelfamilientherapie allein oder in Kombination mit MFT angewandt wurde. Die MFT-Gruppe nahm dabei signifikant mehr Gewicht zu, und eine größere Zahl von MFT-Patient:innen erreichte einen guten oder intermediären Therapieerfolg. Van Es et al. (2023) betonen ebenfalls, dass das Zusammenspiel von MFT und anderen Therapieformen genauer verstanden werden muss. So könnte beispielsweise eine traumafokussierte Einzeltherapie am effektivsten sein, um PTBS-Symptome zu lindern, während MFT zur Unterstützung gestörter Familieninteraktionen indiziert sein könnte; bei Patient:innen mit Schizophrenie wäre es dagegen wahrscheinlich am effektivsten, den Angehörigen psychoedukative Informationen zu vermitteln (van Es et al. 2023).

Um das Forschungsfeld voranzubringen, ist mehr methodisch rigorose Forschung nötig. Van Es et al. (2023) schlagen vor, dass in künftigen Studien genaue Angaben zu den verwendeten therapeutischen Ansätzen und Techniken gemacht werden und beschrieben wird, wie das Programm an die Bedürfnisse der jeweiligen Zielgruppe angepasst wurde. Darüber hinaus sollte ein strukturiertes Manual vorliegen und die MFT-Praktiker:innen sollten eine gezielte Schulung erhalten, um die Implementierung und Replikation der Intervention zu verbessern. Schließlich deckt die MFT ein breites Spektrum therapeutischer Modalitäten und Ziele ab. Laut Kliniker:innen und Forschenden geht MFT auf bestimmte Faktoren ein, die anderen Therapien nicht zugänglich sind (Jewell a. Lemmens 2018; Schmidt a. Asen 2005). Dies legt nahe, dass der Mehrwert der MFT möglicherweise in der sozialen Unterstützung (McFarlane 2016) oder in den Interaktionen zwischen Teilnehmenden aus verschiedenen Familien liegen könnte, einschließlich des gegenseitigen Feedbacks und der Unterstützung (Hellemans et al.

2011; Jewell a. Lemmens 2018; Lemmens et al. 2009). Nichtsdestoweniger muss anerkannt werden, dass der relative Einfluss der MFT auf psychische Gesundheitsoutcomes und die Wirkmechanismen, die den Veränderungen zugrunde liegen, weiter untersucht werden müssen.

2.1 Evaluierung der Praxis

Die Evidenzbasis für MFT ist in einigen Bereichen weiter entwickelt als in anderen. Ein fehlender Evidenznachweis sollte jedoch nicht per se gegen den Einsatz von MFT sprechen, solange folgende Voraussetzungen erfüllt sind:

- Es gibt eine klare Begründung für den Einsatz der MFT.
- MFT wird nicht anstelle einer Behandlung angeboten, die voraussichtlich wirksamer wäre.
- Es besteht eine ausdrückliche Bereitschaft, aus den praktischen Erfahrungen zu lernen.

In solchen Fällen ist ein vorsichtiges Vorgehen ratsam. Neben einer schlüssigen Begründung für den Einsatz der MFT sollten die Praktizierenden ein Logikmodell (siehe Abb. 1, Kap. 2.6) vorlegen, das *Inputs* (Maßnahmen, die ergriffen werden), *Outputs* (erwartete Veränderungen) und vermutete *Wirkmechanismen* (wie Veränderungen zustande kommen) deutlich beschreibt. Auf diese Weise schaffen MFT-Praktiker:innen selbst einen Rahmen, aus dem sie ausdrücklich lernen und ihre Praxis weiterentwickeln können.

Bevor ein beliebiges Interventionsangebot erprobt wird, ist die Einbindung potenzieller Leistungsempfänger:innen und anderer Interessengruppen essenziell. Durch Einholen ihrer Sichtweisen erhält man wichtige Informationen über die Durchführbarkeit der Intervention und über die geplanten Messmethoden für Veränderungen. Beispielsweise könnten Jugendliche, die derzeit nicht zur Schule gehen, den MFT-Praktiker:innen mitteilen, dass sie bereit wären, an einem »Familienklassenzimmer-Projekt« (siehe Kap. 10.2) in der Schule teilzunehmen – allerdings nicht während der Unterrichtszeiten. Eltern könnten wiederum berichten, dass sie aufgrund von Arbeitszeiten oder Betreuungsaufgaben nicht in der Lage wären, während des Schultags teilzunehmen. Sie könnten außerdem anmerken, dass die vorgeschlagenen Outcome-Maße aus ihrer Sicht nicht das erfassen würden, was ihnen wichtig ist, oder dass es zu viele bzw. zu lange Fragebögen zum Ausfüllen seien.

Liegt für ein MFT-Projekt eine schwache Evidenzbasis vor, sollte die Intervention zunächst in kleinem Rahmen getestet und evaluiert werden. Ausführliches Feedback aus den Outcome-Messungen und den Interviews mit den Familien kann mit den klinischen Beobachtungen der MFT-Praktiker:innen kombiniert und genutzt werden, um Entscheidungen über die Weiterentwicklung und Ausweitung der Intervention zu treffen. Ist die Evidenzlage hingegen stärker, sollte die Praxis dennoch an einem Logikmodell gemessen werden. Passt die bestehende Evidenz gut zur vorgesehenen Intervention, kann man oft schneller »hochskalieren«. In solchen Fällen dient die Evaluation eher dazu, die Intervention zu verfeinern und zu verstehen, ob und wie sie im spezifischen Dienstleistungskontext wirkt.

2.2 Entwicklung eines Evaluationsrahmens

MFT-Praktiker:innen teilen generell das Ziel, die Familien zu erreichen, denen sie helfen wollen, diese Familien für die Therapie zu gewinnen und sie während des Prozesses engagiert zu halten. Manche gewünschten Ergebnisse können sich jedoch von MFT-Praktiker:in zu MFT-Praktiker:in deutlich unterscheiden. So könnten manche darauf abzielen, die Schulbesuchsquote zu verbessern, andere darauf, die Wahrscheinlichkeit zu verringern, dass ein Kind aus der Obhut der Eltern genommen wird, und wieder andere darauf, dass junge Menschen ein gesundes Körpergewicht halten oder zunehmen. Darüber hinaus beeinflussen gewünschte Ergebnisse und der Kontext der Angebotsform die Ausgestaltung eines MFT-Projekts – etwa wo, wie und wie oft es angeboten wird. Trotz des breiten Spektrums an Ergebnissen, die sich MFT-Praktiker:innen erhoffen, und der Vielfalt von Kontexten, in denen MFT angeboten wird, gibt es übergreifend gemeinsame positive Veränderungsprozesse. Diese sind im Kasten aufgeführt.

Mögliche Veränderungsmechanismen in der MFT:

- Das Zusammentreffen mit anderen Familien, die ähnliche Schwierigkeiten erleben, verringert Gefühle von sozialer Isolation, Stigmatisierung und Scham. Dies wirkt therapeutisch und schafft ein Umfeld, in dem die Familien offener sind, Neues zu lernen und sich zu verändern.

- MFT-Aktivitäten ermöglichen Familien neue relationale Erfahrungen und Perspektiven, die ihre Reflexions- und Mentalisierungsfähigkeit in Bezug auf eigenes Handeln und Erleben stärken.
- Familien entdecken und entwickeln ihre eigenen Fähigkeiten und üben neue Fertigkeiten, Kommunikationsweisen und Verhaltensweisen in einem geschützten Rahmen.
- Familien werden von anderen Familien unterstützt und zur Veränderung angehalten, indem sie darüber nachdenken, wie sie das Gelernte in ihr »reales« Leben übertragen können, und der Gruppe darüber Bericht erstatten.
- Gefühle von Kompetenz und Solidarität werden zusätzlich gestärkt, indem Familien zur Lösung der Schwierigkeiten anderer beitragen.

2.3 Erfassung gewünschter Ergebnisse

Beim Entwurf eines Evaluationsrahmens ist es sinnvoll, Outcome-Maße klar mit den erwarteten *Outputs* zu verknüpfen. Beispielsweise könnte sich ein MFT-Projekt für schulabstinente Kinder die Rückkehr zum Unterricht und das Engagement im Lernen zum Ziel setzen. Zugleich sollte es Faktoren berücksichtigen, die mit Schulabstinenz in Zusammenhang stehen könnten, etwa die emotionale und Verhaltensfunktion des Kindes, die Bindung an die Schule, die Eltern-Lehrkräfte-Beziehung und die Eltern-Kind-Beziehung. Um Ergebnisse zu erfassen, kann es hilfreich sein, Outcome-Studien aus dem eigenen Arbeitsfeld zu konsultieren und – wenn möglich und angemessen – dieselben Outcome-Maße zu verwenden. Dadurch lässt sich zumindest rudimentär vergleichen, welche Ergebnisse man selbst beobachtet und welche in anderen Forschungsprojekten gefunden wurden.

Viele Outcome-Maße sind symptomorientiert und damit eng mit einem medizinischen Krankheitsmodell verbunden, das häufig »weiße«, westliche Vorstellungen von (mentaler) Gesundheit zugrunde legt. Die Einbeziehung von Selbstberichten zum allgemeinen Wohlbefinden oder zur Alltagsbeeinträchtigung durch Probleme kann solche Outcome-Rahmen weniger kulturell abhängig machen und dadurch weniger verzerren. Auch die Aufnahme von zielorientierten Bewertungen (»goal-based ratings«) kann dazu beitragen. Um die Chancengleichheit weiter zu verbessern, sollten Evaluierungsmaßnahmen – wo sinnvoll – in die jeweilige Muttersprache der Familien übersetzt werden. Auch das kognitive und entwicklungsbedingte Niveau der Antwortenden ist sorgfältig zu bedenken. Jüngere Kinder können gebeten werden, Rückmeldungen über visuelle Analogskalen zu geben (etwa die Child Outcome Rating Scale, Casey et al. 2020) oder spielerisch qualitativ zu antworten. Personen mit geringerem Bildungsniveau oder Lernschwierigkeiten müssen möglicherweise beim Ausfüllen von Fragebögen unterstützt werden oder mit vereinfachten Instrumenten arbeiten. Soweit möglich, kann man auch vermutete Veränderungsmechanismen messen, die mit guten Ergebnissen verbunden sein könnten. Bei einem MFT-Projekt zur Verbesserung der Schulbesuchsquote könnte man beispielsweise untersuchen, ob sich das Passungsverhältnis zwischen Kind und Schule verbessert oder ob im Eltern-Kind-Verhältnis effektiver mentalisiert wird.

Wichtig ist dabei, die Belastung der Familien durch die Datenerhebung zu bedenken und sich darüber im Klaren zu sein, dass ein Unterschied zwischen Service-Evaluation und Forschung besteht. Familien müssen bei Forschungsprojekten eine *informierte Einwilligung* geben und verstehen, was von ihnen erwartet wird und warum Daten erhoben werden. Sie müssen formal zustimmen, am Projekt teilzunehmen. Damit erklären sie sich auch einverstanden, dass die Daten wissenschaftlich ausgewertet und publiziert werden können. Zudem muss der Forschungsablauf von einer unabhängigen Ethikkommission geprüft werden. Bei einer Service-Evaluation hingegen wird die Zustimmung lediglich lokal erbeten, um Daten zur Verbesserung des Dienstleistungsangebots zu erheben. Hier gibt es keine unabhängige ethische Aufsicht. Mit der Zustimmung zu einer Service-Evaluation erklären sich Familien allerdings *nicht* damit einverstanden, an einer Forschungsstudie teilzunehmen. Entsprechend sollte die Datenerhebung für die Familien so gering wie möglich ausfallen und klar für die Service-Verbesserung relevant sein. Allen teilnehmenden Familien muss deutlich gemacht werden, dass ihre Mitwirkung freiwillig ist und den Umfang der erhaltenen Hilfe nicht beeinträchtigt (siehe Leitlinien zur Abgrenzung von Forschung, Audit und Evaluation). Schließlich gilt es zu bedenken, dass schlicht der Prozess der Fragebogenerhebung die Antworten der Familien beeinflussen kann – vor allem, wenn MFT-Praktiker:innen die Befragungen selbst durchführen. Eine Mutter könnte sich beispielsweise nicht trauen, ihre wahren Ansichten über ein Projekt zu äußern, oder Schwierigkeiten verharmlosen, um die MFT-Praktiker:innen nicht zu verletzen, oder weil sie ein Machtgefälle ihnen gegenüber erlebt. Schon allein aus diesem Grund ist es sinnvoll, wenn möglich eine unabhängige Person mit der Datenerhebung und den Feedback-Interviews zu beauftragen. Familien können zudem ersucht werden, Rückmeldung über Apps oder Online-Formulare zu geben.

2.4 Auswertung von Ergebnisdaten

Es gibt viele Kovariaten, sowohl zu Beginn als auch im Verlauf der MFT-Arbeit, die die Ergebnisse beeinflussen können. Ausgangsfaktoren wie soziale, kulturelle und familiäre Umstände sowie die Schwere und Dauer der Probleme können bestimmen, wer (wie stark) auf MFT anspricht. Man könnte beispielsweise hypothetisieren, dass Kinder aus ethnischen Minderheiten besser auf MFT als auf Kognitive Verhaltenstherapie (KVT) ansprechen, weil das MFT-Modell die eigenen Vorstellungen der Familien von Krankheit und Heilung nutzt, statt ein verwestlichtes Krankheitsbild aufzuzwingen. Ebenso können Ereignisse während der MFT (etwa einschneidende Lebensereignisse) den Verlauf beeinflussen. In vielen Fällen wird MFT, wie bereits erwähnt, nicht als eine eigenständige Intervention verwendet, sondern andere Angebote finden vor der MFT-Arbeit oder parallel dazu statt. Dann ist es wichtig zu verstehen, welchen Einfluss diese anderen Interventionen auf die Ergebnisse haben und ob sie mit der MFT interagieren. Man könnte beispielsweise die Hypothese aufstellen, dass Kinder aus Minderheitengruppen, die sowohl MFT als auch KVT erhalten, besser abschneiden als solche, die nur KVT bekommen – weil sie Strategien für ihre Symptome entwickeln *und* ihre Familien sich kulturell reflektierter in den Heilungsprozess einbringen. Schließlich können unterschiedliche Qualifikationen der beteiligten Fachkräfte und der Arbeitskontext des Angebots die Resultate verändern. Bei kleinen Evaluationsprojekten kann man den Einfluss all dieser Kovariaten meist nicht tiefgehend untersuchen, dennoch sollte man sich früh darüber Gedanken machen. So können MFT-Praktiker:innen bereits vorhandene Studien nutzen, um mögliche Kovariaten zu identifizieren, und diese bei der Interpretation der Ergebnisse, in klinischen Entscheidungen und für künftige Forschung berücksichtigen. Daten aus kleinmaßstäblichen Service-Evaluationen sind meist nicht robust genug, um allgemeingültige Aussagen zu treffen. Sie können jedoch als Entscheidungsgrundlage dienen, insbesondere wenn sie zusammen mit bisherigen Studienergebnissen betrachtet werden. Außerdem können sie die Basis für größere, methodisch strenger angelegte Studien bilden.

2.5 Erhebung qualitativer Daten

Die Erfassung qualitativer Daten ermöglicht es, über die Frage »Wirkt die Intervention?« hinauszugehen und Antworten auf »Warum wirkt sie oder warum nicht?« und »Wie können wir es besser machen?« zu suchen. Es gibt verschiedene Möglichkeiten, Familien nach ihren Erfahrungen mit der MFT zu befragen. Wenn sie Teil eines ethisch genehmigten Forschungsprojekts sind, können ausführliche Interviews und Tiefenanalysen durchgeführt werden, um gezielt bestimmte Fragestellungen zu untersuchen. Ist dies wegen fehlender Ressourcen oder organisatorischer Einschränkungen nicht möglich, kann man einen »leichteren« Zugang wählen. Familien können zu einem Treffen eingeladen oder telefonisch befragt werden oder sie können einen Umfragebogen ausfüllen. Für ein kurzes Feedback kann man Familien beispielsweise fragen, was ihnen an der MFT gefallen hat, was nicht, was sie als hilfreich empfanden und was sie ändern würden. Es ist auch sinnvoll zu fragen, ob sie die MFT als respektvoll gegenüber ihrer Kultur empfunden haben. Angehörige von Minderheitengruppen sprechen dies möglicherweise nicht von sich aus an, sind aber eher bereit, ihre Meinung zu teilen, wenn sie direkt dazu befragt werden.

Die aus qualitativen Daten gewonnenen Informationen können wichtige Einsichten liefern, die das Verständnis einer Intervention über das hinaus vertiefen, was Outcome-Maße zeigen (siehe z. B. Goll-Kopka, Grell u. Schmidt 2023). So kann ein Messinstrument beispielsweise aufzeigen, dass ein Kind weniger ängstlich ist und wieder regelmäßig die Schule besucht. Familien-Interviews können auch nuancierte Informationen liefern, die erklären, warum diese Veränderungen eingetreten sind. Qualitative Befragungen können obendrein Aspekte sichtbar machen, die in den standardisierten Outcome-Maßen unerkannt bleiben. Vielleicht berichten Eltern und Kinder, der Grund für das verbesserte Schulbesuchsverhalten sei, dass das Kind neue Freundschaften geschlossen hat – ein Ergebnis, das die eingesetzten Messinstrumente möglicherweise nicht erfassen. Aufgrund solcher Rückmeldungen könnte man sich entschließen, in den Ergebnismessungen auch ein Maß für soziale Funktionalität aufzunehmen, das gemeinsam mit dem Kind festgelegt wird, und dabei stärker auf das Thema Freundschaften in MFT-Treffen zu achten.

Schließlich können qualitative Daten helfen, wichtige Kontextfaktoren zu identifizieren, die als Moderatoren wirken. Zum Beispiel könnte sich in Interviews herausstellen, dass einige Eltern aus ethnischen Minderheiten Schwierigkeiten hatten, sich mit den anderen Familien, die zur vermeintlichen Mehrheitsgruppe gehörten, zu verbinden. Die ethnische Zugehörigkeit könnte so als potenzieller Moderator erkannt werden, der in künftigen Interventionen berücksichtigt werden sollte. Dieses Beispiel zeigt auch, dass Unterschiede in Ergebnissen und Erfahrungen, die von Outcome-Maßen übersehen werden, durch qualitative Evaluationen erfasst werden können. Nicht zuletzt geben qualitative Befragungen den Familien die Möglichkeit, selbst Vorschläge zu machen, wie eine Intervention weiterentwickelt werden kann – und verschaffen ihnen damit die Handlungsmacht, die sie als Interventionsempfänger:innen in ihrer einzigartigen und wertvollen Position innehaben, einer privilegierte Position, die den MFT-Praktiker:innen selbst nicht zukommt.

2.6 Zusammenführung: Beispiel eines Logikmodells

Eine Möglichkeit, einen Evaluationsrahmen zusammenzufassen, ist die Verwendung eines Logikmodells. In Abbildung 1 wird ein vereinfachtes hypothetisches Logikmodell für eine Multifamiliengruppe zur Unterstützung von schulverweigernden Kindern dargestellt. Ein Logikmodell ist ein kurz gefasstes Kommunikationsmittel, um darzulegen, *was* MFT-Praktiker:innen beabsichtigen zu tun, *warum* sie es tun, *wie* sie glauben, dass es wirkt, und *welche* Ergebnisse sie infolgedessen erwarten. Dabei werden auch Faktoren aufgeführt, die die Ergebnisse beeinflussen können.

Der Prozess der Entwicklung eines Logikmodells kann häufig zur Feinabstimmung einer Intervention führen. So könnte in dem skizzierten Modell die Intervention aufgrund von Rückmeldungen von Lehrkräften und Kindern angepasst werden. Ursprünglich könnte eine solche Multifamiliengruppe für alle Schüler:innen angeboten werden, deren Anwesenheit unter 30 % liegt. Wenn jedoch Lehrkräfte und Familien rückmelden, dass es bestimmte Probleme gibt, die nur von Kindern mit einer neurodivergenten Diagnose (z. B. ASS oder ADHS) erlebt werden und die nicht für die ganze Gruppe relevant sind, könnte die Intervention entsprechend zugeschnitten werden.

Logikmodell: MFT für schulisches Engagement

Kontext/Bedarf	Zielgruppe	Intervention	Mechanismen der Veränderung	Voraussichtliche Ergebnisse
2 Sekundarschulen (Kinder zwischen 11 und 16 Jahren) in einem innerstädtischen Bezirk (London, UK). Es wird über einen signifikanten Anstieg der Nichtteilnahme an der Schule seit der Corona-Pandemie berichtet. Beide Schulen liegen in Gebieten mit einer breiten ethnischen Mischung und erheblicher sozialer Benachteiligung.	Kinder im Alter von 11–14 Jahren, deren Schulbesuche seit mehr als 3 Monaten bei unter 30 % liegen	6 x 2-stündige MFT-Treffen über 8 Wochen (4x wöchentlich, dann 2x 14-tägig) abends in den Räumen der Schule, in Zusammenarbeit mit der Schule. Mithilfe von Aktivitäten werden Hindernisse für die Teilnahme am Unterricht ermittelt und die Zusammenarbeit zwischen Schule und Eltern unterstützt. Bei 3 der 6 Treffen gibt es einen separaten Raum für Kinder mit einer neurologischen Entwicklungsstörung. **Zusätzlich:** Zugang zu einer Lernmentor:in oder eine:r Schulsozialarbeiter:in. Einige Familien nehmen auch psychiatrische Dienste für Kinder und Jugendliche oder Sozialhilfe in Anspruch.	1) Verringerung des Gefühls der sozialen Isolation, der Stigmatisierung und der Scham 2) Zusammenarbeit zwischen Eltern und Schule 3) Die Schulvermeidung des Kindes mentalisieren, damit es sich vom Netzwerk gesehen und verstanden fühlt 4) Exposition gegenüber neuen Beziehungserfahrungen und Perspektiven, die das Mentalisieren stärken 5) Aufbau und Einübung neuer Fähigkeiten und Kommunikation 6) Soziale Unterstützung und Rechenschaftspflicht der Gruppe für Veränderungen außerhalb der Treffen 7) Aufbau von Kompetenzgefühlen durch Hilfe für andere	Ergebnisse für die Kinder: 1) Verbesserung des Wohlbefindens und der Funktionsfähigkeit des Kindes (SDQ*, CORS und ORS** sowie selbst eingeschätzte Zufriedenheit des Kindes mit Freundschaften) 2) Verbesserte Schulbesuchsrate im Anschluss an die MFT und durchschnittlich über 50% beim Follow-up (3 und 6 Monate nach der MFT) Ergebnisse für Eltern und Betreuer:innen: Verbesserung der elterlichen Effizienz, gemessen mit der Brief Parental Efficacy Scale*** Ergebnisse für das System: Verbesserung des Verhältnisses zwischen Eltern und Schule, bewertet von der Schule und den Eltern/Betreuer:innen auf einer Likert-Skala * Goodman (2001) ** Miller et al. (2003) *** Woolgar et al. (2023)

Mögliche kovariate Faktoren:

- Dauer und Umfang der Schulvermeidung
- Komplexität der Schwierigkeiten des Kindes
- Qualität der Beziehung zwischen Eltern und Schule
- psychosozialer Druck in der Familie und soziale Benachteiligung
- Neurodivergenz
- Mobbing
- schulische Leistungen
- Einbindung der Sozialhilfe
- Zugang zu externer therapeutischer Unterstützung
- Ethnizität der Familie

Abb. 1: Logikmodell zur Unterstützung der Evaluation einer MFT-Gruppe für schulverweigernde Kinder

Ähnlich könnte man entscheiden, getrennte Gruppen für jüngere und ältere Kinder anzubieten, wenn beispielsweise Kinder unter 14 Jahren berichten, dass sie sich in einer Gruppe mit älteren Kindern unwohl fühlen. Neben wissenschaftlichen Studien können allgemeinere Informationsquellen zur Erstellung von Logikmodellen herangezogen werden, etwa Berichte und Erkenntnisse von Fachorganisationen, Erfahrungsberichte aus ähnlichen lokalen Diensten sowie Erkenntnisse von MFT-Praktiker:innen.

2.7 Aus der Evaluation lernen

Die Bildung eines Evaluationsrahmens ist nur der erste Schritt bei der Entwicklung von MFT-Projekten. Sobald Daten erhoben sind, können das Logikmodell angepasst, die Intervention weiterentwickelt und gegebenenfalls die Ergebnisse veröffentlicht werden, um andere MFT-Praktiker:innen daran teilhaben zu lassen. Bei kleinen Zahlen der Teilnehmenden sind aussagekräftige statistische Analysen nicht möglich, und es lassen sich keine generalisierbaren Aussagen treffen – allerdings können Fallstudien und detaillierte qualitative Untersuchungen sehr aufschlussreich sein. Wenn Familien erfolgreich an MFT teilgenommen haben und die Messungen positive Veränderungen zeigen, kann entschieden werden, das Angebot auszuweiten. Um jedoch der ethischen Verantwortung gerecht zu werden, die eigene Praxis ständig zu reflektieren und weiterzuentwickeln und die Betroffenen an diesem Prozess zu beteiligen, müssen die Evaluationsergebnisse ernsthaft berücksichtigt werden. Legt man einen Outcome-Rahmen über einen längeren Zeitraum an, können Daten aus mehreren Gruppen und womöglich verschiedenen Settings zusammengeführt werden. Dies kann sowohl unser Verständnis als auch die Praxis von MFT-Interventionen dauerhaft verbessern und die Grundlage für größere, methodisch strengere Forschungsprojekte bilden.

3 Basistechniken

3.1 Bildung von Untergruppen und andere Kontextwechsel

Auch wenn es sich bei der Multifamilientherapie um einen Gruppenansatz handelt, bedeutet dies nicht, dass alle Familien immer in der Großgruppe bleiben müssen, die alle Teilnehmenden umfasst. Vielmehr ist es sogar wünschenswert, Untergruppen zu bilden. Dies erfordert von den Familien und ihren Mitgliedern – ebenso wie von MFT-Praktiker:innen –, innerhalb kurzer Zeit mehrere Kontextwechsel zu bewältigen. Es wurde bereits betont, dass MFT-Praktiker:innen aktiv, flexibel und vielseitig sein und ständig ihre Position wechseln müssen. Wenn diese Haltung für die Familien sichtbar ist, kann sie ansteckend wirken, da sie dann selbst besser mit wechselnden Kontexten umgehen können. Jede Untergruppe oder jeder »Mini-Kontext« verlangt von den Beteiligten, unterschiedliche Rollen und Positionen einzunehmen. Die Arbeit mit der Großgruppe kann durch die zeitweise Bildung von Untergruppen sogar intensiviert werden.

Dabei sind verschiedene Konstellationen möglich: Man kann Untergruppen aus zwei oder drei Familien bilden oder etwa eine Kindergruppe und eine Elterngruppe zeitgleich in verschiedenen Räumen (oder in getrennten Bereichen desselben Raums) arbeiten lassen. Auch kann es zuweilen sinnvoll sein, Gruppen nach Geschlecht, Alter oder anderen Merkmalen zu bilden, zum Beispiel aus Müttern, die sich 30 Minuten nur unter sich austauschen, während die Väter in dieser Zeit in einer anderen Ecke des Raums miteinander sprechen und die Kinder mit anderen Kindern spielen. Anschließend können die Ergebnisse dieser drei parallelen Gruppen in der Großgruppe zusammengetragen werden. Untergruppen arbeiten oft intensiver und fokussierter, insbesondere wenn die Diskussion in der vorausgegangenen Großgruppe schleppend verlief. Der darauffolgende Austausch von Ideen und Erfahrungen zwischen den Mitgliedern der Untergruppen gestaltet sich dann häufig überraschend lebhaft und ermöglicht es allen, ihre Gedanken und Erlebnisse miteinander zu teilen. MFT-Praktiker:innen können diese Technik auch anwenden, um alle Mitglieder einer lethargischen Großgruppe zu aktivieren.

In der MFT wechseln Familienmitglieder ständig die Rollen und Positionen: von der »Patient:in« zur »Expert:in«, vom »Opfer« zur »Zeug:in«, von der »Hilflosen« zur »Helfenden«. Lernen geschieht hier durch Tun statt nur durch Reden und Zuhören. Das Einnehmen neuer Positionen hält Teilnehmende dazu an, ihre Perspektiven zu wechseln – zum Beispiel, indem sie in Untergruppen direkt miteinander oder mit anderen Familien über ein Thema sprechen, sich in der Großgruppe zu Wort melden oder spontan in Mini-Kontexten miteinander interagieren.

Es ist wichtig zu beachten, dass ein großer Sitzkreis nur *eine* der vielen Konstellationen in der MFT darstellt und nicht unbedingt die förderlichste ist, um kreativ zu arbeiten. Nicht selten ist es der Fall, dass einige Gruppenteilnehmende zu schüchtern sind, sich vor so vielen Zuhörenden zu äußern, während andere das Gespräch im großen Kreis gerne dominieren. Im Gegensatz zur traditionellen Gruppentherapie, in der immer alle gemeinsam arbeiten, fördert die MFT ausdrücklich die Arbeit in Untergruppen und gelegentlich sogar nur mit einzelnen Familien, Paaren oder Einzelpersonen.

Außerdem sei nochmals betont, dass MFT-Praktiker:innen nicht nur pragmatisch flexibel handeln müssen, sondern auch konzeptionell flexibel sein sollten. In den ersten Gruppentreffen sind sie relativ zentral und direktiv, da zu diesem Zeitpunkt die Verantwortung für den therapeutischen Kontext allein bei ihnen liegt: Sie sind die »Kontextgestalter:innen«. Es ist ihre Aufgabe, die Gruppenstimmung zu erspüren und ein Setting mit einem angenehmen Klima zu schaffen, damit sich die Teilnehmenden öffnen und ihre Erfahrungen und Reflexionen teilen können. Wenn die Gruppe zunehmend zusammenwächst und klare Ziele entwickelt, beginnen sich die MFT-Praktiker:innen zu dezentralisieren. Sie treten nur wieder hervor, wenn es notwendig erscheint – etwa wenn die Gruppe Neuland betritt, wenn eine besondere Herausforderung bewältigt werden muss oder wenn die Gruppendynamik instabil wird. Auch in diesen Situationen müssen die MFT-Praktiker:innen sorgfältig abwägen und einen neuen Arbeitskontext schaffen, der ihre eigene Beteiligung auf ein Minimum reduziert und stattdessen die Ressourcen der Familien aktiviert.

MFT-Praktiker:innen überlegen also ständig, wie sie Kontexte gestalten können, in denen sie sich sowohl im Verlauf einer gesamten MFT als auch innerhalb eines jeden Treffens immer wieder zurücknehmen und auch neu positionieren. Eine anschauliche Metapher hierfür ist ein Adler, der hoch in der Luft fliegend seine Beute sucht. Aus dieser Vogelperspektive lassen sich problematische intra- oder interfamiliäre Interaktionen im Hier und Jetzt entdecken. Beobachtet die MFT-Praktiker:in eine problematische Interaktion, kann sie entscheiden, sich der Situation physisch zu nähern, sozusagen »einzufliegen«. Dann verwandelt sie sich temporär in einen Specht, der bei den betroffenen Gruppenmitgliedern »anklopft«, die spezifische Interaktion benennt und mittels des 5-Schritte-Modells (siehe Kap. 3.4) oder der Mentalisierungsspirale interveniert (siehe Kap. 4.6). Dieser Prozess dauert nur wenige Momente (sicher nicht länger als eine Minute), bevor die MFT-Praktiker:in wieder in die umkreisende Position als Beobachter:in zurückkehrt und weiter nach neuen Gelegenheiten für mögliche Interventionen Ausschau hält.

Ein Beispiel verdeutlicht diesen Prozess: Bei einer Aktivität wie der *Familienwappen oder -webseite* arbeiten alle Familien parallel an einer Aufgabe, während die MFT-Praktiker:innen sich zurückhalten und die intrafamiliären Interaktionen aus der Metaperspektive beobachten. Dabei fällt ihnen auf, dass eine bestimmte Familie Schwierigkeiten hat, ein unwilliges Kind einzubinden, und die Eltern zunehmend frustriert werden. Eine MFT-Praktiker:in beschließt »einzufliegen«, indem sie auf die betroffene Familie zugeht, sich kurz vor sie hinkniet und das 5-Schritte-Modell anwendet (siehe Kap. 3.4). Nach der kurzen Intervention, die die Familie neu fokussiert, zieht sie sich schnell wieder zurück in eine Rolle als Beobachter:in, um erneut – wie ein kreisender Adler – auf problematische Interaktionen in und zwischen anderen Familien zu achten.

3.2 Schaffung und Neugestaltung von Veränderungskontexten

Wie entscheiden MFT-Praktiker:innen, wann und wie sie intervenieren und welche größeren oder kleineren Arbeitskontexte sie schaffen oder neugestalten? Ein Beispiel aus der Praxis soll dies veranschaulichen: Angenommen, in der anfänglichen Planungsrunde mit der Großgruppe zu Beginn eines MFT-Treffens nennen mehrere Teilnehmende den »Umgang mit hyperaktiven Kindern« als Schwerpunktthema des Tages. Für die MFT-Praktiker:innen ergibt sich daraus die Frage: »Welche Kontexte müssen wir schaffen, um dieses Problem anzugehen?« Bei der Beantwortung dieser Frage ist es hilfreich, vier

Kontextdimensionen zu betrachten: Personen, Zeit, Aktivität und Ort (Asen 2004).

Der *Personenkontext* bezieht sich darauf, *wer* an einem Treffen oder einer Aktivität zum Thema hyperaktive Kinder beteiligt sein sollte: Sollen ganze Familien einbezogen werden? Oder bildet man getrennte Gruppen, etwa nur mit Eltern oder explizit getrennt nach Müttern und Vätern? Wie wäre es mit einer Gruppe nur für Kinder? Sollen Mitglieder des Unterstützungsnetzwerks der Eltern oder Partner:innen hinzukommen? Was ist mit Familien, die nach einer Trennung starke Konflikte haben – sollen Ex-Partner:innen in die MFT einbezogen werden oder nicht? Mit anderen Worten: Es gibt eine beträchtliche Auswahl an Szenarien für die Beteiligung unterschiedlicher Mitglieder der Gruppe (und darüber hinaus).

Der nächste zu berücksichtigende Aspekt ist der *Zeitkontext,* d. h., *wann* das Thema angesprochen werden soll. Dies kann auf zweierlei Weise definiert werden: Soll das Thema sofort oder zu einem späteren Zeitpunkt angesprochen werden? Und wenn es angesprochen wird, wie viele Minuten oder Stunden werden dafür aufgewendet? Die MFT-Praktiker:innen müssen die Vor- und Nachteile der verschiedenen Optionen abwägen.

Wie das Thema angegangen werden soll, führt zur dritten Kontextdimension, dem *Aktivitätenkontext.* Dabei können therapeutische Gespräche oder Diskussionen zum Einsatz kommen, die vorwiegend sprachlicher Natur sind. In der MFT werden jedoch häufig spielerische Aktivitäten genutzt, manche davon nonverbal oder paraverbal, z. B. Rollenspiele, bildnerische Skulpturen, Collagen, Spiele und Übungen. Diese therapeutischen Aktivitäten werden gezielt an die vorliegenden Probleme angepasst und können sich von Treffen zu Treffen ändern. In Kapitel 6 werden viele dieser Aktivitäten näher beschrieben.

Der *Ortskontext* – das *Wo* – ist die vierte Kontextdimension. MFT findet in der Regel in einem oder zwei großen Räumen in einer klinischen Einrichtung, Beratungsstelle oder Schule statt. Sie kann aber ebenso gut in der freien Natur, in Einkaufszentren, auf Märkten oder sogar in öffentlichen Verkehrsmitteln (Busse, Bahnen, Züge, Boote) durchgeführt werden – je nachdem, welches Setting zum Thema passt. Bei hyperaktiven Kindern etwa kann ein öffentlicher Raum wie ein Einkaufszentrum dazu beitragen, gemeldete Probleme *in vivo* zu untersuchen. Dort lassen sich mit Hilfe der anderen Familien neue Bewältigungsstrategien ausprobieren.

Was das obige Beispiel betrifft, so können die MFT-Praktiker:innen beschließen, dass sich die Gruppe sofort mit dem Thema befasst und einen Zeitrahmen von 30 Minuten festlegen *(Zeitkontext)*. Vier parallele Untergruppen werden gebildet, von denen zwei aus Eltern und die anderen beiden aus Kindern bestehen *(Personenkontext)*. Die Kinder- und Elterngruppen arbeiten getrennt in zwei verschiedenen Räumen *(Ortskontext)*. Jede Eltern-Untergruppe erhält die Aufgabe, ein typisches hyperaktives Verhalten zu identifizieren und sich eine Strategie zu überlegen, um mit diesem Verhalten besser umzugehen (elterlicher *Aktivitätenkontext*). In den Kindergruppen besteht die Aufgabe darin, ein bestimmtes Hyperaktivitätsverhalten zu identifizieren, dieses in einem kurzen theatralischen Sketch darzustellen und zu mutmaßen, wie die Eltern mit diesem Verhalten umgehen würden.

Es ist wichtig zu betonen, dass die Kontextfragen »Wer?«, »Wann?«, »Wie?« bzw. »Was?« und »Wo?« nicht nur anfangs gestellt werden, sondern immer wieder während des gesamten Verlaufs der MFT. Indem man zunehmend Gruppenmitglieder in diesen Fragestellungsprozess einbezieht, wird es möglich, gemeinsam relevante Kontexte für Veränderungen zu schaffen und so neue Sichtweisen und Erlebensmöglichkeiten zu eröffnen. MFT-Praktiker:innen und Familien sollten kontinuierlich überprüfen, ob die festgelegten Wer-/Wann-/Was-/Wo-Kontexte weiterhin hilfreich sind.

3.3 Das »systemische Quartett«

Systemische Arbeit in MFT-Treffen kann man als einen Prozess verstehen, der in vier aufeinanderfolgenden Phasen stattfindet. Die Metapher eines Streichquartetts hilft, das zu illustrieren: Es handelt sich um eine klassische Musikgattung, bestehend aus (meist) vier »Sätzen« die von einem Kammermusik-Ensemble, bestehend aus vier Musiker:innen, gespielt werden. Ähnlich kann man MFT-Arbeit als eine Abfolge von vier »Sätzen« oder aufeinanderfolgenden Sequenzen verstehen.

Die erste Sequenz, wie der erste Satz eines Streichquartetts, der oft ein »Allegro« ist, besteht darin, ein Thema zu identifizieren. In jedem MFT-Treffen suchen die MFT-Praktiker:innen gemeinsam mit den Gruppenmitgliedern oft anfangs nach einem scheinbar problematischen Beziehungs- oder Kommunikationsmuster. Darauf folgt die zweite Sequenz, wie der zweite Satz in der Streichquartettmusik, oft ein »Scherzo«, die zum Experimentieren einlädt, um neue Begegnungen und Perspektiven zu erleben, was oft mit Hilfe von MFT-Aktivitäten erreicht wird (siehe Kap. 6). Die dritte Sequenz bzw. der dritte Satz, in der Musik z. B. ein ruhigeres, nachdenkliches, kontemplatives »Andante«, besteht aus Reflexionen über das, was während der zweiten Phase erlebt und erfahren wurde. Die letzte therapeutische Phase, sozusagen der vierte Satz, das »Finale«, zielt darauf ab, das in dem Treffen Erlebte und Gelernte auf den Alltag außerhalb der Gruppe übertragen. Hier geht es um den Export und Transfer der Erfahrungen ins häusliche, schulische oder berufliche Umfeld. Dabei können Aufgabenstellungen, man könnte sie »Hausaufgaben« nennen, die die Familien zwischen den Treffen durchführen, eine Rolle spielen. Zusammengefasst lauten die vier Hauptbestandteile des therapeutischen Prozesses: *Identifizieren, Experimentieren, Reflektieren* und *Exportieren.*

In der Praxis könnte ein MFT-Treffen also folgendermaßen ablaufen: Zunächst wird ein Thema festgelegt, das den meisten Teilnehmenden gemeinsam am Herzen liegt. Das geschieht oft dadurch, dass man die Familien selbst fragt. In einigen MFT-Projekten (siehe Kap. 8, 9 und 10) sind allerdings die Themen vorab bereits festgelegt und basieren auf Forschungsergebnissen oder Erfahrungen anderer MFT-Praktiker:innen oder sind sogar manualisiert. Sobald von Gruppenteilnehmenden ein Thema identifiziert worden ist – beispielsweise »Kinder hören nicht auf ihre Eltern und umgekehrt«, folgt der Experimentierteil. Das kann eine Aktivität wie *Familienfernbedienung* sein, die alle Teilnehmenden spielerisch mit dem Thema umgehen lässt und oft nicht nur viel Gelächter auslöst, sondern in der anschließenden Reflexionsphase zu überraschenden Diskussionen über gute und schlechte Erfahrungen führt und wie man das in der Zukunft anders machen kann. Die Arbeit ist damit aber noch nicht beendet, denn als Letztes soll ja das Erlernte in den Familienalltag exportiert und übertragen werden. Dazu kann eine Hausaufgabe entwickelt werden. Im genannten Beispiel könnte das sein, dass jede Familie zu Hause eine Fernbedienung mit den 5 wichtigsten Knöpfen bastelt, um die neu gewonnenen Erkenntnisse und Erlebnisse umzusetzen und zu sehen, ob das Verhalten von Familienmitgliedern verbessert werden kann.

3.4 Das 5-Schritte-Interventionsmodell

MFT-Praktiker:innen arbeiten »live« im »Hier und Jetzt«, indem sie intra- und interfamiliäre Prozesse in der Gruppe beobachten und benennen. Sie suchen aktiv nach aktuellen Beispielen problematischer Interaktionen. Sobald solche auftreten, können sie innehalten und wohlwollende Neugierde für das, was in einer Familie oder in Gruppenmitgliedern vor sich geht, entwickeln. Das »5-Schritte-Interventionsmodell« (Asen 1997) ist eine grundlegende systemische Interventionsmethode, die aus fünf aufeinanderfolgenden potenziell therapeutischen Schritten besteht. Mit diesen Schritten kann man ganz gezielt eine gerade beobachtete Interaktion ansprechen und/oder in diese eingreifen.

Der ***erste Schritt*** besteht aus einer einfachen beobachtenden Feststellung über eine augenscheinlich problematische Interaktion. Sie wird aus einer Fülle möglicher Beobachtungen ausgewählt und ist somit eine bewusste Konstruktion, die aber hilfreich sein soll. Meist wird sie eingeleitet mit Sätzen wie *»Mir ist aufgefallen, dass…«* oder *»Ich habe beobachtet, dass…«*. Beispiele für solche Aussagen könnten sein:

»Mir fällt auf, dass …

- *Sie, Mama, möchten, dass Emma ihre Jacke anzieht, aber sie es nicht tut …«*[1]
- *du, Jakob, beschlossen hast, genau das Gegenteil von dem zu tun, was deine Mama dir gesagt hat …«*
- *Sie Eltern miteinander reden wollen, aber dass Philip Sie ständig unterbricht …«*
- *immer wenn Papa etwas sagen will, Mama einschreitet und seinen Satz beendet …«*
- *Sie abseits stehen, während andere die Arbeit machen, als ob das der beste Weg wäre, ihnen zu helfen …«*
- *Ihre Tochter Sabines Vater sehr zu mögen scheint, obschon sie ihn kaum kennt, sitzt sie auf seinem Schoß und schmiegt sich an ihn …«*

Im ***zweiten Schritt*** überprüfen die MFT-Praktiker:innen ihre Beobachtung gemeinsam mit den Anwesenden. Dabei können sie direkt fragen, etwa: *»Seht ihr das auch so, oder liege ich völlig falsch?«* Dies macht deutlich, dass es sich nur um eine subjektive Beobachtung handelt und dass sich die MFT-Praktiker:innen bewusst sind, dass sie

1 In den Beispielen in diesem Buch wird für die Ansprache von Erwachsenen »Sie« verwendet. Kinder werden mit »du« angesprochen. Bei den Beschreibungen der Aktivitäten in Kapitel 6 wird bei der Ansprache der gesamten Gruppe der Einfachheit halber gesiezt. In der tatsächlichen Praxis kann dies individuell gehandhabt werden.

sich irren können. Teilen die Gruppenmitglieder die Beobachtung, kann man weiterfragen (Schritt 3). Wenn allerdings die Mehrheit sagt, sie wisse gar nicht, was mit der Beobachtung gemeint ist, sollten die MFT-Praktiker:innen nicht auf dieser beharren, sondern gegebenenfalls zurückrudern, mit Worten wie: »*Das war wohl ein Missverständnis unsererseits.*« So wird Demut gezeigt und die »nicht-wissende Haltung« der MFT-Praktiker:innen illustriert, beides wichtige Prinzipien der systemischen Arbeit.

Wenn die Beobachtung von der Mehrheit bestätigt wird, ist es Zeit für den ***dritten Schritt:*** Die MFT-Praktiker:innen fragen die betroffenen Personen und/oder die Gruppe, wie sie dazu stehen: »*Stört Sie das so, oder finden Sie das in Ordnung?*« Die Frage ist offen gestellt, so dass jede Person mit »Ja« oder »Nein« antworten kann, um dann auszuführen, warum sie so denkt. Die MFT-Praktiker:innen können detailliert nachfragen, warum bestimmte Antworten gegeben wurden und wie diese ggf. zusammenhängen. Meistens wird die Antwort lauten, dass andere Personen die Beobachtungen teilen und finden, man sollte etwas ändern. Dies ermöglicht den Übergang zu den Schritten vier und fünf. Wenn die Allgemeinheit sich nicht von der beobachteten Situation gestört fühlt und die MFT-Praktiker:innen dennoch darauf bestehen, die gleiche Fragestellung weiterzuverfolgen, werden sie wahrscheinlich auf viel Widerstand stoßen. Wenn Eltern beispielsweise sagen, dass es ihnen nichts ausmacht, wenn ihr Kind weiterschreit, können die MFT-Praktiker:innen Folgendes äußern: »*Sie sagen, dass es Ihnen nichts ausmacht, wenn Jakob weiterschreit. Was könnten die Vor- und Nachteile davon sein? Was denken andere Familien hier?*« Solche Nachfragen helfen, gemeinsam zu überlegen, was angemessen ist und welche Konsequenzen bestimmte Verhaltensweisen haben können. Wichtig ist, dass MFT-Praktiker:innen und Familienmitglieder zusammenarbeiten. Stimmen einige der Beobachtung nicht zu, sollten die MFT-Praktiker:innen dies akzeptieren und sich nicht in eine symmetrische Eskalation hineinbegeben. Stattdessen können sie reflektierendes Denken fördern, zum Beispiel so: »*Sie sagen, es stört Sie nicht, wenn Jakob weiterschreit, und daheim und in der Kita schreit er Tag und Nacht, wie Sie berichten. Was würde denn passieren, wenn er hier noch ein paar Stunden weiterschreit? Welche Folgen hätte das? Und was denken die anderen Familien hier?*« Auf diese Weise werden alle (jung wie alt) eingeladen, über die Vor- und Nachteile von Handeln oder Nicht-Handeln nachzudenken.

Im vierten Schritt geht es um den Veränderungswunsch: Die MFT-Praktiker:innen ermuntern die Betroffenen, selbst Veränderungswünsche zu formulieren: »*Wenn Ihnen nicht gefällt, dass es so weitergeht, wie hätten Sie es denn gerne?*« Im Beispiel könnte ein Elternteil antworten: »*Nun, das ist doch klar: Wir wollen, dass er aufhört zu schreien!*«

Die MFT-Praktiker:innen nehmen diese Antwort als Ausgangspunkt und gehen dann zum ***fünften Schritt*** über, um Eltern oder Kind dazu zu bringen, herauszufinden, wie diese Veränderung erreicht werden kann: »*Was müssten Sie jetzt sagen oder tun, damit es so wird, wie Sie es sich wünschen? Was wäre der erste Schritt?*«

Dieses klare und einfache Schema hilft, aktuelle Interaktionen im Hier und Jetzt zu adressieren. Häufig verhalten sich Familien so, als hätten sie selbst keine Ideen, was sie anders tun könnten, und suchen reflexhaft Rat bei den MFT-Praktiker:innen. Sie sehen diese als »Expert:innen« und sich selbst als hilflos. Anstatt jedoch Fragen direkt zu beantworten, können die MFT-Praktiker:innen auf die Expertise der Eltern oder anderer Gruppenteilnehmenden verweisen. Sie könnten beispielsweise fragen: »*Was hindert Sie daran, das zu tun, was Sie, Ihrer Meinung nach, tun sollten? Was wäre der erste kleine Schritt, den Sie tun müssten? Wer hier hat noch Ideen? Frau Schwarz, was halten Sie von der Frage, die Herr Meier gestellt hat? Wie würden Sie darauf antworten?*« Solche Fragen sind darauf ausgelegt, andere Teilnehmende zu aktivieren. Nachdem geantwortet wurde, können die MFT-Praktiker:innen fortsetzen: »*Wer möchte etwas zu den von Frau Müller angesprochenen Themen sagen? Sind das Themen, die auch anderen hier bekannt vorkommen?*« Sie können die Aufmerksamkeit auch auf eine andere beobachtete Szene richten, etwa: »*Was würden Sie zu dem sagen, was zwischen Jakob und seinen Eltern gerade vor sich ging? Mir ist aufgefallen, dass Jakob seinen Eltern immer die Schuld gibt – hat das noch jemand beobachtet oder bilde ich mir das nur ein? Wenn Sie in so einer Situation wären, was würden Sie machen? Sie dort drüben?*« Ziel ist, nach und nach das Wissen und die Perspektiven der Gruppenmitglieder einzubeziehen und ihnen Raum für eigene Ideen zu geben.

3.5 Interviewtechniken

In der Anfangsphase eines MFT-Projekts geht es vor allem darum, die Familien einzubinden und ihnen zu helfen, miteinander in Kontakt zu treten und Probleme und hilfreiche Strategien auszutauschen. Dies erfordert, dass die MFT-Praktiker:innen eine eher zentrale Rolle einnehmen: Sie gestalten den Tagesablauf und bestätigen den Gruppenmitgliedern, dass sie in diesem Rahmen sicher sprechen können, nicht nur mit den Praktiker:innen selbst, sondern vor allem mit anderen Familien und ihren Mitgliedern. Um dies zu erreichen, müssen sie eine Sprache verwenden, die akzeptierend und nicht konfrontativ ist. Gleichzeitig hören sie nach und nach damit auf, direkte Antworten und Ratschläge zu geben, und setzen stattdessen *reflexive* und *zirkuläre Fragen* ein (nach Selvini Palazzoli et al. 1980). Diese elegante Technik wurde ursprünglich für die Einzelfamilientherapie entwickelt, lässt sich aber ebenso gut in der MFT verwenden. Sie ermöglicht es den MFT-Praktiker:innen, sich von der Rolle der »Expert:innen« zu lösen und in die Rolle von »wohlwollend neugierigen Fragesteller:innen« zu wechseln, die Informationen über die Vorstellungen und Wahrnehmungen der Teilnehmenden hinsichtlich der familieninternen Beziehungen einholen.

Eine Form von *Zirkularität* wird erzeugt, indem die MFT-Praktiker:innen auf jede Antwort mit einer neuen Frage reagieren, die auf dieser Antwort aufbaut. Reflexive und zirkuläre Fragen können sowohl gestellt werden, wenn nur eine Person da ist, als auch, wenn mehrere Familien gleichzeitig anwesend sind. Indem solche Fragen in Anwesenheit aller gestellt und deren Antworten anschließend von verschiedenen Personen kommentiert und reflektiert werden, entstehen fortlaufende Rückkopplungsschleifen, die das Gefüge der Familien- und Gruppeninteraktionen selbst verändern. Triadische Fragen können besonders nützlich sein, da jede Person gebeten wird, die Gedanken, Verhaltensweisen und Beziehungen anderer Gruppen- oder Familienmitglieder zu kommentieren. Bei solchen Gesprächen haben sie auch die Möglichkeit, die Wahrnehmung anderer bzgl. sich selbst zu beobachten, ohne selbst in die Handlung involviert zu sein. Beispiele für verschiedene Arten von zirkulären und reflexiven Fragen (nach Selvini Palazzoli et al. 1980; Tomm 1988) sind im Kasten enthalten.

Formen von reflexiven und zirkulären Fragen:

1) Problemfragen

Diese dienen dazu, die Entstehungsgeschichte eines Problems zu klären, den Kontext zu erkunden, in dem es auftritt, und die unterschiedlichen Reaktionen darauf zu ermitteln. Beispielsweise:

- *Wer hat Ihr Problem zuerst bemerkt? Wer als Zweites? Wer zuletzt? Wer ist am meisten verzweifelt?*
- *Was ist Ihre Erklärung für das Problem?*
- *Was, glauben Sie, ist die Erklärung Ihres Partners / Ihres Vaters / Ihrer Mutter / der Familie Meier für dieses Problem? Stimmen Sie ihrer Ansicht zu?*
- *Was, glauben Sie, hat sie zu dieser Ansicht veranlasst?*
- *Wenn Sie deren Ansicht über Ihr Problem ändern wollten, wie würden Sie vorgehen? Und was, glauben Sie, wäre dann die Reaktion der Gruppenmitglieder hier?*
- *Wenn das Problem auftritt – wer unternimmt was, um es zu lösen? Und wie wäre es, wenn das jemand anderes wäre?*
- *Wie wirkt sich das Problem auf den Ehepartner / den Vater / die Mutter / die Kinder aus?*
- *Wenn Sie depressiv sind / Schmerzen haben, wer reagiert zuerst darauf? Was sagt oder tut er/sie? Was passiert als Nächstes? Wie reagieren Sie auf seine/ihre Reaktion? Was passiert dann? Und wie reagieren Sie darauf? Und wer hier in der Gruppe kennt das – und wie ist das bei Ihnen?*
- *Gibt es jemanden hier, der denkt, dass das Problem nicht »real« ist? Oder jemanden, der glaubt, dass Sie nicht krank, sondern nur unbeholfen sind? Wie reagieren verschiedene Gruppenmitglieder darauf? Zu welcher Art von Gesprächen zwischen Ihnen und anderen hier führt das?*
- *Wie kommt es wohl, dass Familie Schmidt diese Meinung hat? Glauben Sie, dass jemand hier denkt, dass Sie sich anders verhalten könnten? Woher wissen Sie das? Wie gut können Sie herausfinden, was die verschiedenen Familien hier wirklich über Ihr Problem denken?*
- *Was könnten diese beiden Familien noch denken oder fühlen, worüber sie Sie nicht informieren? Wie könnten sie in Ihrer Abwesenheit über Ihr Problem sprechen?*
- *Was müssten Sie tun, um es herauszufinden?*
- *Wenn Sie es herausfinden würden, welche Art von Antworten könnten Sie erhalten?*

- *Ich habe bemerkt, dass es Anton irgendwie gelingt, seinen Eltern eine Standpauke darüber zu halten, wie sie ihm zuhören sollen. Wem hier ist das auch aufgefallen? Wer möchte etwas dazu sagen?*
- *Und wer hier möchte etwas dazu sagen, was so zwischen Ellen und ihren Eltern vor sich geht?*

2) Hilfefragen

Diese klären, wer in der Familie für welches Problem am meisten oder am wenigsten Hilfe will und welche Folgen das Suchen und Bekommen von Hilfe hat. Beispielsweise:

- *Wer in Ihrer Familie möchte am meisten Hilfe / am wenigsten Hilfe? Wie erklären Sie sich diese Unterschiede?*
- *Wer von den anderen Personen im Raum war schon einmal in dieser Situation? Wenn Sie jetzt in dieser Position wären, was hätten Sie getan oder würden Sie tun?*
- *Wie haben Sie entschieden, dass Sie Hilfe in Anspruch nehmen sollten? Wie haben Sie dies besprochen und mit wem? Was waren die Reaktionen?*
- *Was wäre passiert, wenn Sie sich entschieden hätten, nicht zur MFT zu kommen? Was denken andere hier?*
- *Erleichtert oder erschwert die Tatsache, dass Sie hierhergekommen sind, um Hilfe zu erhalten, es, mit Ihrem Partner, Freund:innen oder der erweiterten Familie über diese Dinge zu sprechen? Kennen andere Familien hier das auch?*
- *Angenommen, Sie würden nicht hierherkommen, um Hilfe zu erhalten, wie würden Sie mit diesem Problem umgehen?*
- *Was hält Ihre Mutter / Ihr Vater / Ihr Partner wirklich davon, dass Sie hierherkommen, um Hilfe zu erhalten? Was, glauben Sie, geht in deren Vorstellung hier vor sich?*
- *Wer wäre am meisten / am wenigsten dafür, dass Sie es allein schaffen würden, ohne Hilfe? Was denken andere Familien hier?*
- *Was, denken Sie, sind die Konsequenzen, wenn nichts gefunden wird, das bei dem Problem hilft? Welche Auswirkungen wird das auf Sie, Ihren Partner / Ihren Elternteil / Ihr Kind haben?*

3) Veränderungsfragen

Diese erkunden, welche Auswirkungen und Konsequenzen eine Veränderung hätte. Beispielsweise:

- *Ich werde Ihnen eine Frage stellen, deren Antwort wahrscheinlich sehr offensichtlich ist: Woran würden Sie merken, dass es Ihnen besser geht? Welche Beobachtungen würden Sie machen? Was wäre anders?*
- *Wie würde es jemand anderes merken, dass es Ihnen besser geht?*
- *Angenommen, Sie würden niemandem erzählen, dass es Ihnen besser geht – würde es jemandem auffallen? Welche anderen Anzeichen würden darauf hindeuten, dass es Ihnen besser geht?*
- *Wie würde Ihr Partner / Ihre Mutter / Ihr Kind bemerken, dass es Ihnen besser geht?*
- *Wie würde sich Ihre Beziehung zu Ihrem Partner / Ihrer Mutter verändern, wenn sich Ihr Problem bessern würde? Welche Vorteile hätte das? Gibt es auch Nachteile, wenn es Ihnen besser geht?*
- *Angenommen, es gäbe einige Nachteile, und Sie würden beschließen, dass es vielleicht etwas bringt, die Probleme zu behalten – könnten Sie sie dann bewusst hervorrufen? Was müssten Sie tun? Wie würden Sie dabei vorgehen? Kennen andere Menschen die Versuchung, Probleme behalten zu wollen?*
- *Wie würde Ihr Partner / Ihre Mutter / Ihr Vater reagieren, wenn sie davon wüssten?*
- *Angenommen, Ihre Probleme würden sich in den nächsten Monaten noch nicht ändern – welche Beziehung würde am meisten darunter leiden?*
- *Wer von den anderen Familien möchte etwas zu dem sagen, was Sie gerade gehört haben? Sind das Probleme, die auch andere im Raum kennen?*
- *Sie alle haben die Frage gehört, die Frau Sunshine mir gestellt hat. Was halten Sie davon? Und wie würden Sie darauf antworten?*

4) Beziehungsfragen

Diese untersuchen Kommunikations- und Interaktionsmuster. Beispielsweise:

- *Wie sehen Sie die Beziehung zwischen Ihrem Bruder und Ihrer Mutter? Wie sieht Ihr Vater Ihrer Meinung nach seine Beziehung zu Ihnen? Wie würde Ihre Mutter die Beziehung zwischen Ihnen und Ihrem Vater beschreiben? Würde dies von Ihrer Sichtweise oder der Ihres Vaters abweichen?*
- *Wer in der Gruppe möchte diese Fragen noch beantworten?*
- *Wie erklären Sie sich die unterschiedlichen Sichtweisen Ihres Vaters und Ihrer Mutter auf diese Beziehung?*

- *Wenn Ihre Frau hier sitzen und Sie dies sagen hören würde, was würde sie sagen? Und wenn sie dies sagen würde, wie würden Sie reagieren? Und was wäre die Antwort Ihrer Frau?*
- *Wer in der Gruppe hat auch schon so etwas erlebt?*
- *Wer steht Ihrem Vater / Ihrer Mutter am nächsten / am fernsten? Wer steht an zweiter/dritter Stelle?*
- *Wer stimmt Ihnen zu, dass X Y am nächsten steht? Gibt es jemanden, der eine andere Meinung hat? Was glauben Sie, worauf das zurückzuführen ist?*
- *Gab es jemals eine Zeit, in der das anders war?*
- *Wie war es vor und nach dem Eintreten der Krankheit (Tod, Trennung, ...)?*
- *Wann fühlen Sie sich am meisten wie eine Tochter, wann wie eine Mutter, wann wie eine Ehefrau? Wie erklären Sie sich das? Wer kann sonst noch solche Gefühle in Ihnen auslösen?*
- *Wer ist am meisten / am wenigsten verärgert, wenn Sie sich nicht mit ihm/ihr/ihnen verstehen?*

5) Hypothetische Fragen

Diese regen zum Nachdenken über neue Szenarien an. Beispielsweise:

- *Wenn du nicht da wärst, wie würden deine Eltern ohne dich zurechtkommen?*
- *Wenn ein Kind niemals das Haus verlassen würde, wer wäre es?*
- *Wenn du nicht geboren worden wärst, wie würde die Ehe deiner Eltern aussehen?*
- *Wenn es Ihrer Frau plötzlich besser ginge, wer wäre dann als Nächstes krank?*
- *Wenn Ihre Frau jetzt sprechen könnte, was würde sie sagen? Und wie würde Ihr Vater darauf reagieren? Und wie würden Sie darauf reagieren?*
- *Ihr habt bereits beträchtliche Erfahrung mit Therapeut:innen und Therapien. Was müssten wir tun, damit auch dieses MFT-Projekt scheitert?*
- *Angenommen, Ihre Partnerin hätte bei all unseren Treffen heimlich zugehört – was würde sie von alldem halten? Würden Sie ihren Beobachtungen zustimmen? Warum nicht?*
- *Angenommen, Sie würden Ihren Ehemann den gesamten Kontakt mit Ihrer Mutter aushandeln lassen, und er würde die Verantwortung dafür übernehmen – wie würde sich das auf Ihre Probleme auswirken?*

- *Wenn Ihre Mutter heute noch am Leben wäre, was glauben Sie, wie sie zu Ihren Problemen mit den Kindern stehen würde?*
- *Angenommen, diese Gruppe könnte nicht weiterarbeiten – was würden Sie machen? Wäre das positiv oder nicht? Und warum?*

Da in MFT-Gruppen bei Teilnehmenden, die nicht direkt an der Interaktion beteiligt sind, die Aufmerksamkeit schnell nachlassen kann, werden zirkuläre Fragen nicht immer von allen verfolgt und auch nicht von allen verstanden. Aktives Zuhören, eine Technik, die in der nicht-direktiven Psychotherapie eingesetzt wird, kann in einem solchen Szenario sehr hilfreich sein: Die MFT-Praktiker:innen versuchen, das Gesagte mit eigenen Worten zu wiederholen *(untere Stufe des aktiven Zuhörens)*, um potenziell unklare inhaltliche Aussagen zu präzisieren oder emotionale Hintergründe zu beschreiben, die nicht angesprochen wurden, sich aber in der Aussage verbergen könnten *(mittlere Stufe des aktiven Zuhörens)*. Dies signalisiert dem Einzelnen, der Familie oder der Gruppe, dass die MFT-Praktiker:innen versuchen, sie zu verstehen. Gleichzeitig erhalten die Gruppenmitglieder die Möglichkeit, die Aussagen zu korrigieren, zu erweitern oder zu differenzieren. In einem zweiten Schritt können die MFT-Praktiker:innen wiederholen, was ein Gruppenmitglied gesagt hat, aber nun direkt an die Gruppe oder eine andere Person gerichtet. Es gibt Situationen, in denen MFT-Praktiker:innen anfangen, einem Gruppenmitglied direkt Fragen zu stellen, und sich schnell in Einzelgesprächen wiederfinden, wodurch Interaktionen zwischen den Gruppenmitgliedern möglicherweise verhindert werden. Mit der *Souffleur-Technik* bleiben die MFT-Praktiker:innen am Rande der Gruppe und sprechen ein Gruppenmitglied in Form einer für andere Personen ausreichend hörbaren Randbemerkung an: *»Lucy, möchtest du wissen, warum John sagt, dass es ihm nichts ausmacht, wenn seine Mutter ihn morgens weckt? Findest du es merkwürdig, dass sein Vater nichts dazu sagt?«* oder *»Mark, ich sehe, dass du nachdenklich bist, während die Gruppe sich unterhält. Warst du schon einmal in der Situation, über die sie sprechen? Ja? Wie hast du dich damals gefühlt? Das ist interessant, du solltest ihnen davon erzählen.«* Die MFT-Praktiker:innen ziehen sich dann zurück und überlassen es den anderen Gruppenmitgliedern, das Gespräch fortzusetzen.

3.6 Lieutenant Columbos Interviewtechnik

Lieutenant Columbo, dargestellt von dem Schauspieler Peter Falk in der langjährigen amerikanischen Fernsehserie, ist ein Kriminalbeamter, der auf eine scheinbar naive, wenn nicht sogar tölpelhafte, aber gutmütige und wohlmeinende Art und Weise handelt. Er verkörpert die »nicht-wissende Haltung«, die auch als »sichere Unsicherheit« (Mason 2019) bezeichnet wird. Lieutenant Columbo scheint ein langsamer Denker zu sein und teilt seine Vermutungen und Beobachtungen immer wieder mit allen, während er weitermacht. Er verwickelt die Personen, die er befragen möchte, oft in ein nicht problemorientiertes Gespräch, wobei er auf scheinbar irrelevante Details eingeht, bevor er sich dem Hauptverdächtigen nähert und ihn festnagelt. Viele der Phrasen, die er verwendet, meist begleitet von Kopfreiben während des Sprechens und einem Ausdruck guter Absicht sowie Verwirrung, können von MFT-Praktiker:innen gut genutzt werden (siehe Kasten).

Die gesammelten Worte von Lieutenant Columbo:

- *»Kann ich das kurz überprüfen?«*
- *»Als ich ein Kind war, hatten wir ...«*
- *»Darf ich mich umsehen?«*
- *»Sie haben nicht zufällig ein Skelett im Schrank?«*
- *»Ich glaube, ich bin auf einer aussichtslosen Suche – können Sie mir helfen?«*
- *»Ich möchte mich dafür entschuldigen, dass ich Ihre Zeit in Anspruch nehme ...«*
- *»Oh, eine Sache hätte ich fast vergessen ...«*
- *»Ach, da wäre noch eine Sache ...«*
- *»Klingt das für Sie nach einer vernünftigen Erklärung?«*
- *»Ich möchte Sie nicht bloßstellen, aber ist es möglich, dass Sie das falsch verstanden haben?«*
- *»Es gibt ein paar offene Fragen, die ich klären muss ...«*
- *»Was ist eigentlich aus XY geworden?«*
- *»Da fragt man sich doch ... Könnte es das sein, oder könnte es etwas anderes sein?«*
- *»Ich weiß, das klingt lächerlich, aber mir kommt der Gedanke, dass ...«*

- *»Es gibt da etwas, worüber ich mit Ihnen sprechen wollte ...«*
- *»Ich kann es kaum glauben, aber ...«*
- *»Können Sie mir bei einem Problem helfen, das ich habe?«*
- *»Ich habe so ein Gefühl, aber vielleicht irre ich mich ...«*

3.7 Strukturierung der Reflexionszeit

Reflektieren ist der dritte »Satz« des »systemischen Quartetts«, und viele der zuvor genannten Fragen eignen sich dazu, während und nach einer der vielen MFT-Aktivitäten Reflexionsprozesse anzuregen. Aber wie beginnt man die tatsächliche gemeinsame Reflexion? Es gibt im Wesentlichen zwei Vorgehensweisen. Bei der ersten bleiben die MFT-Praktiker:innen eher am Rande, aktivieren lediglich alle Gruppenmitglieder und setzen kurze Zeitlimits: *»Können Sie über das, was passiert ist und was Sie erlebt haben, nachdenken und 2 Minuten lang darüber sprechen?«* Diese Anweisung kann vage sein oder sich auf ein bestimmtes Thema konzentrieren, das die MFT-Praktiker:innen benennen. Sie können dann verschiedene *Personenkontexte* vorschlagen, in denen das Gespräch und die Reflexion stattfinden: zu zweit *(»Sprich mit deinem Nachbarn.«)*, in Peer-Gruppen *(»Können alle Väter, alle Mütter und alle jungen Leute Gruppen bilden und darüber nachdenken?«)*, in kleinen Gruppen, die nach dem Zufallsprinzip zusammengestellt werden, in *Pflegefamilienverfahren* (siehe Kap. 3.11) oder über eine langsame *Speed-Dating*-Aktivität.

Die zweite Möglichkeit, Reflexionsprozesse in Gang zu bringen, besteht darin, dass die MFT-Praktiker:innen eine zentralere Position einnehmen, die Aufmerksamkeit bewusst auf ein bestimmtes Thema lenken und zunächst selbst die Diskussion leiten, um dann die Gruppenmitglieder zu ermutigen, sich zu beteiligen und einen Beitrag zu leisten. Die Großgruppe kann in zwei Hälften aufgeteilt werden, wobei jede MFT-Praktiker:in eine Teilgruppe führt. Jede Familie oder jedes Familienmitglied wird ermuntert, sich einzubringen. Die MFT-Praktiker:innen können sich anfangs auf eine Familie konzentrieren und zeigen, wie man eine reflektierende Diskussion führt. Sie können dann den Mitgliedern dieser schnell zu »Expert:innen« avancierten Familie die Aufgabe übertragen, dasselbe mit einer anderen Familie zu tun, und so einen Prozess starten, der den Familien hilft, sich direkt miteinander austauschen.

Oft ist es schwierig, geeignete Fragen zu finden, die Familien sowohl über die spezifische Aktivität als auch über deren Bedeutung für ihren Alltag nachdenken lassen. Bloße Fragen wie »*Wie haben Sie sich dabei gefühlt?*« oder »*Wie ist es gelaufen?*« reichen selten aus, es kann also sinnvoll sein, sich einer 3-Fragen-Technik zu bedienen: Die erste Frage bezieht sich auf die gerade erlebte Aktivität, die dritte Frage auf das eigentliche Problem im Alltag, und die zweite Frage verbindet beides. Zum Beispiel könnte man nach einer *Lügendetektor*-Aktivität folgende drei Fragen stellen: »*Wie haben Sie es geschafft, Lüge und Wahrheit bei der Person herauszufinden, mit der Sie gesprochen haben? Welche Vor- und Nachteile hat es, wenn Lügen aufgedeckt werden? Wie wäre es, wenn Sie nach dem heutigen Tag mehr voneinander wüssten – vor allem, was wahr ist –, was würde sich ändern?*« Diese drei Fragen führen von der konkreten Erfahrung zu den allgemeinen Konsequenzen für den Alltag.

3.8 Reflexionen und reflektierende Teams

Eine beträchtliche Anzahl der in der MFT angewandten Praktiken ist vom Konzept des »reflektierenden Teams« (Andersen 1987) inspiriert. Die Grundidee ist, dass Außenstehende (Einzelpersonen oder ein Team) Situationen anders wahrnehmen als die direkt Beteiligten. In der Multifamilienarbeit können nicht nur die MFT-Praktiker:innen als reflektierendes Team fungieren, sondern auch die Familien und ihre Mitglieder. Bei der *Fishbowl*-Technik sitzen die Teilnehmenden in einem inneren und einem äußeren Kreis. Beispielsweise können Teenager:innen zuerst als »Fische« im inneren Kreis ein bestimmtes Thema unter sich besprechen, während die Eltern als »Katzen« ringförmig um sie herum sitzen und zuhören. Nach einer Weile tauschen sie die Plätze: Die Eltern kommen in den inneren Kreis und reflektieren über das, was sie gehört haben, während die Jugendlichen jetzt von außen zuhören. Später können die Jugendlichen noch einmal in die Mitte kommen, um über die Reflexionen ihrer Eltern zu ihrer Diskussion zu sprechen. Ähnlich kann man Mütter und Väter oder Geschwister tauschen lassen. Die *Fishbowl*-Technik fördert die Interaktion zwischen den Familien und macht den Teilnehmenden bewusst, wie häufig sich Gesprächsmuster wiederholen. Typischerweise dauert eine Fishbowl-Reflexion nicht länger als etwa 10 Minuten. Alle Handlungen werden für kurze Zeit pausiert, und es wird ein Wechsel von der »Hitze« der Aktion zur »Kühle« der Reflexion geschaffen. Die MFT-Praktiker:innen können sagen: *»Es wird hier ziemlich heiß, viel Lärm, viele Konflikte. Ich denke, wir sollten gleich eine kurze Pause einlegen, um uns hinzusetzen und darüber nachzudenken, was gerade passiert ist.«* Bei so einer reflektierenden »Temperaturmessung« werden alle Handlungen kurzzeitig für alle »eingefroren«.

Die »Outsider witness group« (»Außenseiter-Zeugengruppe«) ist eine ritualisierte Technik, bei der verschiedene Gruppenmitglieder ihre eigenen persönlichen Reaktionen und Resonanzen als eine Form des Feedbacks zu einem bestimmten familiären oder gruppenbezogenen Dilemma oder einer aufgeladenen Situation einbringen (White 1995). Sie kann beispielsweise bei skulptierenden MFT-Aktivitäten wie *Eingefrorene Probleme* eingesetzt werden. Wenn solche Skulpturen in der Mitte des Raums entstehen, werden Gruppenmitglieder aufgefordert, ihre persönlichen Ansichten und Gefühle einzubringen. In ihren jeweiligen Posen erstarrt, kann es für die Mitglieder der an der Skulptur beteiligten Familie eine eindrückliche Erfahrung sein, still zuzuhören, wie andere Familien sie sehen.

Bei der Arbeit mit mehreren Familien in tagesklinischen Settings (Asen a. Scholz 2010) ist es auch möglich, dass die MFT-Praktiker:innen einmal pro Woche oder alle zwei Wochen am Tagesende zusammen reflektieren, z. B. wie jede Familie bestimmte Aufgaben bewältigt hat, und diese Gespräche auf Video aufzeichnen. Die Familien können sich an einem folgenden Tag das Video ansehen und ihre eigenen Überlegungen zu den Reflexionen der MFT-Praktiker:innen äußern, wobei diese dann nur Zuhörer:innen und Beobachter:innen sind. Diese Methode schafft eine weitere Ebene der wechselseitigen Reflexion.

3.9 Externalisierende Interventionen

Die Praxis der Externalisierung (White a. Epston 1990, 2006) zielt darauf ab, Probleme und Verhaltensweisen zu objektivieren und außerhalb der betroffenen Person stehen zu lassen. Anders gesagt: Nicht die symptomatische Person ist »das Problem«, sondern das Problem wird von der Person getrennt betrachtet. Ziel solcher Techniken ist es, Denk- und Verhaltensweisen, die mit einer Störung oder Schwierigkeit verbunden sind, von der Identität der betreffenden Person zu lösen. So können Familien und Gruppenmitglieder gemeinsam gegen »die Krankheit« (z. B. Anorexie), »das Problem« oder »die Störung« (z. B.

Hyperaktivität bei ADHS) vorgehen, statt das betroffene Familienmitglied als Träger:in des Problems zu sehen. Das »Problem« kann auch eines der folgenden sein:

a) Ausdruck eines abnormen kognitiven Musters (z. B. der Ess-Brech-Zyklus bei Bulimia nervosa oder die emotionale Erregung, die man oft bei Verhaltensstörungen sieht)
b) Ausdruck eines spezifischen Beziehungsmusters (z. B. die transgenerationalen Zyklen schwerer Konflikte oder
c) Entwicklungsziele (die pathologischen Abhängigkeiten in Familien mit einem chronisch kranken Mitglied).

Wichtiger Hintergrund: Viele Menschen erheben Einwände dagegen, dass ihre »Diagnose« (z. B. ASS oder ADHS) als »das Problem« angesehen wird, und sind der Ansicht, dass in einer neurotypischen Welt neurodivergent zu sein das eigentliche »Problem« ist (siehe auch Kap. 8.1).

In Kapitel 6 werden mehrere externalisierende MFT-Aktivitäten beschrieben, zum Beispiel *Zappelmon* oder *Problemporträt*. Diese ermöglichen es den Gruppenmitgliedern, wie bereits erwähnt, sich gegen »die Krankheit« oder »das Problem« zu verbünden, anstatt die Betroffenen nur als Opfer zu sehen. Ein Beispiel: Ein Kind, das immer als »ungezogen« bezeichnet wird, behält durch die Externalisierung diesen Stempel nicht als seine Identität. Stattdessen wird das »ungezogene Verhalten« von ihm losgelöst und nach außen verlagert – beispielsweise als bildhafter »roter Dampf«, der das Kind von Zeit zu Zeit niederdrückt, den es aber gemeinsam mit den Eltern und wichtigen Bezugspersonen langsam und allmählich in den Griff bekommt. Die MFT-Praktiker:innen verwenden mehr als nur eine Technik, wenn sie Fragen wie die folgenden stellen: *»Ist es möglich, dass ADHS sich in dieser Familie zu Hause fühlt? Hat ADHS erkannt, dass es Papa wütend auf Teddy machen muss, um einen Keil zwischen sie zu treiben und weiter die Kontrolle zu behalten?«* oder *»Hast du deiner Mutter erklärt, wie die Magersucht sich rächen würde, wenn du bereit wärst zu essen?«*

3.10 Rollentausch

Rollentausch eignet sich gut dafür, dass Familienmitglieder einander besser verstehen lernen. Dabei übernehmen die Teilnehmenden für kurze Zeit innerfamiliär ungewohnte Rollen. Ein Beispiel: Man bittet die Kinder, sich für ein paar Minuten so zu verhalten, als seien sie ihre Eltern – während die Eltern die Rolle der Kinder übernehmen. Diese Aktivität kann folgendermaßen erklärt werden: *»In den nächsten 10 Minuten kann jeder Elternteil sein Kind und jedes Kind seine Mutter oder seinen Vater im Rollenspiel darstellen. Liebe Eltern, in der Rolle Ihres Kindes können Sie sich so gut oder schlecht benehmen, wie Sie möchten. Und ihr, liebe Kinder, könnt als eure eigene Mutti oder euer eigener Vati versuchen, die Kontrolle über eure Kinder zu übernehmen und sie zu managen.«* Das daraus entstehende, hoffentlich harmlose Chaos macht allen Teilnehmenden Spaß und ist sehr aufschlussreich: Eltern berichten oft, wie überrascht sie sind, ihre Kinder in der Rolle der Eltern genau die gleichen Sätze sagen zu hören, die sie selbst immer benutzen. Danach fällt es Eltern oft schwer, zu behaupten, ihre Kinder »hören nie auf uns«, denn sie erkennen plötzlich, dass sie genauso wie sie selbst gesprochen haben.

3.11 Pflegefamilienverfahren

Diese Technik fördert neue Erfahrungen und damit verbundene Perspektivenwechsel. Dabei wird ein Kind für eine Stunde oder länger einer anderen Familie – einer »Pflegefamilie« – anvertraut. Im Gegenzug wird das eigene Kind der »Pflegefamilie« vorübergehend bei den Eltern der ersten Familie untergebracht. Jede Familie erhält eine spezifische Aufgabe oder nimmt an einer MFT-Aktivität teil, und in einem anschließenden Reflexionstreffen besprechen die Familien ihre Erfahrungen und versuchen, Fragen zu beantworten, z. B., warum es schwieriger ist, das eigene Kind zu lenken als das Kind einer anderen Familie. Die Kinder können danach gefragt werden, was sie während der »Pflegezeit« überrascht hat, wie sie auf bestimmte Einstellungen ihrer »Pflegeeltern« reagiert haben, die sie bei ihren eigenen Eltern nur schwer tolerieren können, und was sie vermisst haben, was ihre Eltern normalerweise tun, und warum. Bei der temporären Betreuung der Kinder anderer Familien entdecken viele Eltern verborgene oder längst vergessene Kompetenzen, die sie später bei ihren eigenen Kindern einsetzen können.

3.12 Videofeedback

Die audiovisuelle Aufzeichnung von Interaktionen kann sehr effektiv sein, da sie es ermöglicht, sich selbst, seine Familie und andere aus einer anderen Perspektive zu sehen. Dies kann dabei helfen, Stärken und Schwierigkeiten »von außen« zu erkennen, und in Gesprächen mit anderen Familien können in einem reflektierenden Rahmen neue Ideen für Veränderungen entstehen. Es kann auch besonders hilfreich sein, Aufzeichnungen problematischer Alltagssituationen in einem Gruppenkontext anzusehen und zu besprechen. Videoaufnahmen können nicht nur während der MFT-Treffen gemacht werden, sondern Familien können auch Situationen und Interaktionen, die sie zu Hause als wichtig erachten, mit ihren Mobiltelefonen filmen und sie zur allgemeinen Ansicht zu einem MFT-Treffen mitzubringen. Mentalisierungsfördernde Techniken (siehe Kap. 4) sind besonders nützlich für Videofeedback-Treffen. Zuerst wird die Sequenz einfach angeschaut und geschildert, was man denkt, wie sich jede Person in der Szene fühlt. Man kann das Bild anhalten und gemeinsam darüber spekulieren, was in den Protagonist:innen während dieser Szene vorgegangen sein mag – und welche Gefühle dies bei einem selbst hervorruft oder hervorrufen könnte.

3.13 Kollaborative Psychoedukation

Die traditionelle Psychoedukation, bei der eine Gruppe von Personen oder Familien über ein bestimmtes Thema, wie eine Störung oder Krankheit und deren Behandlung, unterrichtet wird, passt nicht gut zum systemischen Ansatz – hier hätten die MFT-Praktiker:innen nämlich die Rolle der »Allwissenden« und die Familien die Rolle der »Nichtwissenden«. In einer Multifamiliengruppe, die aus 25 bis 30 Personen besteht, haben diese selbst kollektiv viel Erfahrung und Wissen. Eine kollaborative Psychoedukation nutzt dieses Potenzial: Die MFT-Praktiker:innen schaffen einen Rahmen, in dem alle ihr Wissen einbringen können, sodass die Familien gemeinsam Neues erarbeiten. In der Praxis könnte das so aussehen: Man bildet kleine Gruppen (Buzz-Groups), von denen jede ein Thema bearbeitet und ihre Ideen sammelt. Anschließend präsentiert jede Kleingruppe ihre Ergebnisse der Gesamtgruppe. Fehlen dabei noch Informationen oder Fakten, können die Gruppen über Internetrecherche Lücken schließen. Die MFT-Praktiker:innen bieten Unterstützung, indem sie die Familien anleiten, kritische Informationsprüfung zu üben und zu lernen, vertrauenswürdige von unseriösen Quellen zu unterscheiden. Wenn alle Gruppen ihre Ideen vorgestellt haben, kann man überlegen, einige Teilnehmende zu bitten, einen zusammenfassenden Vortrag zu halten (z. B. spielerisch als »Professor im weißen Kittel«), um das Gesammelte zu strukturieren. Das folgende Beispiel zeigt, wie zur gemeinschaftlichen Psychoedukation angeleitet werden kann.

»Liebe Familien, hier in diesem Raum haben viele von Ihnen bzw. euch sehr ähnliche Krankheiten oder Störungen. Wenn man so eine Krankheit hat, muss man die Fakten kennen: zum Beispiel die Symptome, die Gründe für Therapien, die Medikamente und ihre Nebenwirkungen, wie der Körper reagiert, und nicht zuletzt, was die Angehörigen tun können oder welche Anzeichen auf einen Rückfall hindeuten können. Manche von Ihnen bzw. euch denken vielleicht, dass nur Ärzt:innen das alles wissen, aber aus unserer Erfahrung ist das nicht so. Wir haben festgestellt, dass, wenn ihr Familien eure Köpfe zusammensteckt und euer Wissen bündelt, eure Expertise uns helfen kann zu verstehen, wie es ist, mit dieser Krankheit zu leben. Wer hier weiß etwas über Magersucht (Anorexie)? Was ist das genau? Was wissen Sie bzw. was wisst ihr über ihre Ursachen und Behandlung? Rufen Sie bzw. ruft es einfach laut heraus, und ich schreibe es auf das Flipchart …«

Später: »Nun, hier sind schon eine Menge Ideen zusammengekommen … Wer würde gerne einen Vortrag zu diesem Thema halten? Hier ist ein weißer Kittel – wir brauchen einen Professor oder eine Professorin (Kinder und Jugendliche werden ermutigt), der oder die das alles zusammenfasst, das fällt viel leichter im weißen Kittel.«

Später: »Welche Ihrer bzw. eurer Fragen sind noch offen geblieben? Wer könnte die nötigen Informationen haben? Wie könnten Sie bzw. könntet ihr sie bekommen? Hier sind ein Laptop und der Zugang zum Internet, falls Sie bzw. ihr es nutzen wollt.«

In diesem Beispiel übernehmen die Familien viele Expert:innenfunktionen selbst, während die MFT-Praktiker:innen als Moderierende und Unterstützende auftreten. So wird Lernen in der Gruppe zu einem gemeinschaftlichen Prozess, bei dem alle ihr Wissen einbringen – ganz im Sinne der systemischen Haltung.

4 Mentalisieren und MFT

4.1 Was ist Mentalisieren?

Mentalisieren ist eine kreative Tätigkeit, bei der versucht wird, menschliche Verhaltensweisen in Form von intentionalen mentalen Zuständen zu interpretieren. Es handelt sich dabei um eine angeborene Fähigkeit, die sich am besten im Kontext relativ sicherer und beständiger Bindungsbeziehungen entwickelt, aber auch von kulturellen und sozialen Situationen und persönlichen Lebenserfahrungen beeinflusst wird. Psychische Störungen können sich auch auf die Entwicklung des Mentalisierens auswirken, was jedoch nicht bedeutet, dass Menschen deshalb nicht in der Lage sind zu mentalisieren. Die Fantasie und Einbildungskraft sind die Grundlage des Mentalisierens und ermöglichen es uns, die Gedanken, Gefühle, Bedürfnisse und Absichten der Menschen um uns herum zu erahnen und so ihre Handlungen zu verstehen, so wie wir gleichzeitig auch unser eigenes subjektives Erleben zu organisieren und verstehen versuchen. Beim Mentalisieren geht es eben darum, auf die eigenen mentalen Zustände wie auch die von anderen Menschen zu achten und darüber nachzudenken. Effektives Mentalisieren ist wichtig für die Darstellung, Kommunikation und Regulierung von Gefühlen und Vorstellungen, die mit unseren Wünschen und Bedürfnissen verbunden sind und damit, ob sie erfüllt, bedroht oder enttäuscht werden.

Wir mentalisieren also, wenn wir versuchen, die inneren psychologischen Zustände bei uns selbst und bei anderen Menschen und deren Interaktionen anders und angemessen wahrzunehmen. Oft tun wir dies automatisch und vorbewusst, was wir als *implizites* Mentalisieren bezeichnen. Zu anderen Zeiten tun wir dies absichtlich oder *explizit,* wenn wir bewusst versuchen, mentale Zustände in Worte zu fassen – Gefühle, Absichten, Bedürfnisse, Einstellungen, Bewertungen, Motive, Fantasien und Gedanken. Dieser Versuch des *effektiven* Mentalisierens kann ein bisschen Glückssache sein, denn manchmal gelingt es uns besser und manchmal weniger gut. Das ist nicht weiter verwunderlich, da emotionale Zustände nur grob erfasst werden können – und zwar nicht nur bei anderen, sondern auch bei uns selbst. Außerdem ist das Mentalisieren eine fragile Fähigkeit. Wenn wir emotional sehr erregt sind, fährt der Frontallappen unseres Gehirns – in dem ein wichtiger Teil unseres Mentalisierens stattfindet – wie ein Computer herunter, und wir sehen soz. »den Wald vor lauter Bäumen nicht mehr« oder schlicht »rot«. Dann von einer hocherregten Person zu verlangen, sich selbst und andere zu mentalisieren, ist absolut unrealistisch.

Es gibt auch erhebliche individuelle Unterschiede und Schwankungen darin, wie fähig Menschen zum effektiven Mentalisieren sind, wie leicht es ihnen fällt, wie schnell sie das Mentalisieren wiedererlangen können, wenn es vorübergehend verloren gegangen ist, und wie starr und unflexibel das Mentalisieren werden kann. Fehlinterpretationen können zu Missverständnissen führen und diese wiederum zu impulsiven und verworrenen Interaktionen, bei denen wir die anderen nicht so sehen, wie sie sind – und sie uns auch nicht. Solche Unterbrechungen des effektiven Mentalisierens kommen jedoch mehr oder weniger in allen Beziehungen vor, und wenn sie wieder aufgegriffen und behoben werden, können Missverständnisse die Mentalisierungsfähigkeit und die Beziehungen stärken.

Die Begriffe »Mentalisierung« und »Mentalisieren« wurden erstmals vor mehr als drei Jahrzehnten von französischen Psychoanalytikern in die psychotherapeutische Welt eingeführt (Marty 1991), wenn auch mit einer anderen Bedeutung als die, die Peter Fonagy und Kolleg:innen in London entwickelt haben (Fonagy et al. 1991). Das Ziel der reinen »mentalisierungsbasierten« bzw. »mentalisierungsunterstützenden« oder »mentalisierungsfördernden« Therapie – alle drei Begriffe werden gegenwärtig synonym verwendet – besteht schlicht darin, effektives Mentalisieren anzuregen und zu optimieren. Der etwas unglücklich gewählte Begriff »Mentalisierung« klingt so, als würde man von einem Ergebnis oder gar einem Produkt sprechen. Das Verb »mentalisieren« hingegen ist angemessener, da es sich auf einen aktiven intersubjektiven Prozess bezieht, der sowohl eine selbstreflexive als auch eine interpersonelle Komponente enthält und somit für alle Arten der Arbeit mit Gruppen, einschließlich MFT, sozialen Netzwerken und Organisationen, relevant ist (Asen, Campbell a. Fonagy 2019).

Mentalisierungstheorie und -praxis sind ein vielschichtiges Brückenkonzept, das sich mit anderen Ansätzen der Psychotherapie überschneidet und verbindet, egal ob diese klientenzentriert, kognitiv, dialektisch-behavioral, achtsamkeitsbasiert oder systemisch ausgerichtet sind. Man kann die mentalisierungsinspirierte oder -orientierte Haltung und die daraus resultierenden Interventionen als eine wichtige Ergänzung zu bereits bestehenden systemischen Familienansätzen betrachten. Familienarbeit, d. h. die unmittelbare Arbeit mit wichtigen Bezugspersonen, sei es in einem ein- oder mehrfamiliären Rahmen, ist ein natürlicher Kontext für die Förderung des effektiven Mentalisierens. Der Multifamilienkontext allerdings bietet einzigartige Möglichkeiten, Mentalisieren mit und an anderen Familien zu üben.

Theorien und Praktiken, die auf dem Mentalisieren basieren, haben in den letzten Jahrzehnten viele systemisch arbeitende Therapeut:innen inspiriert und die Kluft, die früher zwischen der psychodynamischen und der systemischen Welt und ihren Therapien bestand, allmählich überbrückt (Asen a. Fonagy 2012). Die mentalisierungsinspirierte Systemische Therapie – MIST – (Asen u. Fonagy 2023) zielt darauf ab, das Mentalisieren zu verbessern, um Personen für eine verbesserte soziale Kommunikation und Interaktion zu öffnen, nicht nur innerhalb der Familie, sondern auch in anderen sozialen Umfeldern. Dadurch sollen die Offenheit, Neues zu lernen, und das epistemische Vertrauen erhöht werden (Fonagy, Luyten a. Allison 2015). Beim epistemischen Vertrauen handelt es sich um die Zuversicht und das Vertrauen bzgl. der Informationen über die soziale Welt, die wir von einer anderen Person erhalten, sei es eine Lehrkraft, ein Elternteil oder eine andere wichtige Bezugsperson. Wenn wir das, was andere uns mitteilen, als für uns persönlich relevant annehmen können, wird unsere Fähigkeit, mit herausfordernden Situationen umzugehen, verbessert. Der therapeutische Schwerpunkt von MIST liegt auf der Förderung des Mentalisierens zur Lösung sozialer Probleme durch echte Berücksichtigung des Erlebens und der Standpunkte von anderen Menschen. Die Erfahrung, dass die eigene Perspektive auf die Realität mit der einer anderen Person übereinstimmt, stärkt das Vertrauen in den Wert der Perspektivenübernahme. Im familiären Kontext kann eine solche Erfahrung jedem Familienmitglied die Möglichkeit eröffnen, innerhalb der Familie etwas zu lernen und zu entdecken, das für ihn oder sie relevant ist.

In einer Multifamiliengruppe wird der potenzielle therapeutische Nutzen einer solchen Erfahrung noch verstärkt, da die Teilnehmenden sich auf einer gewissen Ebene miteinander verbunden fühlen. Das Konzept des »Wir-Modus« (Tuomela 2006; Gallotti a. Frith 2013) kommt hier zum Tragen: Es besagt, dass die bloße Anwesenheit anderer (d. h. der soziale Kontext) das Mentalisierungspotenzial einer

Person verbessert, indem sie ihr Bewusstsein für Handlungsoptionen und die Entwicklung neuer Lösungen erweitert. Die gemeinsame Vertretung der Standpunkte anderer und die Bildung eines »psychologischen Kollektivs« durch den Zusammenschluss von Kräften führt zu dem entstehenden »Wir-Sein« und »Wir-Modus«, zu miteinander geteilten Perspektiven und geistig-seelischen Verfassungen, die den Kern des relationalen Mentalisierens bilden und Treibstoff der MFT sind. Die Familien und ihre Mitglieder können sich selbst und ihre Interaktionen und Kommunikationen in anderen Familien widergespiegelt sehen. Dies ist sehr viel wahrscheinlicher, wenn Familien ähnliche Probleme haben – unter anderem deswegen werden auch Familien mit ähnlichen Störungen oder Erkrankungen zusammengebracht. In diesem anregenden sozialen Umfeld haben die Gruppenmitglieder mehr Möglichkeiten, sich gesehen und verstanden zu fühlen und ein breiteres Spektrum an Perspektiven kennenzulernen, was, wie bereits erwähnt, das epistemische Vertrauen und die Offenheit für soziales Lernen fördert. Darüber hinaus bietet MFT Familien die Möglichkeit, effektives Mentalisieren verstärkt zu üben und zu erleben, da sie so aufgefordert werden, anderen Familien Aufmerksamkeit zu schenken und explizit über deren mentale Zustände zu spekulieren. In dem Maße, in dem die Familien einander kennenlernen und ein ausreichender Gruppenzusammenhalt besteht, sind sie zunehmend in der Lage, ihre eigenen Emotionen, Gedanken und Bedürfnisse von anderen Gruppenmitgliedern kommentieren zu lassen, was ihre eigene Selbstreflexion stimuliert.

Mentalisierungsinspirierte MFT-Praktiker:innen versuchen nicht in erster Linie, Familien bei der Suche nach pragmatischen Problemlösungen zu helfen, sondern effektives Mentalisieren anzuregen und zu fördern und ihnen zu helfen, ihre Mentalisierungsfähigkeit wiederzuerlangen, wenn diese blockiert ist. Solche Blockaden können beispielsweise darin bestehen, dass jemand sich plötzlich und unerwartet weigert, eine Frage zu beantworten oder dass eine Person abschaltet oder versehentlich bzw. absichtlich missversteht, was ein anderes Familien- oder Gruppenmitglied gesagt hat. Die Beseitigung von solchen Blockaden kann helfen, selbst einen Weg nach vorne zu finden und mit der Zeit ein besseres Verständnis für sich selbst und füreinander zu entwickeln.

4.2 Dimensionen des Mentalisierens

Es lassen sich vier Dimensionen des Mentalisierens beschreiben, die jeweils aus polaren Gegensätzen bestehen (Fonagy a. Luyten 2009). Auf eine dieser Dimensionen wurde bereits hingewiesen, nämlich das »implizite« (automatische) und das »explizite« (kontrollierte) Mentalisieren. Der größte Teil des Mentalisierens findet auf einer impliziten Ebene statt, bis ein Bedürfnis auftaucht, sich mitzuteilen oder innere Zustände besser zu verstehen. Eine weitere Dimension ist der Fokus auf »interne« im Gegensatz zu »externen« Prozessen, d. h. auf das, was geistig und emotional im Inneren der Menschen, sozusagen in ihren Köpfen und Bäuchen, vor sich geht, und auf das, was nach und von außen hin sichtbar ist. Wenn man sich z. B. in erster Linie auf das Lesen von Gesichtsausdrücken und Körpersprache konzentriert, besteht die Gefahr, dass man die inneren mentalen Zustände vernachlässigt, und umgekehrt. Die dritte Dimension betrifft den Unterschied zwischen »selbstorientiertem« und »fremdorientiertem« Mentalisieren. So fällt es manchen Menschen leichter, die emotionalen Zustände anderer zu mentalisieren und weniger leicht, über ihre eigenen Erfahrungen zu reflektieren. Andere wiederum sind überwiegend auf sich selbst fokussiert. Die vierte Dimension des Mentalisierens besteht aus den Polen »kognitiv« und »affektiv«: An einem Pol dieses Spektrums steht die ausschließliche Konzentration auf rationales Verstehen und Logik; am anderen Ende des Spektrums handelt es sich um eine übermäßige Beschäftigung mit Affekten.

Optimal ist es, wenn Menschen sich flexibel zwischen diesen Polen bewegen können: Dann können sie in der Regel automatisch und schnell implizit mentalisieren, wenn alles gut läuft, und zu explizitem Mentalisieren wechseln, wenn mehr Aufmerksamkeit erforderlich ist. Flexible Mentalisierer:innen sind in der Lage, sich zeitweise auf interne Prozesse (Bedürfnisse, Wünsche, Überzeugungen), aber auch auf externe Aspekte (Handlungen, Mimik, Körpersprache) zu konzentrieren; sie können ihre eigenen Gefühle einmal selbst- und ein anderes Mal fremdorientiert beleuchten. Flexible Mentalisierer:innen haben sowohl ein gutes kognitives als auch emotionales Verständnis von mentalen Prozessen und bringen diese Erkenntnisse zusammen. Wenn Menschen jedoch überwiegend auf einen Pol einer oder mehrerer Mentalisierungsdimensionen fixiert sind, ist ihre Fähigkeit zum Mentalisieren eingeschränkt. Therapeutische Interventionen versuchen, Einzelpersonen und Familien dabei zu helfen, sich flexibel zwischen den jeweiligen Polen dieser vier Dimensionen zu bewegen und auch das »Dazwischen« einzubeziehen – es ist eine Frage der Balance.

4.3 Ausbalancieren und Regulieren der Mentalisierungsdimensionen

Der strukturelle Rahmen der MFT und ihr Fokus auf Kontextschaffung und -veränderung bedeuten, dass dieser Ansatz fortlaufend Gelegenheiten bietet, die Dimensionen des Mentalisierens auszugleichen. Die MFT-Praktiker:innen selbst befinden sich auf einer Gratwanderung, bei der sie das Gleichgewicht durch verschiedene Interventionen ständig anpassen und wiederherstellen, um das Mentalisieren in der Gruppe zu fördern. Das kann folgendermaßen aussehen:

- Wenn es in der Gruppe zu kognitiv zugeht, können die MFT-Praktiker:innen die Erregung steigern, indem sie das Gespräch in eine emotionale Richtung lenken oder eine MFT-Aktivität einführen, die den Affekt und/oder die Energie erhöht. Umgekehrt kann bei zu hoher Erregung eine MFT-Aktivität eingeführt werden, die kognitive Aufmerksamkeit erfordert oder sich auf die Selbstregulierung konzentriert.
- Implizites Mentalisieren kann, wenn es angebracht ist, explizit gemacht werden, entweder
  - durch Diskussionen darüber, wie verschiedene Aktivitäten erlebt wurden und was nach Hause übertragen werden kann
  - durch das Verbinden von Gruppen und Untergruppen, um Interaktionen oder Verhaltensweisen innerhalb der Gruppe zu verstehen
  - oder durch den Einsatz spezifischer Techniken, wie die mentalisierungsunterstützenden Fragen in Kapitel 4.6.
- Wenn der Fokus zu extern ist, können MFT-Praktiker:innen das Interesse an internen mentalen Prozessen wecken, indem sie beispielsweise eine MFT-Aktivität einführen, die die Aufmerksamkeit der Gruppenmitglieder auf ihren Körper lenkt. Umgekehrt kann eine MFT-Aktivität, die auf andere Menschen oder den weiteren Kontext aufmerksam macht, den Fokus nach außen verlagern.
- Wenn Gruppenmitglieder zu sehr auf andere fixiert sind, können selbstbezogene Interventionen eingesetzt werden,

z. B. die Unterbrechung einer laufenden Aktivität oder Diskussion und stattdessen die Beschäftigung der Teilnehmenden mit kurzen individuellen Aufgaben. Dagegen kann eine gruppenverbindende Aktivität eingesetzt werden, um die Aufmerksamkeit der Teilnehmenden von sich selbst auf andere zu lenken.

Wenn man sich zu sehr auf explizites Mentalisieren konzentriert, wie bei einigen therapeutischen Ansätzen der Fall, kann dies sehr starr werden und zu »Pseudo-Mentalisieren«, auch bekannt als »Faseln«, führen. Eine Kontextverschiebung zur Förderung des Mentalisierens auf die zuvor beschriebene Weise setzt jedoch voraus, dass die Familien sich gegenseitig dabei helfen, ihre Mentalisierungsfähigkeit wiederzuerlangen und weiterzuentwickeln, und dass die MFT-Praktiker:innen diesen Prozess aufmerksam verfolgen können und nur dann eingreifen, wenn das Nicht-Mentalisieren die Oberhand gewinnt.

Da die Mentalisierungsfähigkeit von Menschen im Allgemeinen sehr unterschiedlich ist und auch die Auslöser für absolutes Nicht-Mentalisieren variieren können, ist es unwahrscheinlich, dass sich die gesamte Gruppe zu einem bestimmten Zeitpunkt an einem Ende einer der angegebenen Mentalisierungsdimensionen befindet. Es ist jedoch häufig der Fall, dass eine beträchtliche Anzahl von Gruppenmitgliedern in ähnliche Richtungen aus dem Gleichgewicht gerät und dann auf die oben beschriebene Weise wieder ins Gleichgewicht gebracht werden kann. In diesen Fällen können die Gruppenmitglieder, denen es gelungen ist, ihre Mentalisierungsfähigkeit aufrechtzuerhalten, denjenigen helfen, denen dies (noch) nicht gelungen ist. Wird unausgewogenes Mentalisieren auf individueller oder familiärer Ebene festgestellt, sollte die Intervention der MFT-Praktiker:innen dies widerspiegeln und auf individueller oder Untergruppenebene und nicht auf der Ebene der gesamten Gruppe stattfinden. Wenn es den MFT-Praktiker:innen gelungen ist, einen Arbeitskontext zu schaffen, in dem eine Gruppe, Untergruppe oder Einzelperson ihre Mentalisierungsfähigkeit wiedererlangt, ist es wichtig, mit den betreffenden Personen darüber zu reflektieren, was sie aus dem Prozess gelernt haben und wie sie das Gelernte auf Bereiche außerhalb der Gruppe übertragen können.

4.4 MFT als Emotionsregulator

Während ein gewisses Maß an Erregung aus therapeutischer Sicht wichtig ist, um neue Prozesse anzuregen, beeinträchtigt zu viel Erregung vorübergehend die Fähigkeit zum Mentalisieren. Zusätzlich zu den zuvor beschriebenen ausgleichenden Interventionen und den später dargestellten spezifischen Mentalisierungstechniken gibt es mehrere Komponenten der MFT, die besonders wirksam sein können, wenn es darum geht, eine hilfreiche emotionale Distanz zu belastenden Themen zu schaffen. Eine solche Distanz ermöglicht es Familien, sich mit potenziell hochemotionalen Themen auf eine besser regulierte Weise auseinanderzusetzen, was ein effektives Mentalisieren wahrscheinlicher macht. Einer der Gründe, warum die audiovisuelle Aufzeichnung von Gruppenarbeit mit mehreren Familien so hilfreich sein kann, ist genau dies: Einige Stunden oder Tage später kann man sich selbst und die anderen auf dem Bildschirm mit mehr Gelassenheit betrachten und die Beteiligten mentalisieren, um das eigene Verhalten und die eigenen Perspektiven zu ändern oder zumindest dafür offen zu sein. Reflektierende Teams (siehe Kap. 3.8) können auf ähnliche Weise arbeiten, indem Feedback erst gegeben wird, sobald sich das Familienmitglied in einer besser regulierten Position befindet.

MFT ermöglicht es Familien ebenfalls, das Bindungsverhalten anderer Familien aus einer »sicheren« Distanz zu beobachten und Unterschiede und Ähnlichkeiten zu ihren eigenen Verhaltensweisen festzustellen. Dies ist eine entgegenkommendere und weniger angstbesetzte Erfahrung als die unmittelbare Konzentration auf die eigenen familiären Bindungs- und Beziehungsprobleme, da Letzteres in der Regel ein hohes Maß an Erregung hervorruft, das ein effektives Mentalisieren blockieren kann. Interfamiliäre »Pflegefamilienverfahren« ermöglichen es Kindern und Eltern, einer anderen Familie beizuwohnen und dann ihre Gefühle, Bedürfnisse und Bindungserfahrungen in ihrer eigenen Familie zu mentalisieren. Bindungsthematiken können dann auch im Gruppenkontext besprochen werden, und Vergleiche mit anderen Familien eröffnen dabei neue Perspektiven.

Der spielerische Charakter der MFT-Aktivitäten und -Übungen kann an sich schon eine sichere emotionale Distanz schaffen und ist ein exzellenter Kontext, um gemeinsam mit Eltern und Kindern an potenziell hochemotionalen und/oder normalerweise vermiedenen Themen zu arbeiten. Neben der relativen Leichtigkeit des gemeinsamen Tuns bei den spielerischen Aktivitäten ermöglicht der Als-ob-Modus Eltern und Kindern neue Perspektiven und Erfahrungen. Durch die Vielfalt der Aktivitäten ist die Wahrscheinlichkeit groß, dass typische problematische Familieninteraktionen und -beziehungen spontan auftauchen oder sich entwickeln. Dies schafft die Möglichkeit für eine natürliche und besser abgestimmte Arbeit, als wenn Familien direkt aufgefordert werden, über ihre Schwierigkeiten zu sprechen oder sie konkret darzustellen, wie es in der traditionellen Einzelfamilientherapie der Fall sein mag. Primär gesprächsorientierte Ansätze führen oft dazu, dass sich Kinder langweilen und das Interesse an der Mitarbeit verlieren.

Schließlich kann die Tatsache, dass die MFT-Praktiker:innen ständig versuchen, sich bei der Arbeit zunehmend selbst zu dezentralisieren und ein Setting zu schaffen, in dem sich Familien gegenseitig helfen, emotional regulierend wirken. Anstatt einfach auf die wahrgenommenen Bedürfnisse der Gruppe zu reagieren, können sie beispielsweise einige Gruppenmitglieder dazu bringen, ihnen zu helfen, die »Temperatur zu messen« und Entscheidungen darüber zu treffen, was benötigt wird. Dies kann auf spielerische Weise geschehen, indem man z. B. die Eltern bittet, ein Stethoskop auf ihren Kopf oder Bauch – oder den ihres Kindes – zu legen, um zu »hören«, was ihnen so »durch den Kopf geht« und was ihr »Bauchgefühl« wohl sein mag.

4.5 Ziele und Techniken der mentalisierungsinspirierten Systemischen Therapie

Das Hauptaugenmerk der MIST liegt auf den Verhaltens- und Beziehungsmustern, die zwischen Familienmitgliedern bestehen (Asen u. Fonagy 2023). Diese können nur dann langfristig verändert werden, wenn die Gedanken und Gefühle des oder der Einzelnen und die Beziehungen zwischen den Familienmitgliedern differenziert angesprochen werden. So erkennen MIST-Praktiker:innen unterschiedliche Sichtweisen an, geben ihnen positive Konnotationen und überprüfen immer wieder explizit, ob sie richtig verstanden haben, was jede:r meint, denkt und fühlt. Sie zeigen, dass sie nicht wirklich wissen können, wie sich ein Familien- oder Gruppenmitglied fühlt, ohne ihnen Fragen zu stellen, die darauf abzielen, dies herauszufinden. Mentalisierungsinspirierte Interventionen gehen vom Stellen von Orientierungsfragen dazu über, einen konsensualen, verständlichen Sprachgebrauch zu schaffen, der es ermöglicht, über mentale Zustände und insbesondere über Affekte zu sprechen (Asen u. Fonagy 2014). Wenn etwas unklar ist, bitten mentalisierungsinspirierte MFT-Praktiker:innen um Klärung und Reflexion und verwenden dabei die Sequenz: »Unterbrechen – Wiederholen – Erkunden – Reflektieren«. Das bedeutet, dass Diskussionen und Interaktionen unterbrochen werden können, um zu untersuchen, was gerade geschieht – oder geschehen ist –, um über Gefühle und Meinungen zu spekulieren und sie dann gemeinsam zu reflektieren. Wenn nicht-mentalisierende Prozesse die Oberhand gewinnen, kann man »zurückspulen« und überprüfen, an welchem Punkt das effektive Mentalisieren nachgelassen hat oder wann es verloren gegangen ist. MIST- und MFT-Praktiker:innen sind der Meinung, dass durch die Förderung der Fähigkeit der Familienmitglieder, über den mentalen Zustand jeder Einzelnen (einschließlich des eigenen) nachzudenken, und durch die Beseitigung von Hindernissen, die dieser Fähigkeit im Wege stehen, viele Familienprobleme verringert oder gelöst werden können.

Es ist wichtig zu betonen, dass ein effektiveres Mentalisieren ein Weg ist, Beziehungsschwierigkeiten zu verstehen und besser mit ihnen umgehen zu können sowie Affekte besser zu regulieren. Es gibt allerdings kein »perfektes« Mentalisieren, da Perfektion einfach nicht in das Konzept des Mentalisierens passt. Das Ziel von MIST-Praktiker:innen ist es, effektives Mentalisieren zu identifizieren, hervorzuheben, zu fördern und zu unterstützen. Es handelt sich um eine gemeinsame Suche nach neuem Verständnis, nach unterschiedlichen Perspektiven, nach gegenseitigem Respekt, Mitgefühl, Rücksichtnahme und vor allem nach dem Gefühl, verstanden zu werden. Mit anderen Worten: Effektiveres Mentalisieren ist kein einfacher, schnell erreichbarer Zustand, sondern ein langer, vielleicht nie endender Prozess, in dessen Verlauf immer wieder neue Ziele gesetzt werden. Mentalisieren kann immer nur ein Versuch sein, die eigene Welt und die Welt der anderen besser zu verstehen, denn Fehler und Missverständnisse sind Teil zwischenmenschlicher Begegnungen, aus denen wir viel über uns und andere lernen können.

MIST-Praktiker:innen sehen sich in ihrer Arbeit im Allgemeinen als »wohlwollend neugierig« (Cecchin 1987), mit einem aufrichtigen und einfühlsamen Interesse an anderen Menschen und ihrer Geschichte. Sie sind sich ihrer eigenen Vorurteile bewusst und versuchen, diese nicht in ihre therapeutische Arbeit einfließen zu lassen, sind aber offen für Feedback und übernehmen die Verantwortung für die Behebung von Fehlern, wenn diese unvermeidlich sind. MIST-Praktiker:innen sind bestrebt, ihre eigene Expertise mit Bescheidenheit zu betrachten und eine »sokratische« Haltung des Nichtwissens einzunehmen, die es ihnen ermöglicht, Zweifel am Grad der Wahrheit oder Gültigkeit ihrer eigenen Wahrnehmungen, Perspektiven und Meinungen zu äußern. Der griechische Philosoph Sokrates konzentrierte sich darauf, seinen Schülern eine Reihe offener Fragen zu stellen, um das Nachdenken zu fördern und Wissen zu wecken, das ihnen zuvor nicht bewusst war. So konnten sie neue Perspektiven eröffnen und ihre eigenen Schlussfolgerungen ziehen, anstatt denen zu folgen, die vom Fragesteller vorgegeben wurden. In ähnlicher Weise nehmen sich MIST-Praktiker:innen die Zeit, die unterschiedlichen Perspektiven jedes Familienmitglieds, ob jung oder alt, zu hinterfragen, zu identifizieren, zu benennen, zu akzeptieren und ausdrücklich zu legitimieren. Sie zeigen, dass sie ihre eigenen Perspektiven durch ein besseres Verständnis ändern können. MIST-Praktiker:innen vermeiden es, etwas verstehen zu müssen, das ihnen unverständlich erscheint, und versuchen, durch reflektierende Fragen Verständnis zu finden und zu gewinnen, wobei sie sich auf detaillierte Beschreibungen der mentalen Zustände konzentrieren und keine »Warum-Fragen« stellen. Sie interpretieren nicht, was sich hinter der Kommunikation von Familienmitgliedern verbergen könnte, auch wenn das manchmal mehr als verlockend ist. Sie konzentrieren sich ausdrücklich auf die sich verändernden und potenziell veränderbaren mentalen Zustände und greifen gezielt ein, wenn sie auf Mentalisierungsschwierigkeiten stoßen, und blockieren systematisch alle nicht-mentalisierenden Interaktionen und Kommunikationen. Sie sind ständig auf der Suche nach effektiverem Mentalisieren und arbeiten hart daran, Mentalisieren zu fördern. Diese »Mentalisierungshaltung« steht im Einklang mit dem MFT-Ansatz, und tatsächlich lässt sie sich im MFT-Setting besser umsetzen als bei der Einzelfamilienarbeit. Dies liegt daran, dass MFT der Handlungsfähigkeit von Familien in Bezug auf ihre Ressourcen und ihre Fähigkeit, sich gegenseitig zu unterstützen, ausdrücklich einen hohen Stellenwert einräumt, anstatt dass sie wie bei der Einzelfamilienarbeit von der Unterstützung durch »Expert:innen« teilweise abhängig sind. Wenn Handlungsfähigkeit zugeschrieben und Stärken erfahrungsbasiert in Echtzeit wertgeschätzt werden, fördert dies das epistemische Vertrauen und führt zu einer Erweiterung der

Mentalisierungshaltung, die in der Arbeit mit einzelnen Familien nur schwer so effektiv zu erreichen ist. Allerdings ist es für die MFT-Praktiker:innen keine leichte Aufgabe, ständig »online« zu sein, da ihre eigenen Gefühle, Vorurteile und andere Gemütszustände den Fokus verschieben und die Aufmerksamkeit ablenken können. Daher ist zu erwarten, dass die Mentalisierungsfähigkeit von MFT-Praktiker:innen in einer eifrigen, dynamischen MFT-Gruppe mehrfach beeinträchtigt wird. Genau wie bei den Familien ist es das Ziel, dass die MFT-Praktiker:innen ihre eigene Mentalisierungsfähigkeit aufrechterhalten und erkennen, wenn diese blockiert wird. Dies ist einer der Gründe, warum eine MFT eigentlich immer von zwei Praktiker:innen geleitet werden sollte, die sich gegenseitig unterstützen und regulieren können.

4.6 Die Mentalisierungsspirale

Bei der MFT, wie auch bei der Arbeit mit einzelnen Familien, können sich die Praktiker:innen dafür entscheiden, auf alle sich bietenden Gelegenheiten zur Förderung einer Mentalisierungsatmosphäre aufmerksam zu werden und die Gruppenmitglieder dazu ermutigen, über die mentalen Zustände anderer zu spekulieren, gefolgt von Diskussionen über diese Spekulationen. Mit diesem Prozess soll ein »Gedankensturm« entfacht werden, der durch die ständige Überprüfung dessen gekennzeichnet ist, ob andere Gruppenmitglieder mentale Zustände auf ähnliche oder unterschiedliche Weise wahrnehmen.

Das Konzept der Mentalisierungsspirale (siehe Abb. 2) dient als passende Metapher für diesen Ansatz. Im Gegensatz zu einer Abwärtsspirale, die durch einen sich selbst aufrechterhaltenden Zyklus negativer Verhaltensweisen, Gedanken und Gefühle gekennzeichnet ist, die wiederum zu einer Verschlechterung der Situation führen, stellt die Mentalisierungsspirale eine progressiv aufsteigende und sich erweiternde Kurve um eine zentrale Mentalisierungsachse dar. Wenn man ihren Windungen ein paar Mal folgt, ermöglicht dies immer detaillierteres Mentalisieren. Die Spirale öffnet sich nach oben, um den erweiterten Kontext einzubeziehen. Jede neue Ebene dieser Spirale ist eine Reaktion auf einen Reiz der vorherigen Ebene, ähnlich einer Karte mit mehreren Routen zu einer effektiveren Mentalisierung. Sie ist ein praktisches Werkzeug, um neue Wege zu finden und aus einer aktuellen Sackgasse herauszukommen. Eine Mentalisierungsspirale entsteht, wenn die MFT-Praktiker:innen eine Interaktion oder ein

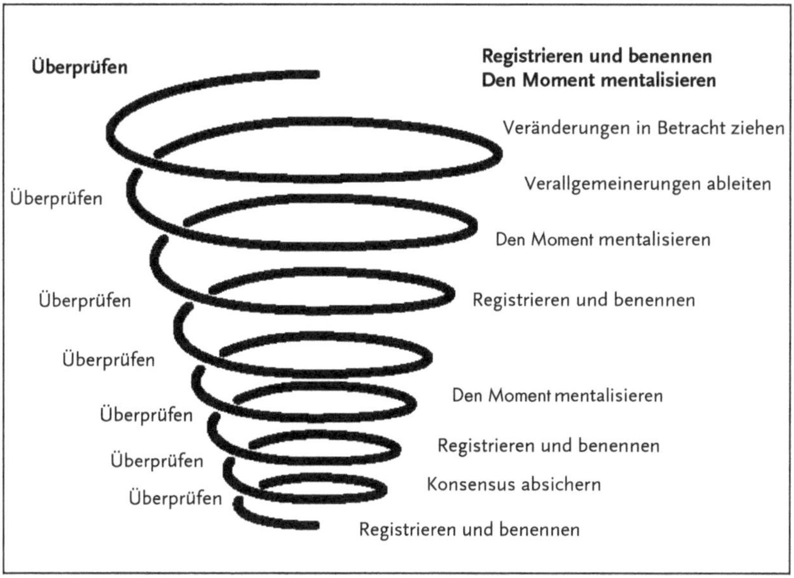

Abb. 2: Die Mentalisierungsspirale

Gespräch kurz unterbrechen, gefolgt von einer Reihe von Fragen, die Gruppen- und Familienmitglieder dazu anregen, mentalisierend zu reflektieren. Die MFT-Praktiker:innen laden die Gruppenmitglieder ein, sich auf den gegenwärtigen Moment zu konzentrieren, beispielsweise im Rahmen einer MFT-Aktivität oder während eines Gesprächs mit einem Elternpaar oder einer Einzelfamilie, und ermutigen sie, über ihre eigenen Bedürfnisse, Gedanken und Gefühle und die anderer zu mutmaßen. Diese Einladung zum Mentalisieren, zusammen mit den nachfolgenden Antworten, erzeugt einen spiralförmigen Prozess der Ideenfindung, begleitet von einer kontinuierlichen Überprüfung auf Kongruenz oder Divergenz in der Wahrnehmung mentaler Zustände.

Das Ziel der Fokussierung auf eine bestimmte Interaktionssequenz besteht darin, die Gruppenmitglieder dazu anzuregen, die mentalen Zustände aller Beteiligten – einschließlich ihrer eigenen – zu berücksichtigen. Durch das mentale Pausieren, Zurückspulen und erneute Durchgehen einer spezifischen Interaktionssequenz können die MFT-Praktiker:innen die Entwicklung multipler Metaperspektiven fördern und so ein effektiveres Mentalisieren unterstützen. Zunächst beobachten und benennen sie eine Kommunikation oder Interaktion und überprüfen diese Beobachtung unmittelbar. Daraufhin werden die Gruppenmitglieder aufgefordert, den Moment zu mentalisieren, indem sie sich die mentalen Zustände und Beziehungen der an einer bestimmten Interaktion Beteiligten vorstellen. Der Schwerpunkt liegt dabei auf der Zuschreibung mentaler Zustände. Daher heben die MFT-Praktiker:innen bestimmte Beschreibungen hervor, überprüfen und verifizieren ihr eigenes Verständnis und regen die Gruppenmitglieder dazu an, diese neuen Momente zu mentalisieren.

Dieser rekursive Prozess des Voranschreitens entlang einer progressiv aufsteigenden und sich erweiternden Spirale stellt die zentrale therapeutische Aktivität dar – und nicht das Erreichen einer endgültigen »Wahrheit« über mögliche zugrunde liegende Ursachen der beschriebenen Interaktion. Durch das methodische Weitergehen von einem Mentalisierungsmoment zum nächsten und das Überprüfen der Wahrnehmungen aller Beteiligten können MFT-Praktiker:innen nicht-mentalisierende Eskalationen verhindern. Das Hervorheben problematischer Interaktionssequenzen kann mögliche Eskalationen wirksam pausieren, und das mentale Zurückspulen und erneute Betrachten dieser Sequenzen erzeugt eine Reihe von Metaperspektiven, die das effektive Mentalisieren weiter fördern. Dieser Ansatz trägt nicht nur dazu bei, die Sichtweisen der anderen besser zu verstehen, sondern hilft auch, die Kontrolle über den therapeutischen Prozess zu bewahren und das häufige Erleben von Situationen, die außer Kontrolle geraten, zu vermeiden.

Wie beim 5-Schritte-Modell beginnt auch die erste Phase der Mentalisierungsspirale (siehe Abb. 3, Asen u. Fonagy 2023) mit dem vorsichtigen »Beobachten und Benennen« von intra- oder interfamiliären Interaktionen im Hier und Jetzt. Die MFT-Praktiker:innen markieren dabei gezielt bestimmte Punkte innerhalb einer komplexen Abfolge von Interaktionen. Im Folgenden einige Beispiele, wie dies umgesetzt werden kann:

- *»Mir ist gerade aufgefallen, dass ihr beide sehr laut miteinander streitet und dass Emily und Bill ihre Gesichter zur Wand drehen.«*
- *»Ich habe das Gefühl, dass die Frauen in dieser Gruppe über Scham nachdenken wollen, während die Männer hier alles tun, um nicht in diese Diskussion einbezogen zu werden.«*

- *»Ich bin mir nicht sicher, ob ich richtig liege, aber ich habe den Eindruck, dass einige hier glauben, dass Konflikte in der Familie niemals vor allen besprochen werden sollten.«*

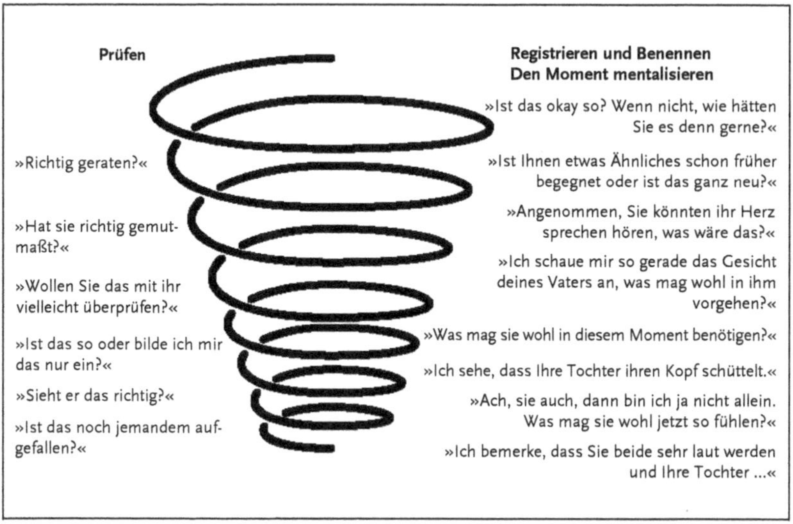

Abb. 3: Die Mentalisierungsspirale in Aktion

Das Überprüfen und die Konsensfindung, *»Ist das noch jemandem aufgefallen?«*, ähnelt in dieser Beschreibung wiederum eher dem zweiten Schritt des 5-Schritte-Modells. In einer Gruppe mit mehreren Familien ist die Überprüfung auch eine Einladung an alle, ihre eigenen Beobachtungen einzubringen, wobei es bei vielen Teilnehmenden noch schwieriger sein kann, einen Konsens zu finden als in einem Treffen mit nur einer Familie. Letztendlich ist dies jedoch hilfreich, da das Ziel der Mentalisierungsarbeit nicht darin besteht, einen Konsens zu schaffen, sondern »gesunde« Neugierde zu wecken und in der Lage zu sein, mentale Zustände bei sich selbst und anderen durch mentalisierungsfokussierte Gespräche besser lesen und verstehen zu wollen. Wenn Gruppenmitglieder angeben, dass sie keine Ahnung haben, wovon die MFT-Praktiker:innen sprechen, sollte dieses Feedback die Letzteren dazu veranlassen, die Nützlichkeit oder Genauigkeit ihrer Beobachtungen zu überdenken oder zu bedenken, dass das »Registrieren und Benennen« für einige zu diesem Zeitpunkt zu schwierig sein könnte. Sie können dann Folgendes äußern: *»Wir scheinen ziem-*

lich falschzuliegen oder haben den Faden verloren? Helfen Sie uns – was könnte passiert sein, dass wir es so unterschiedlich erlebt haben? Wer kann uns helfen?«

Der Zweck der Hervorhebung einer bestimmten Interaktionssequenz besteht darin, Gruppenmitglieder dazu zu bewegen, eine kollektive Aufmerksamkeit herzustellen – eine notwendige Voraussetzung für das Mentalisieren – und sich auf die möglichen mentalen Befindlichkeiten aller zu konzentrieren, auch auf ihre eigenen. Durch das mentale Zurückspulen und Überprüfen einer bestimmten Sequenz kann eine Reihe von Metaperspektiven generiert werden, die effektives Mentalisieren weiter fördern können. Beispiele für spezifische Interventionen, die das Mentalisieren anregen sollen, werden im Folgenden in einer konkreten und direkten Sprache beschrieben:

- *»Was glauben Sie, worum es geht? Was könnte in Anna vorgehen? Welche Gefühle könnten sie dazu veranlassen, sich so zu verhalten? Und wie wirkt sich das auf die anderen hier aus? Woran denken Sie, wenn Sie so etwas miterleben? Waren Sie schon einmal in einer solchen Situation?«*
- *»Wir möchten Sie, alle Männer hier, fragen, was in den Köpfen der Mütter wohl vorgehen mag, wenn Sie hören, dass man nicht vor allen über Scham sprechen sollte? Wenn Sie Gedankenblasen über den Köpfen der Mütter sehen könnten, was würden die wohl enthalten?«*
- *»Es scheint, als herrsche in allen Familien hier Funkstille, wenn es darum geht, herauszufinden, wie Konflikte entstehen. Was könnten die Bedenken der Teilnehmenden hier sein, dass sie nicht über Konflikte in ihren Familien sprechen wollen oder können?«*
- *»Was denken und fühlen Sie bezüglich dessen, was gerade hier passiert ist? Was halten Sie davon? Und was haben andere hier wohl empfunden?«*
- *»Warum war die Reaktion der Kinder Ihrer Meinung nach völlig anders als die der Eltern?«*
- *»Was könnte der Vater gedacht haben, als er plötzlich wütend/abweisend/ängstlich wurde? Was könnten seine Motive sein?«*
- *»Was glauben Sie, was das Kind von Ihnen (den Eltern) erwartet hätte – oder vielleicht sogar gebraucht hätte?«*
- *»Was mutmaßen Sie, hat Herr Mayer gedacht, und was ging in seiner Frau vor? Wer kann ihm dabei helfen? Und wenn das der*

Fall wäre, welche Gefühle oder Bedürfnisse mag das bei Frau Mayer ausgelöst haben?«

- *»Wie können Kinder mit dem scheinbar nicht nachvollziehbaren Verhalten ihrer Eltern umgehen?«*
- *»Wie können Kinder beurteilen, was akzeptables und was nicht akzeptables und ›normales‹ Elternverhalten ist?«*
- *»Wie entwickeln sich solche Einschätzungen?«*
- *»Und wer ist dafür verantwortlich, mit dem Kind zu sprechen und seine Perspektive zu verstehen?«*

An einem gewissen Punkt während der Arbeit mit der Mentalisierungsspirale können die MFT-Praktiker:innen alle direkt Beteiligten dazu ermutigen, die mentalen Zustände im Hier und Jetzt mit anderen Situationen zu verknüpfen, die im Laufe des normalen Familienlebens aufgetreten sind oder sein könnten. In dieser zweiten Phase der Mentalisierungsspirale können sie den angesprochenen Gruppenmitgliedern beim Transfer helfen, indem sie von einer bestimmten Interaktion, die das Mentalisieren angeregt hat, zu allgemeineren Beobachtungen und Gedanken darüber übergehen, wie ähnliche Interaktionsmuster oft zu Hause entstehen und wie die ausgelösten Gefühle zu verstehen sind. Das kann folgendermaßen formuliert werden: *»Wir haben hier ein wenig erlebt, wie schwierig es sein kann, über Konflikte zu sprechen. Wer kennt das von zu Hause?«* Diese Verknüpfung der Besonderheiten einer akuten Interaktion mit allgemeineren Situationen, die sich zu Hause oder in anderen Alltagskontexten entfalten, ist der Schlüssel zur Stabilisierung des Mentalisierens innerhalb eines Systems, sei es einer Familie, einer Multifamiliengruppe oder einer Institution. Dies kann durch das Stellen verallgemeinernder Fragen erreicht werden: *»Ist Ihnen aufgefallen, ob solche Dinge auch manchmal zu Hause oder anderswo passieren?«*

Diese Phase stellt die Ausweitung des oberen Teils der Mentalisierungsspirale dar, wenn sich die Perspektiven der Gruppenmitglieder erweitern können oder sollen. Der Fokus verlagert sich von der spezifischen Interaktion, die ursprünglich das explizite Mentalisieren angekurbelt hat, hin zu umfassenderen Beobachtungen und Überlegungen, wie ähnliche Interaktionsmuster üblicherweise zu Hause oder anderswo entstehen, sowie einem besseren Verständnis der Emotionen, die diese Interaktionen hervorrufen. Das Ziel dieser Phase der Mentalisierungsspirale besteht darin, neue Gedanken zu generieren, die mit potenziellen Handlungen verbunden sind. Effektives Mentalisieren soll als *Weg* zu Lösungen genutzt werden, und nicht um Gruppenmitglieder oder eine ganze Familie davon zu überzeugen, eine bestimmte Lösung zu akzeptieren. Dieser Ansatz trägt nicht nur dazu bei, die Dynamik der betreffenden Interaktionen zu verstehen, sondern auch, alternative Wege zu erkunden, um in Zukunft mit ähnlichen Situationen besser umzugehen. Durch das Erkennen dieser Muster und der damit verbundenen Gefühle können Gruppenmitglieder effektivere Wege entwickeln, miteinander zu interagieren und aufeinander zu reagieren. So können MFT-Praktiker:innen in einer spezifischen Situation diese folgendermaßen registrieren und benennen: *»Wir sehen, dass Andrea und Johannes denken, dass es ihnen erlaubt sein sollte, offen zu sagen, dass sie nicht an dieser Diskussion teilnehmen wollen, und dass der Rest der Gruppe dies akzeptieren sollte. Wäre es möglich, dass die beiden unter großem Druck stehen? Haben wir das richtig verstanden? Und was denken die anderen Gruppenmitglieder? Warum sprecht ihr nicht alle jetzt mal darüber …?«*

4.7 5-Schritte-Interventionsmodell und/oder Mentalisierungsspirale?

Das 5-Schritte-Modell (siehe Kap. 3.4) ist in erster Linie ein ziel- und veränderungsorientierter Ansatz. Es kann jedoch angepasst werden, wenn man einen primär mentalisierungsorientierten Ansatz verwenden möchte – der nicht auf das Erreichen bestimmter Ziele und damit verbundener Veränderungen hinsteuert, sondern darauf besteht, dass der kontinuierliche und rekursive Prozess des Mentalisierens, der sich in einer spiralförmigen Bewegung immer weiterdreht, an sich schon therapeutisch ist. Hier verlangsamen die MFT-Praktiker:innen bewusst das Tempo und konzentrieren sich auf mentale Zustände, und sie fordern die Familien nicht, wie im 5-Schritte-Modell, dazu auf, sofort zum vierten Schritt (dem »Wunsch nach Veränderung«) überzugehen. Den Moment zu mentalisieren, z. B. den sichtbaren Erregungszustand einer Mutter oder die Lähmung einer Gruppe von Vätern, über innerfamiliäre Konflikte zu sprechen, bedeutet, sich auf das zu konzentrieren, was im Hier und Jetzt erlebt werden kann. Die Aufgabe besteht darin, sich auf mentale Zustände zu fokussieren und nicht auf scheinbar schnelle »Lösungen«. Oft müssen die MFT-Praktiker:innen daher erneut oder vielleicht sogar auf eine andere Art und

Weise und immer wieder überprüfen, ob es einen Konsens gibt. Es ist dieses wiederholte Zurückspulen und Vorspulen, das die Mentalisierungsspirale ausmacht. Beispiel: »*Mir fällt auf, dass alle in der Familie Schmidt den Kopf geschüttelt haben, als ich sagte, dass die Familien hier einfach nicht über ihre Konflikte sprechen können oder wollen. Haben das andere hier auch bemerkt? Was geht in den verschiedenen Köpfen der Familie Schmidt wohl gerade vor sich? Wer möchte hier spekulieren? Und jetzt merke ich, dass alle wie gelähmt sind ... Vielleicht liege ich völlig daneben mit dem, was ich gesagt habe? Kann mir hier jemand helfen? Was glauben Sie, geht mir durch den Kopf? Welche Gefühle und Bedürfnisse mag ich wohl gerade haben?*«

Sowohl die Mentalisierungsspirale als auch das 5-Schritte-Modell lassen sich gut bei demselben Projekt in verschiedenen Arbeitsphasen verwenden. Das 5-Schritte-Modell ist ein handlungsorientiertes Interventionsinstrument, während die Mentalisierungsspirale reflexiv interveniert. Wenn man konkrete Veränderungen anstrebt, dann hilft es, spezifische Schritte zu deren Erreichung in Betracht zu ziehen. Spiralen hingegen sind rekursiv und zirkulär und fördern vor allem Reflexionsprozesse.

4.8 Von Struktur zu Inhalt zu Prozess

MFT bietet einen hervorragenden Rahmen für die Förderung und Wiederherstellung des Mentalisierens. Es ist jedoch nur dann als solches wirksam, wenn die MFT-Praktiker:innen selbst in der Lage sind, ihre eigenen Mentalisierungsfähigkeiten während der gesamten Gruppenarbeit aufrechtzuerhalten und, falls beeinträchtigt, sie wiederherzustellen, indem sie gut abgestimmte und ausgewogene Arbeitskontexte für die Familien und sich selbst schaffen. Dies kann aufgrund des breiten Spektrums an Bedürfnissen und Fähigkeiten von Familien und der dynamischen Natur von Multifamiliengruppen, die sich manchmal wie (organisiertes!) Chaos anfühlen mögen, eine Herausforderung darstellen. MFT-Praktiker:innen können signalisieren, wenn ihr eigenes Mentalisieren vorübergehend ausgefallen ist und wenn sie eine Pause einlegen oder ihre Kolleg:innen hinzuziehen wollen oder müssen. Sie können auch den Prozess verlangsamen und noch einmal auf ein bestimmtes Thema zurückkommen, um es besser zu verstehen, und die Unterstützung der Familien in Anspruch nehmen, um wieder auf Kurs zu kommen. Eine besondere Herausforderung besteht darin,

Kontexte zu schaffen, die sowohl für Kinder als auch für Erwachsene zugänglich und ansprechend sind. MFT-Aktivitäten, an denen Kinder beteiligt sind, sollten für das jüngste beteiligte Kind entwicklungsgerecht sein. Komplizierte Mentalisierungsinterventionen, wie einige der mentalisierungsstimulierenden Fragen und die Verwendung der Mentalisierungsspirale, können für Kinder und auch für manche Eltern sowie andere wichtige Bezugspersonen unzugänglich sein. Es ist Aufgabe der MFT-Praktiker:innen, die Akzeptanz der von ihnen angebotenen Interventionen kontinuierlich zu überwachen und gegebenenfalls den Arbeitskontext zu ändern, um sicherzustellen, dass sich *alle* Gruppenmitglieder »gesehen und gehört« fühlen.

5 Wie man Kontexte für Interventionen schafft

5.1 Die Umsetzung von MFT-Projekten

Die Entscheidung, ein MFT-Projekt ins Leben zu rufen, ist eine Sache – die Umsetzung eine andere. Die Idee mag verlockend sein, aber sie in die Praxis umzusetzen, ist oft mit Hindernissen verbunden. Wenn Fachkräfte an MFT-Ausbildungen teilnehmen, sind sie oft begeistert, ein neues Projekt zu starten, und haben vielleicht schon eine Zielgruppe im Blick. Beispielsweise könnten Fachkräfte im Bereich der Kinder- und Jugendpsychiatrie interessiert daran sein, MFT für Familien mit einem Kind mit ADHS, Autismus-Spektrum-Störung, Tourette-Syndrom oder einer Verhaltensstörung anzubieten. Wer vorwiegend mit Jugendlichen arbeitet, könnte an Projekte für suizidale oder essgestörte Jugendliche und deren Familien denken. Fachkräfte an Schulen erwägen eventuell MFT für Familien, in denen ein Kind dem Unterricht fernbleibt, oder für auffällige Schüler:innen. Sozialarbeiter:innen könnten sich auf Familien mit vermutetem oder bestätigtem Kindesmissbrauch und Vernachlässigung konzentrieren. Institutionelle Dynamiken und politische Gesundheitsprioritäten spielen ebenfalls eine Rolle bei der Entscheidung, auf welche Problematik der Fokus gelegt wird. Es gibt auch Fachkräfte, die einfach nur MFT praktizieren wollen, aber noch keinen klaren Arbeitsschwerpunkt im Auge haben.

Wenn man zum ersten Mal mit MFT experimentiert, ist man gut beraten, den Ansatz zunächst bei augenscheinlich »weniger schwierigen« Familien anzuwenden und nicht bei Familien, die seit Jahren mit chronischen Problemen oder Störungen zu kämpfen haben und nicht auf ein breites Spektrum früherer Behandlungsversuche angesprochen haben. Leider ist es nicht unüblich, dass man bei der Werbung für neue Therapieansätze oft die scheinbar »unmöglichsten« Fälle zugewiesen bekommt – insbesondere von skeptischen Kolleg:innen. MFT ist jedoch selten erfolgreich, wenn bereits alle anderen Interventionen gescheitert sind.

Wir empfehlen, klein anzufangen – mit begrenzten MFT-Projekten, die zunächst aus bestehenden Ressourcen finanziert werden, anstatt für eine Vorabfinanzierung zu plädieren, die in der Regel abgelehnt wird. Ein häufig genanntes Argument gegen den Start von MFT sind angeblich fehlende finanzielle Mittel. Doch diese Behauptung ist wenig glaubwürdig, wenn man bedenkt, dass zwei MFT-Praktiker:innen gleichzeitig bis zu acht Familien betreuen können. Ein Pilotprojekt kann angehenden MFT-Praktiker:innen helfen, Vertrauen und Kompetenzen aufzubauen, und Kolleg:innen sowie Vorgesetzte später vom Nutzen von MFT überzeugen. Zu Beginn sollte ein bestehendes Projekt nicht durch MFT ersetzt werden, da dies institutionellen Widerstand provozieren könnte. MFT sollte vielmehr als Zusatzangebot verstanden werden, das bestehende Arbeit unterstützt und ergänzt – und nicht als Konkurrenz. Ein weiterer Aspekt bei der Auswahl der Zielgruppe ist das Alter der sogenannten »Symptomträger:innen«. Es ist generell einfacher, mit Familien mit jüngeren Kindern zu beginnen. Jugendliche sind deutlich schwerer zu motivieren, gemeinsam mit ihren Eltern an einer Form von Gruppentherapie regelmäßig teilzunehmen.

5.2 Überzeugungsarbeit mit Leitungen und Kolleg:innen

Die meisten MFT-Projekte finden in institutionellen Umgebungen statt – sei es im Bildungs-, Gesundheits- oder Sozialwesen. Dabei gehen Ängste und Begeisterung bzgl. eines neuen, spannenden Projekts oft Hand in Hand. Es ist wichtig, sowohl die Leitungen der betreffenden Institutionen und die Kolleg:innen wie auch sich selbst und die potenziellen Teammitglieder voll zu überzeugen, um Enttäuschungen und ein mögliches Scheitern zu vermeiden. Wenn man die Idee eines maßgeschneiderten MFT-Projekts erstmals gegenüber Vorgesetzten äußert, sollte man sich gut überlegen, wie man es »verkauft«. Letztere denken meist in finanziellen, reputationsbezogenen und risikotechnischen Kategorien und verlangen oft einen klaren Businessplan. Sie können auch einen detaillierten Projektplan und die wissenschaftliche Evidenzbasis für den neuen Ansatz anfordern.

Andere Fachkräfte und Kolleg:innen derselben Einrichtung könnten sich ausgeschlossen oder sogar bedroht fühlen. Unter Umständen befürchten sie, dass ein neues Projekt ihre eigene Arbeit beeinträchtigen oder ersetzen könnte. Und falls das neue MFT-Projekt erfolgreich ist, könnte es in Konflikt mit deren therapeutischer Ausbildung oder Denkschule geraten. Der Umgang mit solch vorhersehbaren Widerständen und Ängsten ist Teil der Vorbereitung auf die MFT-Arbeit.

Hilfreiche Argumente für die Anwendung von MFT sind zum Beispiel:

- Sie sind kostengünstiger als viele andere Ansätze.
- Sie verfügen über eine solide wissenschaftliche Grundlage bei verschiedenen Störungsbildern.
- Sie hat sehr niedrige Abbruchraten (siehe Kap. 2) und kaum negative Nebenwirkungen.
- Sie eignet sich sehr gut zum Abbau langer Wartelisten (siehe Kap. 8.7).

Es ist ratsam, vor Beginn der eigentlichen Arbeit das Projekt den Leitungen und Kolleg:innen formal vorzustellen und Theorie, Praxis und Evidenzbasis zu erläutern. Dabei ist es wichtig, eine bescheidene Haltung einzunehmen und die Wirksamkeit von MFT nicht zu übertreiben. Es ist auch ratsam, regelmäßig über die laufende Arbeit zu berichten und etwaige Probleme offen anzusprechen. Bei Schwierigkeiten bei der Rekrutierung oder bei Therapieabbrüchen kann erklärt werden, warum dies geschehen ist – und es zahlt sich aus, um Rückmeldung, Ideen und sogar Hilfe von Kolleg:innen und Führungskräften zu bitten.

5.3 Rekrutierung von Familien

Die Rekrutierung von Familien für ein neues MFT-Projekt kann erst dann beginnen, wenn die MFT-Praktiker:innen sich über die Zielgruppe und den Schwerpunkt der Arbeit im Klaren sind und wenn die institutionelle Unterstützung gesichert ist. Ist das der Fall, sollte man sich überlegen, wie das Projekt benannt wird. Der Name trägt dazu bei, dass Familien sich ein Bild machen und eine Entscheidung zur Teilnahme treffen können. Je einprägsamer und weniger stigmatisierend der Name, desto besser. Beispiele für gelungene Bezeichnungen sind:

- »Frühe Jahre« (für junge Eltern mit Babys)
- »Kidstime« (für junge Betreuer:innen und ihre psychisch kranken Eltern)
- »Kinder aus der Klemme« (für konfliktreiche Familien)
- »Familienklassenzimmer« (für ausgegrenzte Schüler:innen und ihre Bezugspersonen)
- »Bauchgefühle« (für Familien mit Adipositasthematik).

Es ist jedoch mitunter schwierig, einen passenden Titel zu finden. So wurde beispielsweise der Begriff »Familientagesklinik« für ein Projekt mit sogenannten »Multiproblemfamilien« gewählt, eine Bezeichnung, mit der sich die Familien selbst vermutlich nicht identifizieren würden. Daher wurde ein neutraler Begriff bevorzugt. Das bedeutet jedoch nicht, dass nicht einige der gleichen Familien auch an einem Projekt mit dem Titel »Umgang mit Familiengewalt« teilgenommen hätten – das war tatsächlich ein erfolgreiches MFT-Projekt vor einigen Jahren. Andere Familien allerdings fühlten sich nicht angesprochen. Der Titel »Hochgestresste Familien« (Overbeek et al. 2021; van Beek et al. 2023) spricht dieselbe Zielgruppe auf eine andere Weise an – und die Arbeit mit diesen Familien ist weiterhin erfolgreich (siehe Kap. 9).

MFT funktioniert am besten mit mindestens vier – und besser sechs bis acht – Familien, da bei weniger Familien die Gefahr besteht, dass es aufgrund von Krankheit oder anderen Gründen zu Ausfällen kommt und somit dann manchmal nur ein oder zwei Familien anwesend sind. Das ist allerdings keine geeignete Gruppengröße für multifamilientherapeutische Prozesse! Eine Möglichkeit, Familien für ein neues MFT-Projekt zu gewinnen, besteht darin, das neue Projekt bei positiv eingestellten Kolleg:innen und verwandten Einrichtungen vorzustellen. Ein anderer Weg der Rekrutierung besteht darin, bekannte Familien aus dem eigenen Arbeitskontext gezielt einzuladen. Manche MFT-Praktiker:innen empfinden es als schwierig, Familien oder individuelle Mitglieder in die MFT einzubinden, mit denen sie bereits eine laufende therapeutische Beziehung haben. Dies sollte kein Hinderungsgrund sein – vorausgesetzt, es wird darauf hingewiesen und die MFT-Praktiker:innen arbeiten in der Gruppe für *alle* und schenken allen Gruppenmitgliedern gleichermaßen Aufmerksamkeit, egal welche anderen therapeutische Beziehungen bestehen oder bestanden. In den sondierenden Einzelgesprächen, die dem ersten MFT-Treffen vorausgehen, kann dieses Thema angesprochen werden. Für den Fall, dass nur zwei geeignete Familien für ein bestimmtes MFT-Projekt identifiziert werden konnten, kann ein gemeinsames Treffen mit diesen beiden Familien organisiert werden. Jede Familie wird gefragt, ob sie Interesse daran hätte, eine andere Familie mit ähnlichen Herausforderungen kennenzulernen. Ein solches »Zwei-Familien-Treffen« kann den Anfang machen – und bei entsprechender Nachbereitung zur Gewinnung weiterer interessierter Familien führen, die dann gemeinsam eine funktionsfähige MFT-Gruppe bilden.

5.4 Personalfragen und Arbeitsumgebung

Im Allgemeinen kann die meiste MFT-Arbeit von zwei MFT-Praktiker:innen durchgeführt werden, evtl. auch von dreien, um Krankheits- oder Urlaubsphasen besser abzudecken. Die Anwesenheit von zu vielen Mitarbeitenden, einschließlich Hospitant:innen, kann lähmend auf Familien wirken, da sie sich von der Anzahl von Profis überfordert fühlen können. Bei zu vielen Mitarbeitenden kann es für die Einzelnen schwierig sein, eine sinnvolle Rolle zu finden und nicht in Versuchung zu geraten, »etwas tun zu müssen«, nur um die eigene Anwesenheit zu rechtfertigen. Neben Personal braucht es für die MFT-Arbeit auch passende Räumlichkeiten: Ein Raum muss groß genug sein, um sechs bis acht Familien gleichzeitig aufzunehmen. In tagesklinischen Settings sind mindestens zwei große Räume erforderlich. Für Projekte, die 2- bis 3-stündig im 2- bis 4-wöchentlichen Rhythmus stattfinden, reicht meist ein Raum. Ein solches Zeitformat ist für berufstätige Eltern meist akzeptabel. Bei ganztägigen Treffen über mehrere Monate kann es jedoch zu Problemen kommen, da sich viele nicht so viel Arbeitszeit freinehmen können. Manche nehmen Urlaub, andere arbeiten im Schichtdienst oder wechseln sich als Eltern ab. Wenn MFT-Treffen am späten Nachmittag, frühen Abend oder sogar am Wochenende stattfinden, können wichtige Bezugspersonen – etwa vollbeschäftigte Eltern, erweiterte Familie oder Unterstützer:innen – zumindest teilweise teilnehmen.

Es ist auch wichtig, darauf hinzuweisen, dass nicht jedes Familienmitglied an jedem MFT-Treffen teilnehmen muss: Dies wäre nicht nur unrealistisch, sondern könnte auch zu einem verzerrten Bild führen. Die althergebrachte Vorstellung, dass immer die »ganze Familie« an jeder Form von Familientherapie teilnehmen muss, entspricht absolut nicht dem Alltag vieler Familien. Zum Beispiel haben Jugendliche, die die älteren Geschwister eines jüngeren »Problemkindes« sind, meist wenig Interesse, regelmäßig zu erscheinen. Sie können ermutigt werden, bei der MFT-Arbeit so präsent zu sein, wie sie es im Familienalltag auch sind – was bei manchen Jugendlichen nur etwa 10 % der Zeit bedeutet. Auf die Frequenz der Treffen übertragen, könnte das bedeuten: 1 von 10 Treffen. Ähnliches gilt für teilabwesende Eltern: Auch sie können als »Teilzeit-MFT-Teilnehmende« eingebunden werden – entsprechend ihres »Teilzeitstatus« in der Familie.

5.5 Sprachbarrieren und -brücken

Wie bereits in Kapitel 1.9 erwähnt, gibt es nur sehr wenige Ausschlusskriterien für die Teilnahme an MFT – und das Nichtsprechen der »dominanten« Sprache gehört ausdrücklich nicht dazu! Der Einsatz von Dolmetscher:innen kann sowohl nützlich als auch problematisch sein. Es ist hilfreich, wenn sie manchmal zu Beginn der Treffen bei der Themenplanung anwesend sind und auch am Ende der Treffen, wenn allgemeine Reflexionen angestellt und Transferaufgaben diskutiert werden. Ein solcher zeit- und tätigkeitsbegrenzter Einsatz von Dolmetscher:innen eignet sich am besten für die MFT-Arbeit. Sie werden zwar für bestimmte Zeitpunkte und Fragen benötigt, damit die Familien miteinander und mit den Fachkräften kommunizieren können, sie können aber auch im Weg stehen und buchstäblich als Barrieren zwischen den Familien wirken. Dies ist insbesondere dann der Fall, wenn sie während der gesamten Dauer der MFT-Gruppenarbeit anwesend sind und wenn sie eng mit der ihnen zugewiesenen Familie verbunden bleiben und oft mit ihr über andere Themen sprechen. Dadurch können spontane Interaktionen zwischen Familien unbeabsichtigt behindert werden. Wenn Dolmetscher:innen bei Planungs- oder Reflexionsgesprächen anwesend sind, sollten sie so positioniert sein, dass die Familienmitglieder Blickkontakt mit den anderen Gruppenteilnehmenden halten können – also hinter »ihrer« Familie stehend oder sitzend.

Wenn zwei oder drei Familien keine gemeinsame Sprache sprechen und zusätzlich jede eine andere Minderheiten- oder Herkunftssprache verwendet, ergibt sich schnell eine Situation mit mehreren parallel gesprochenen Sprachen. In solch einem Fall ist es nahezu unmöglich, dass sich alle Gruppenteilnehmenden gleichermaßen gehört und respektiert fühlen – es kann ein totales sprachliches Chaos geben. Jede Äußerung müsste in alle Sprachen übersetzt und dann wieder zurück in die Majoritätssprache übertragen werden. Damit dies gelingt, sind Geduld, gegenseitiger Respekt und Disziplin von allen Beteiligten erforderlich, da sie warten müssen, bis alle Übersetzungen abgeschlossen sind. Besonders zu Beginn empfinden viele Familien diesen Prozess als sehr langsam und mühsam. Es kommt nicht selten vor, dass Sprechende der Majoritätssprache ungeduldig werden und fremdsprachige Familien offen herausfordern und fragen, warum sie nicht die Majoritätssprache gelernt haben. Doch mit der Zeit können »Fremdsein« und »Andersartigkeit« auch positive Neugier anregen und Interesse für die Sprachklänge und Kulturen der anderen Familien erzeugen. Die Aktivität *Turmbau zu Babbel* kann zur Thematisierung von Sprachbarrieren und ihren Konsequenzen verwendet werden.

5.6 MFT-Schnupperveranstaltungen

Die meisten MFT-Projekte finden in geschlossenen Gruppen statt: Das bedeutet, dass alle Familien ihre Teilnahme zur gleichen Zeit beginnen und beenden. Hier bietet eine erste »Schnupperveranstaltung« einen geeigneten Einstieg und gibt Familien einen Vorgeschmack auf den Ablauf und das, was auf sie zukommt. So können sie anschließend eine informierte Entscheidung treffen, ob sie sich auf eine anschließende MFT-Teilnahme einlassen wollen oder nicht.

Schnupperveranstaltungen für zehn bis 15 Familien, die zwischen einer und 3 Stunden dauern können, werden am besten am späten Nachmittag oder am frühen Abend angesetzt, damit bisher unentschlossene und auch in Vollzeit arbeitende Teilnehmende eher dabei sein können. Es ist wichtig, dass die Veranstaltung gut strukturiert ist, damit sich Familien nicht überfordert oder verunsichert fühlen, wenn sie mit 20 oder 30 anderen, ihnen völlig unbekannten Personen zum ersten Mal zusammenkommen. So sollten die MFT-Praktiker:innen eine klare Führung übernehmen, um Familien und ihre Begleitpersonen möglichst gut einzustimmen und ein Gefühl von Sicherheit zu schaffen.

Eine klare Struktur hilft nicht nur den Familien, sondern reduziert auch die eigene Nervosität der MFT-Praktiker:innen. Raum und Atmosphäre sollten einladend sein, idealerweise mit einem kleinen Buffet oder Getränken. In den ersten 10 bis 15 Minuten helfen die MFT-Praktiker:innen den Familien, miteinander ins Gespräch zu kommen. Darauf kann ein relativ formeller Vortrag über Ziele und Wirkweisen der MFT folgen. Dazu können die Stuhlreihen wie in einem Seminarraum aufgestellt sein. Nach dem Vortrag, der nicht länger als 15 bis 20 Minuten dauern sollte, können Fragen gestellt und Antworten gegeben werden, diesmal in einem großen Kreis. Danach werden kleine Diskussionsgruppen gebildet, die jeweils aus 4 bis 5 Personen bestehen, welche ihre Reflexionen und Ideen über das, was sie gehört haben, untereinander austauschen. Anschließend kann jede Untergruppe angehalten werden, etwaige Unklarheiten oder weitere Fragen in einem Plenum mit allen Gruppenteilnehmenden zur

Sprache zu bringen. Dann kann eine spielerische MFT-Aktivität zur Auflockerung angesetzt werden, die einen Eindruck davon vermitteln soll, dass MFT-Arbeit auch Spaß machen kann. Dies kann folgendermaßen gemacht werden: »*Wir möchten, dass Sie ein Plakat machen, um für dieses Projekt zu werben. Stellen Sie sich vor, dass dies das beste und hilfreichste Projekt ist, an dem Sie je teilgenommen haben – was würde auf dem Plakat stehen? Was passiert in so einer Gruppe? Was würde Sie dazu bewegen, teilzunehmen? Bilden Sie ein paar Teams mit nicht mehr als sechs Personen und versuchen Sie, ein Plakat zu entwerfen, das MFT anpreist und toll verkaufen kann. Lassen Sie uns sehen, wie kreativ Sie alle sind und welches Team zum Gewinner gekürt wird.*« In dem abschließenden Plenum in der Großgruppe werden Ideen und Reflexionen sowohl der Familien als auch der Mitarbeiter angeregt.

Während einer Schnupperveranstaltung machen die Familien erste Erfahrungen mit MFT und erleben, dass MFT nicht nur aus Gesprächen in einem großen Kreis besteht, sondern die Arbeit in einer Reihe von verschiedenen Kontexten stattfindet: beginnend mit einer informellen, unstrukturierten Phase, gefolgt von einem psychoedukativen Input, bei dem die Gruppenmitglieder als Publikum fungieren, das dann eingeladen wird, Fragen zu stellen. In den anschließenden Kleingruppendiskussionen kann das Gehörte verarbeitet werden, wobei entweder jede Familie für sich ihre Gedanken und Ideen diskutiert oder der Austausch gemischt in Kleingruppen von zwei oder drei Familien stattfindet. Bei der anschließenden MFT-Aktivität, in bunt zusammengewürfelten Kleingruppen, werden alle Teilnehmenden spielerisch und kreativ miteinbezogen. Das abschließende Plenum, zu dem alle wieder in einem großen Kreis sitzen, ist der letzte Arbeitskontext, der während einer Schnupperveranstaltung geschaffen wird; hier wird ein allgemeines Feedback angeregt. Zu diesem Zeitpunkt können auch beispielsweise ehemalige Teilnehmende, sogenannte »MFT-Absolvent:innen«, vorgestellt werden – Erwachsene oder Jugendliche, die bereits MFT erlebt haben. Ihre Erfahrungsberichte wirken oft ermutigend und hoffnungsvoll, da sie den aktuellen Familien zeigen: »Wir waren einmal an eurer Stelle – und es hat geholfen.«

5.7 Das erste MFT-Treffen

Nicht alle MFT-Projekte beginnen mit einer Schnupperveranstaltung. Wenn eine solche nicht stattgefunden hat, sollten einige ihrer Elemente (wie zuvor beschrieben) in das erste reguläre Treffen eingebunden werden. Selbst wenn ein Vortreffen stattgefunden hat, ist es hilfreich, dass sich die Familien zu Beginn noch einmal gegenseitig vorstellen. Eine mögliche Methode ist die MFT-Aktivität *Speed-Dating*, gefolgt von einer Einführung durch die MFT-Praktiker:innen, in der sie die Grundidee von MFT erklären und über die möglichen Hoffnungen und Ängste sprechen, die im Raum stehen. Anschließend kann ein für die Zielgruppe relevantes Thema im Rahmen einer spielerischen Aktivität vertieft werden. Zum Abschluss wird ein reflexiver Raum geöffnet und eine Hausaufgabe mitgegeben.

Da Familien meist ohne genau zu wissen, was sie erwartet, zum ersten Treffen kommen, ist es besonders wichtig, eine Atmosphäre von Sicherheit und Freiwilligkeit zu schaffen. Eine bewährte Methode ist das Einführen der Metapher des »Fünften US-Verfassungszusatzes« *(»Pleading the fifth amendment«,* Simic et al. 2023) – ein in der US-Verfassung verankertes Recht, keine Aussagen machen zu müssen, die einen selbst belasten könnten. Die MFT-Praktiker:innen erklären, dass jedes Gruppenmitglied das Recht hat, die Beantwortung von Fragen und die Teilnahme an Aktivitäten abzulehnen, indem es einfach sagt: »Ich berufe mich auf das Fünfte«. Man ergänzt, dass Menschen auf unterschiedliche Weise lernen: durch Zuhören, durch Reden, durch Handeln – und dass sich diese Lernwege im Laufe der Zeit verändern können; jeder Weg ist gleichwertig und legitim. Diese Einführung hat eine angstlösende Wirkung und unterstreicht, dass jede:r selbst entscheiden darf, welche ihrer persönlichen Informationen mitgeteilt werden und wann das geschieht. In der Praxis plädieren Familien selten auf »das Fünfte«, aber es ermutigt MFT-Praktiker:innen, die in den Kapiteln 3 und 4 beschriebenen zirkulären und reflexiven sowie mentalisierungsfördernden Fragen zu stellen, ohne zu befürchten, dass sich Familienmitglieder gezwungen fühlen, Antworten zu geben oder sensible Informationen preiszugeben.

Es gibt mehrere Zielsetzungen, die während des ersten MFT-Treffens anvisiert werden sollten. Ein Ziel ist es, Familien miteinander zu vernetzen, und dies kann durch verbindende Fragen wie *»Das ist also etwas, das Sie erlebt haben … Ist jemand hier im Raum, der oder die etwas Ähnliches erlebt hat? Möchten Sie vielleicht Familie Meier erklären, was Sie erlebt haben?«* Diese und ähnliche Fragen signalisieren, dass die Gruppenmitglieder beginnen sollten, miteinander zu sprechen und nicht nur mit den MFT-Praktiker:innen. Eine weitere Aufgabe, die möglicherweise bereits in den Vorgesprächen mit jeder einzelnen Familie diskutiert wurde, ist die Festlegung gemeinsamer Ziele, die auch zum Aufbau einer Evidenzbasis für die spezifische MFT-Arbeit beitragen, wenn regelmäßig bewertet wird, wie und ob diese Ziele erreicht wurden (siehe Kap. 2). Dieser Prozess kann auch dazu beitragen, künftige Treffen so zu strukturieren, dass die von jeder Familie sich selbst gesetzten Ziele kurz angeschaut und diskutiert werden. Darüber hinaus sollten die Themen, die während der MFT-Treffen entwickelt werden, die von den Familien gemeinsam festgelegten Ziele widerspiegeln. Ein weiteres mögliches Ziel ist die Externalisierung von Problemen, also deren Herauslösung aus der Person und die Betrachtung ihrer Auswirkungen auf Familie und Einzelne. Dies kann durch verschiedene Aktivitäten geschehen, wie in Kapitel 6 beschrieben.

5.8 Grundregeln

Die meisten Einrichtungen, sei es im Gesundheitsbereich, in der Kinder- und Jugendhilfe oder in schulischen Kontexten, haben ihre eigenen spezifischen Regeln und Vorschriften, von denen einige schriftlich niedergelegt und ausdrücklich genannt werden, andere hingegen nicht. Diese können sich auf verschiedene wichtige Themen beziehen, darunter Vertraulichkeit, Chancengleichheit, Gleichbehandlung, Antidiskriminierung, Umgang mit Drohungen und Formen von Gewalt, Drogen- und Alkoholkonsum, Rauchverbot, Gesundheits- und Sicherheitsvorgaben. MFT-Praktiker:innen müssen sich an diese Regeln und Vorschriften halten, egal ob sie in Schulen, Kliniken, Sozialämtern, stationären Einrichtungen oder privat arbeiten. Oft sind diese Vorgaben bürokratisch formuliert. Ihre Missachtung kann zur Entfernung einzelner Personen oder ganzer Familien vom Gelände führen – und damit zum vollständigen Ausschluss aus dem therapeutischen Angebot. Zwischen den institutionellen Vorgaben und den MFT-eigenen Regeln, die Familien und MFT-Praktiker:innen gemeinsam erarbeiten, kann es Spannungen geben. MFT-spezifische Regeln funktionieren am besten, wenn sie gemeinsam entwickelt und regelmäßig überprüft werden. Schon im ersten Treffen können die MFT-Praktiker:innen die Gruppenmitglieder fragen, was ihrer Meinung nach die Grundregeln für diese Art von Arbeit sein sollten: »*Welche Regeln braucht es Ihrer Meinung nach, damit diese Gruppe gut arbeiten kann?*« Dies sollte kein einmaliges Thema bleiben, sondern sich laufend weiterentwickeln – mit dem Mut, in späteren Treffen alte Regeln zu hinterfragen und neue je nach Situation gemeinsam zu beschließen.

Ein zentrales Thema in MFT ist die Vertraulichkeit. Diese ist in Gruppensettings besonders sensibel – noch mehr, wenn Familien aus derselben geografischen Gegend stammen (wie z. B. bei schulbezogener MFT) und sich auch außerhalb der Treffen begegnen. Vertrauen ist notwendig, um persönliche Erfahrungen zu teilen. Während Fachkräfte wie MFT-Praktiker:innen an berufliche Schweigepflichten gebunden sind, unterliegen Familien keiner rechtlichen Verpflichtung zur Vertraulichkeit. Dennoch ist Offenheit wichtig, obschon die Angst, etwas könne »nach außen dringen«, hemmend wirken kann. Eine der Regeln, die oft gleich zu Beginn vereinbart werden kann, befasst sich mit der Erwartung, dass es eine Form von Vertraulichkeit und Schweigepflicht geben müsste: beispielsweise, dass niemand über etwas sprechen sollte, über das er/sie nicht sprechen möchte; und dass jede:r selbst dafür verantwortlich ist, welche persönlichen Informationen von sich in einer Gruppe preisgegeben werden. MFT-Praktiker:innen können die Frage aufwerfen, ob Gruppenmitglieder das Gefühl haben, dass sie einen Vertrag unterschreiben müssen, in dem sie sich verpflichten, außerhalb der Gruppe nicht über die Gruppe und ihre Mitglieder zu sprechen. Für einige MFT-Praktiker:innen ist dies ein »Muss«, für andere zählt das gegebene Wort so viel wie eine Unterschrift auf einem Stück Papier, das möglicherweise sowieso keine rechtliche Basis hat. In jedem Fall sollte Vertraulichkeit ein wiederkehrendes Thema bleiben – auch für die MFT-Praktiker:innen, die in Einzel- oder Familiengesprächen Informationen erhalten, die nicht für die Gruppe bestimmt sind. Es kann auch für sie schwierig sein, sich daran zu erinnern, was als öffentliches Wissen zu betrachten ist und was nicht. So ist es wichtig, mit jeder Familie – und vor allem mit Eltern – regelmäßig zu erörtern, wann bestimmte Informationen an andere Gruppenmitglieder weitergegeben werden können oder dürfen und wann nicht. Ein Gruppenritual zur Verdeutlichung der Vertraulichkeit ist Folgendes: Beim Betreten des Gruppenraums bindet jede:r ein Band an die Türklinke – als symbolisches Versprechen, das Gehörte für sich zu behalten. Am Ende des Treffens werden alle Bänder rituell in eine Kiste gelegt, die dann verschlossen wird.

Ein weiteres Problem, das häufig angesprochen wird, sind Schimpfwörter und Fluchen, insbesondere im Beisein von Kindern – oft auch verbunden mit verbaler oder angedrohter physischer Gewalt. Ein striktes Verbot ist eine Möglichkeit, schafft aber eine künstlich saubere Atmosphäre, in der Alltagserfahrungen vieler Familien keinen Raum finden. In der MFT besteht die Chance, mit solchen Verhaltensweisen zu arbeiten, statt sie einfach auszuschließen. Dies ist jedoch ein schmaler Grat: Schweigen gegenüber unangebrachtem Verhalten kann als Billigung missverstanden werden. Physische Gewalt darf niemals toleriert werden. Sollte sie vorkommen (was selten der Fall ist), ist es besser, die Auswirkungen zu besprechen, statt die Betroffenen sofort dauerhaft auszuschließen.

Drogen- oder Alkoholkonsum auf dem Gelände ist selbstverständlich nicht erlaubt. Wenn z. B. ein Elternteil in betrunkenem Zustand erscheint, kann man ihn und andere Erwachsene fragen, ob es für sie selbstverständlich ist, ihre Kinder einer solchen Situation auszusetzen. Die Metapher des »Fahren unter Alkoholeinfluss« kann verwendet werden, um mit den Gruppenmitgliedern zu diskutieren, ob es einen »Elternführerscheinentzug« geben sollte und wenn ja, ob dieser zeitweise ausgesetzt oder ganz entzogen werden sollte. Es besteht auch die Möglichkeit, mit einem Alkomat den tatsächlichen Alkoholwert zu messen. Bei einem Promillewert ab z. B. 0,1 ‰ kann die betreffende Person ersucht werden, das Treffen zu verlassen und erst nüchtern zurückzukehren.

Die Aktivität *Familienverfassung* kann von den Gruppenmitgliedern in eine MFT-Verfassung adaptiert werden. Dabei legen die Gruppenmitglieder ihre wichtigsten Regeln fest und diskutieren, wie und durch wen sie durchgesetzt werden sollen. Es gibt eine Reihe potenzieller Themen, die man regeln könnte oder sollte, und wenn Familien diese nicht ansprechen, können die MFT-Praktiker:innen fragen, ob einige der folgenden Themen evtl. relevant sind:

- die Nutzung von Mobiltelefonen und Computerspielen
- Sauberkeit und Ordnung (Wer räumt wessen Unrat weg?)
- Umgang mit rassistischen, sexistischen und anderen diskriminierenden Äußerungen und Verhaltensweisen
- Verantwortung für das Verhalten der eigenen Kinder
- Mitbringen von Freund:innen oder Bekannten der Familie
- Gesundheits- und Sicherheitsfragen
- Gesprächs- und Zuhörregeln
- Pünktlichkeit und Zeiteinhaltung.

Folgendermaßen kann von den MFT-Praktiker:innen darauf hingewiesen werden: »*Meinen Sie, wir müssen besprechen, was passiert, wenn …?*« Auch Sanktionsfragen können gemeinsam besprochen werden: »*Was passiert bei einem Regelverstoß – und soll es beim ersten Mal eine andere Konsequenz geben als bei wiederholtem Fehlverhalten?«* Indem Familien aktiv an Regeln und Sanktionen mitwirken, erleben sie ihre eigene Handlungsfähigkeit.

5.9 Aufbau, Auswahl und Anpassung von MFT-Aktivitäten

Unabhängig davon, ob es sich um erste oder spätere MFT-Treffen handelt: Sie profitieren immer von einer klaren Struktur. Einige Projekte haben eine vordefinierte Struktur, während andere flexibel und gemeinsam mit den Familien strukturiert werden, indem sich Themen und Schwerpunkte im Gruppenverlauf entwickeln. Dennoch kann jedes MFT-Treffen nach einem ähnlichen Muster ablaufen:

- eine Phase des Zusammenkommens und des Rückblicks auf die jüngsten Ereignisse und Erfahrungen
- gefolgt von der Auswahl eines bestimmten Themas, das die Problematiken anspricht, die Familien zur Teilnahme an MFT veranlasst haben
- die Auswahl und Teilnahme an einer oder mehreren Aktivitäten, die die jeweiligen Themen veranschaulichen und neue und unterschiedliche Perspektiven und Handlungen entstehen lassen
- eine anschließende Phase der Reflexion, gemeinsamer Rückschau und Formulierung von Aufgaben oder Impulsen für die Zeit bis zum nächsten Treffen.

Am Anfang eines MFT-Treffens kann der Einstieg darüber erfolgen, wie es jeder Familie seit dem letzten Mal ergangen ist, was sie aktuell beschäftigt und woran sie in diesem Treffen arbeiten möchte. Diese Einstiegsphase kann in der großen Runde oder – oft besser – in Kleingruppen erfolgen. Die MFT-Praktiker:innen holen anschließend Rückmeldungen aus den Kleingruppen ein, um ein gemeinsames Fokusthema zu identifizieren, das für die Mehrzahl der Familien relevant ist. Wenn die Stimmung oder Energie im Raum niedrig ist, kann eine Aufwärmaktivität helfen, in Bewegung und in Kontakt zu kommen. Ist dies nicht notwendig, wird eine themenrelevante MFT-Aktivität gewählt. Typische Themen, die für viele Familien unabhängig von der Störungslage bedeutsam sind, beinhalten: Emotionsregulierung, Familienzusammenhalt und -kooperation, Familienidentität, eingefahrene Familienmuster, Mentalisierungsprobleme, Problemlösungsversuche und Ressourcenorientierung.

5.10 Abschluss von MFT-Projekten

Viele MFT-Projekte (vgl. Kap. 8, 9 und 10) folgen einem vorgegebenen Ablauf, mit einer festgelegten Anzahl an Treffen, spezifischen Aktivitäten (vgl. Kap. 6) und geplanten Reflexionsphasen. Dazu gehört auch das letzte MFT-Treffen, das einen würdigen Abschluss bilden sollte. Die wichtigsten Elemente eines Abschlusstreffens sind folgende:

- Rückblick auf den gemeinsamen Weg und Würdigung des bisher Erlebten sowie der Beiträge aller Gruppenmitglieder (beispielsweise mittels der Aktivität *Abschiedsrituale)*
- Einholen von Feedback durch Befragen über die Highlights der Treffen, wie auch generelle Schwierigkeiten, und das Einladen von Vorschlägen wie man MFT-Arbeit verbessern kann
- Transfer in den Alltag: Ziel ist es, die Erfahrungen und Erkenntnisse aus der MFT in das zukünftige Familienleben zu übertragen. Eine mögliche Aufgabe könnte folgendermaßen lauten: *»Stellen Sie sich vor, Sie treffen sich in einem Jahr wieder – was würden Sie dann über Ihr Familienleben berichten? Wie hat Ihnen die Gruppe geholfen?«*
- Rollenwechsel und Empowerment: Zu Beginn des letzten Tages kann ein besonderer Impuls gesetzt werden: *»Heute ist unser letztes MFT-Treffen. Stellen Sie sich vor, wir – die MFT-Praktiker:innen – wären heute aus irgendeinem Grund verhindert. Wie würden Sie diesen letzten Tag ohne uns gestalten? Überlegen Sie sich einen Ablauf – Sie haben über die letzten Monate gesehen, wie wir gearbeitet haben. Wir werden jetzt den Raum verlassen und Ihnen nicht helfen können, denn jetzt sind Sie dran!«*

6 Spezifische MFT-Aktivitäten

6.1 Umsetzung und Feedback von Übungen und Spielen

Die zahlreichen Übungen und Spiele in der MFT, die wir übergeordnet als »Aktivitäten« bezeichnen, zielen darauf ab, problematische Interaktions- und Kommunikationsmuster auf spielerische Weise anzugehen. Sie sind ein Mittel zum Zweck: um neue Erfahrungen zu ermöglichen und bekannte Dilemmata aus einem anderen Blickwinkel zu betrachten. Ein zentrales Ziel ist zudem die Förderung effektiven Mentalisierens, das Hoch- und Herunterregulieren von Affekten, damit Gruppenmitglieder offen sind, aus verschiedenen Erfahrungen und Perspektiven innerhalb einer »Toleranzzone« zu lernen und zu einem »Wir-Modus« beizutragen. Die MFT-Praktiker:innen müssen die Verantwortung für jede Fehlstimmung oder sogar für einen Zusammenbruch des Mentalisierens übernehmen, der durch die Einführung einer bestimmten Aktivität entstehen kann. In diesem Fall müssen sie Flexibilität zeigen und einen besseren Arbeitskontext schaffen, um effektives Mentalisieren wiederherzustellen. Auch wenn es nicht ideal ist, sollte es nicht als grundsätzlich negativ angesehen werden, wenn explizites Mentalisieren gelegentlich durch eine spielerische Aktivität gestört wird. Denn jeder Bruch im Mentalisieren bietet eine Gelegenheit, das Geschehene zu erkennen und die Situation zu reparieren – ein Prozess, der wiederum eine Chance darstellt, die Mentalisierungsfähigkeit der Gruppe zu stärken. Die Wahl der Aktivitäten hängt von den Problemen und Schwierigkeiten ab, mit denen Familien konfrontiert sind und auf die sie sich konzentrieren möchten oder müssen, ebenso wie von den Gruppenprozessen. Die Auswahl und Anpassung von MFT-Aktivitäten ist nie einfach, da die Themen und Bedürfnisse der Familien nicht nur variieren, sondern auch jedes MFT-Treffen seine eigene Dynamik hat.

Es gibt verschiedene Möglichkeiten, wie MFT-Aktivitäten eingesetzt werden können, wobei vieles von ihren Zielen, ihrer Durchführung und dem Feedback der Familien abhängt. Ein zentrales Ziel vieler Einzel- und Gruppenaktivitäten ist es, der Gruppe zu helfen, sich als Team zusammenzufinden. Besonders Aufwärmaktivitäten tragen dazu bei, die Gruppe zu einem sicheren und kreativen Kontext zu machen und die Ängste der Teilnehmenden abzubauen. Andere Aktivitäten konzentrieren sich auf spezifische Themen aus dem Alltag der Familien oder auf ein bestimmtes Symptom, eine Störung oder ein Problem. Die Dauer einer Aktivität variiert, liegt aber in der Regel zwischen 10 und 30 Minuten. Die anschließenden Präsentationen, Diskussionen und Reflexionen können zwischen 20 und 60 Minuten dauern.

Bei der *Durchführung* von MFT-Aktivitäten können alle gemeinsam beteiligt sein: Kinder, Jugendliche, Eltern und andere Erwachsene. Andere Aktivitäten können zunächst innerhalb jeder Familie oder in Untergruppen (z. B. Eltern und Kinder) durchgeführt werden, bevor die Erfahrungen und Reflexionen mit der Gesamtgruppe geteilt werden. Auch individuelle Bearbeitungen sind möglich. Kinder und Eltern können parallel oder gemeinsam arbeiten; manchmal führt eine Familie eine Aktivität durch – oder zwei im Tandem –, während die anderen beobachten und reflektieren. Unabhängig vom Startformat ist es wichtig, dass alle Familien zu einem bestimmten Zeitpunkt ihre Eindrücke oder Entdeckungen im Multifamilienkontext diskutieren, um einen Austausch zu ermöglichen.

Das Einholen von *Feedback* zu den Aktivitäten kann ebenfalls unterschiedlich gestaltet werden. Wenn jede Familie nacheinander ihre Arbeit präsentiert, liegt der Fokus zunächst auf ihr, während die anderen zuhören, Fragen stellen, reflektieren und die Relevanz für die eigene Familie bedenken. Sobald die Arbeit mit einer Familie abgeschlossen ist, können die MFT-Praktiker:innen zur nächsten Familie übergehen – und dann wieder zur nächsten. Dies mag zwar eine faire Vorgehensweise sein, birgt jedoch auch die Gefahr, dass sich das Feedback zu sehr wiederholt und monoton wird. Dem kann man begegnen, indem man mit zwei Familien fortfährt und sie einander interviewen lässt, gefolgt von Gruppenarbeit mit je zwei Familien. Die MFT-Praktiker:innen könnten sagen: »*Sie haben gesehen, wie wir die Aktivität mit Familie Braun und Familie Müller besprochen haben. Nun könnten wir das Gleiche mit den übrigen Familien machen, aber wir schlagen vor, dass Sie, Familie Braun und Familie Schmidt, das übernehmen und jeweils eine andere Familie befragen. Die übrigen Familien können Sie dabei unterstützen … Machen Sie das für die nächsten 20 Minuten, also 10 Minuten pro Familie, und wir sprechen danach darüber, was Sie überrascht hat.*« Gestuftes Feedback kann auch bei visuellen

Aktivitäten erfolgen. Die Arbeitsprodukte können zentral im Raum oder an den Wänden ausgestellt werden, zunächst mit stillem Herumgehen, gefolgt von Präsentationen durch einzelne Familienmitglieder und anschließenden Kleingruppendiskussionen. Manche Aktivitäten verlaufen in mehreren Phasen, was erfordert, dass die MFT-Praktiker:innen dies betonen und die Aufmerksamkeit jeweils auf eine dieser Phasen lenken.

Die vielen MFT-Aktivitäten werden hier in alphabetischer Reihenfolge in drei verschiedene Kategorien eingeteilt: Gruppenaktivitäten, Familienaktivitäten und problembezogene Aktivitäten. *Gruppenaktivitäten* sollen den therapeutischen Kontext »aufwärmen«, das Interesse der Familien füreinander fördern, zur Gruppenbindung und Teambildung beitragen. Diese Gruppenerfahrung ist die Grundlage für soziales Lernen und den »Wir-Modus«. *Familienaktivitäten* fokussieren vorübergehend auf einzelne Familien und ihre Aufgabenbewältigung. Anschließend werden diese Erfahrungen im Plenum oder in Untergruppen geteilt. *Problembezogene Aktivitäten* befassen sich mit spezifischen Störungen oder problematischen Interaktionen. Dabei ist Raum für Reflexion wichtig, ebenso wie die Übertragung des Gelernten auf den Alltag. Manche Aktivitäten sind vielseitig einsetzbar – z. B. kann *Speed-Dating* sowohl der Beziehungsförderung als auch der Problemklärung dienen. Die in diesem Kapitel beschriebenen Aktivitäten wurden teilweise von uns selbst entwickelt oder modifiziert, viele von anderen Teams inspiriert (siehe Schemmel, Selig u. Janschewk-Schlesinger 2008; Asen a. Scholz 2010, 2017; Simic et al. 2023). In dem Handbuch *Praxis der Multifamilientherapie* (Asen u. Scholz 2019) sind sowohl bereits einige der in diesem Kapitel enthaltenen wie auch andere Aktivitäten beschrieben. Wir wollen alle Leser:innen zur flexiblen Anwendung und kreativen Weiterentwicklung ermutigen!

Zur besseren Verständlichkeit der Aktivitäten werden sie im Folgenden in direkter Rede dargestellt, so wie MFT-Praktiker:innen sie konkret einführen könnten. Die Formulierungen sind als Vorschläge zu verstehen. Mit einem Hauch Theatralik – laut und engagiert gesprochen, mit unterstützender Körpersprache und gelegentlichen Requisiten (Brillen, Kittel, große Stifte) – lassen sich Familien eher einbeziehen. Durch die Formulierung »*Wir möchten, dass Sie …*« wird deutlich gemacht, dass die Verantwortung für die Durchführung bei den Familien liegt. So können die MFT-Praktiker:innen Beobachter:innen bleiben, statt aktiv mitzumischen. Falls Schwierigkeiten oder Dysregulationen auftreten, können sie kommentieren, was sie beobachten, und den Gruppenmitgliedern überlassen, mit der Situation umzugehen. Wichtig ist, auf körperliche oder sensorische Einschränkungen der Teilnehmenden zu achten, die sich auf ihre Beteiligung an Aktivitäten auswirken könnten.

Die *Verwendung* jeder Aktivität beschreibt, wie und wann sie sinnvoll einsetzbar ist und welche Themen sie ansprechen kann. Der Fokus entwickelt sich meist in der Reflexionsphase des »systemischen Quartetts« (siehe Kap. 3.3). Bei einigen Aktivitäten geben wir *Hinweise* auf mögliche Probleme, die MFT-Praktiker:innen berücksichtigen mögen.

6.2 Gruppenaktivitäten

Gruppenaktivitäten erfüllen mehrere Funktionen: Sie dienen als Aufwärmaktivitäten, um den therapeutischen Rahmen sozusagen »aufzuwärmen« und Spannungen abzubauen, sodass sich die Teilnehmenden wohler fühlen. Ein weiteres Ziel von Gruppenaktivitäten ist es, die Zusammenarbeit und den Zusammenhalt in der Gruppe zu fördern. So entsteht ein sicherer Rahmen, in dem Familien sich eher trauen, Schwierigkeiten bloßzulegen und sich offen zeigen, von anderen zu lernen. Schließlich bieten Gruppenaktivitäten Gelegenheiten für unbeabsichtigtes Lernen: Familien erkennen sich in den Schwierigkeiten anderer wieder oder erleben, wie andere Familien mögliche Lösungen aufzeigen. MFT-Praktiker:innen können zudem während einer Gruppenaktivität bestimmte Interaktionen beobachten, die sie als wichtig markieren und zu einem späteren Zeitpunkt wieder aufgreifen möchten. Nachfolgend werden in alphabetischer Reihenfolge die verschiedenen Gruppenaktivitäten beschrieben.

Abschiedsrituale

Anleitung

»Beim nächsten Mal haben wir das letzte Gruppentreffen *(oder es ist das letzte Treffen* für eine *der Familien)*. Wie möchten Sie das feiern? Was soll alles passieren? Soll es eine formelle Zeremonie mit Reden und Urkunden geben oder soll es einfach eine informelle Feier sein? Können Sie sich das überlegen und das Treffen organisieren?«

Verwendung und Arbeitsfokus

Es bleibt der Gruppe überlassen, das gesamte Treffen zu planen, einschließlich der praktischen Aspekte, z. B. in Bezug auf Essen oder Musik, und Entscheidungen zu treffen, z. B. ob Zertifikate ausgestellt werden sollen und wenn ja, wer dies tun soll. Die Familien können die Hilfe der MFT-Praktiker:innen in Anspruch nehmen, aber nur, indem sie ihnen angemessene Aufgaben zuweisen, z. B. einige der Fotos, die im Laufe der gemeinsamen Arbeit aufgenommen wurden, zur Verfügung zu stellen oder die Zertifikate auszudrucken. Der Fokus kann auf den Vor- und Nachteilen des Feierns von getaner Arbeit liegen und auch darauf, wie verschiedene Traditionen und Rituale mit Abschlüssen umgehen und wie diese zelebriert werden. Wenn die Gruppe das letzte Treffen gemeinsam organisiert und auf ihre Weise markiert, ist das meist ein Erfolgserlebnis.

Affektschnappschüsse

Anleitung

»Während des heutigen Treffens möchten wir Fotos von jeder Person hier machen, auch von uns selbst. Dazu brauchen wir natürlich Ihre Erlaubnis. Später können wir uns die Schnappschüsse ansehen und darüber spekulieren, was die abgebildete Person zu dem Zeitpunkt wohlgefühlt haben mag.«

Variation

»Denken wir an all die verschiedenen Arten von Gefühlen. Wer kann den Anfang machen? Wir werden diese auf eine Liste schreiben ... Wir möchten, dass jede Person hier ein Gefühl auswählt und dann ein Gesicht macht, das dieses Gefühl zeigt. Wir werden dann von jeder Person ein Foto machen. Dazu brauchen wir allerdings Ihre Erlaubnis. Später können wir uns die Schnappschüsse ansehen und raten, welches Gefühl die abgebildete Person aufzeigt.«

Verwendung und Arbeitsfokus

Der Fokus liegt darauf, Gefühle oder mentale Zustände anderer Gruppenmitglieder zu erraten und darüber zu spekulieren, was diese ausgelöst haben könnte. Bei dieser Aktivität müssen die Gruppenmitglieder einander genau beobachten und mentalisieren. Die emotionale

Distanz, die dadurch entsteht, dass man ein Foto betrachtet und nicht direkt auf die Personen schaut, kann emotional regulierend wirken und somit das Mentalisieren fördern. Die Gruppenmitglieder können über die Grenzen des Gefühle- und Gedankenlesens nachdenken und darüber, wann und warum man etwas falsch verstehen könnte.

Amöbenspiel

Anleitung

»Sie haben wahrscheinlich schon von Darwins Evolutionstheorie gehört. Lassen Sie uns diese anhand eines Spiels betrachten, dem Amöbenspiel. In diesem Spiel gibt es fünf Evolutionsstufen. Die erste und niedrigste Stufe ist die Amöbenstufe. Eine Amöbe ist eine einfache Zelle, die sich mithilfe ihrer Geißeln langsam fortbewegt und nie genau weiß, wohin sie geht *(die MFT-Praktiker:innen stellen dies pantomimisch dar, indem sie mit ihren Armen eine schwimmende Bewegung vollführen)*. Die zweite Stufe ist die Hühnerphase *(die MFT-Praktiker:innen ahmen mit ihren Hälsen und Ellbogen hühnerähnliche Bewegungen nach)*, gefolgt von der Elefantenphase *(mimisch darstellen)*, dann die Affenphase *(mimisch darstellen)* und die letzte, die Endphase, ist die Entwicklung zum Menschen. Nur Menschen haben das Privileg, sich hier auf die Stühle zu setzen, aber erst, wenn man die darwinistische Leiter erfolgreich erklommen hat. Alle Gruppenmitglieder beginnen nun im Amöbenstadium, und wenn man eine andere Amöbe trifft, fordert man sie mit ›Schere, Stein, Papier‹ heraus: Man hebt eine Hand zur Faust und schwingt sie nach unten, sagt ›Schnick, Schnack, Schnuck‹ und zeigt das Symbol für eines dieser drei Objekte. Die Person, die den Wettstreit gewinnt, verwandelt sich in die nächste darwinistische Stufe und wird zu einem Huhn. Und wenn ein Huhn auf eine andere Amöbe trifft und das Spiel gewinnt, verwandelt es sich in einen Elefanten – und so weiter. Wenn Sie dies getan haben, suchen Sie sich den nächsten Mitspieler oder die nächste Mitspielerin, sei es eine Amöbe oder ein anderes Tier. Im Gegensatz zu Darwins Theorie verwandelt sich ein Huhn oder sogar ein Affe jedoch in die vorherige Stufe, wenn es verliert. Am Ende des Spiels werden einige von Ihnen Menschen sein, einige Elefanten, Affen oder Hühner, und einige von Ihnen werden Amöben sein oder sogar bleiben. Also lassen Sie uns anfangen: Wir sind jetzt alle Amöben, die durch den Raum gehen und andere Amöben treffen.«

Verwendung und Arbeitsfokus

Das *Amöbenspiel* kann für alle MFT-Projekte verwendet werden, in einem frühen Stadium als Aufwärmaktivität. Nachdem die Interaktionen nach einigen Minuten eingefroren werden und alle gebeten werden, in ihrer jeweiligen Evolutionsposition zu bleiben, können die MFT-Praktiker:innen die Gruppenmitglieder zu ihrem Gemütszustand befragen: *»Wie fühlt es sich an, immer noch eine Amöbe zu sein? Und in einen Menschen verwandelt worden zu sein? Was könnten Vor- und Nachteile sein?«* Man kann sich auf bestimmte Dynamiken konzentrieren, die während der spielerischen Interaktionen aufgetreten sind, und Themen ansprechen wie z. B. Gewinnen und Verlieren, Schummeln, Mensch sein (und so nicht mehr am Spaß teilhaben), sich überlegen, ausgegrenzt oder abgewertet fühlen. Am Ende der Aktivität können die Gruppenmitglieder aufgefordert werden zu spekulieren: *»Warum, glauben Sie, dachten wir, dass dies ein gutes Spiel ist, um es zu diesem Zeitpunkt zu spielen? Sprechen Sie 2 Minuten lang miteinander, und dann lassen Sie uns hören, was alle denken!«*

Hinweis: Dieses Spiel kann helfen, zurückhaltende Eltern in spielerische Aktivitäten einzubeziehen.

Anonyme Briefe

Anleitung

»Sie kennen sich jetzt seit ein paar Wochen. Hier ist ein Blatt Papier, auf dem alle Namen der Gruppenmitglieder stehen. Wir möchten, dass Sie hinter jeden Namen, einschließlich Ihres eigenen, eine Beobachtung schreiben – und das kann ein Lob, eine konstruktive Kritik oder eine Form der Ermutigung sein. Es muss etwas Persönliches sein, das Sie ihm oder ihr mitgeben möchten. Bitte ändern Sie Ihre Handschrift, damit niemand erkennen kann, wer der Verfasser oder die Verfasserin des anonymen Briefes ist. Später werden wir diese anonymen Briefe laut vorlesen.«

Verwendung und Arbeitsfokus

Die Aktivität kann positive Gruppenbeziehungen weiter stärken, da sich einige Menschen durch die Beobachtungen der anderen »gesehen« fühlen. Der Schwerpunkt kann darauf liegen, wie Menschen von anderen wahrgenommen werden und ob jemand überraschende Kommentare erhalten hat. Verdeckte Gedanken und Gefühle über andere können untersucht und die Vor- und Nachteile von Offenheit und Transparenz diskutiert werden. Die MFT-Praktiker:innen können die Gruppenmitglieder fragen: »*Was kann man offen sagen, was kann man nur anonym sagen? Warum ist das so? Was müsste sich ändern, damit Menschen offen sagen, was sie über eine andere Person denken und fühlen? Warum ist es wichtig, dass Kritik konstruktiv ist, und warum ist das so schwierig?*«

Blindes Vertrauen

Anleitung

»Wir wollen ein Spiel spielen: Es geht um Vertrauen und darum, wem wir wann und wo vertrauen können. Wir haben hier ein paar Augenbinden und wir wollen, dass die Eltern sich diese aufsetzen – so, dass sie wirklich nichts sehen können. Und dann möchten wir, dass Ihre Kinder Sie durch diesen Raum und vielleicht sogar nach draußen führen. Später werden wir ein angebliches Minenfeld errichten, und dann müssen die Kinder wirklich richtig vorsichtig sein, wenn sie ihre Eltern hindurchführen. Es wird eine dritte Phase geben, in der die Kinder ihre Eltern durch dieses Minenfeld führen und dabei eine wunderschöne Fantasielandschaft beschreiben. Und dann wollen wir den Spieß umdrehen, und die Kinder bekommen die Augen verbunden, und die Eltern führen sie.«

Verwendung und Arbeitsfokus

Das Tragen von Augenbinden kann emotional dysregulierend sein und somit das Mentalisieren beeinträchtigen. Es kann auch dazu führen, dass Teilnehmende sich stärker auf ihre Körper und Sinne konzentrieren. Die Aktivität kann genutzt werden, um Vertrauen aufzubauen und zu hinterfragen. Den Gruppenmitgliedern können beispielsweise folgende Fragen gestellt werden: »*Haben Sie sich gut aufgehoben gefühlt? Wann kann man wem vertrauen – und wann nicht? Wäre es einfacher gewesen, sich von jemandem aus einer anderen Familie führen zu lassen? Was war am überraschendsten und was am wenigsten überraschend? Wie fühlt es sich an, für jemanden verantwortlich zu sein, der von einem selbst abhängig ist? Wie kommt es, dass Misstrauen wächst – wer kann etwas dazu sagen?*« Es können Verbindungen zu Erfahrungen und Beziehungen außerhalb der Gruppe hergestellt werden.

Eingefrorene Probleme

Anleitung

»Fällt jeder Familie ein Beziehungsproblem ein, das Sie mit Ihren Eltern, Partner:innen, Kindern oder einer anderen Person, der Sie nahestehen, haben? Wenn Sie dieses Problem in eine Statue oder Skulptur verwandeln und dann ›einfrieren‹ müssten, wie könnte diese aussehen? Wählen Sie ein paar Gruppenmitglieder aus, also nicht Ihre eigenen Familienmitglieder, und seien Sie sozusagen der oder die ›Bildhauer:in‹ des Beziehungsproblems. Wir machen von jeder Skulptur ein Foto, damit wir alle sie uns anschließend ansehen können.«

Später: »Während Sie in dieser eingefrorenen Position verharren, möchten wir, dass einige Mitglieder anderer Familien sich der eingefrorenen Skulptur nähern und um sie herumgehen, sie aus verschiedenen Blickwinkeln betrachten und dann Kommentare abgeben. Worum geht es Ihrer Meinung nach in dieser Skulptur? Was ist das Problem, und was ruft das in Ihnen hervor? Was geht allen so durch den Kopf?«

Variante

Es kann eine zweite »Runde« geben, in der jede Familie eine Skulptur erstellt, die zeigt, wie sie sich die Dinge wünschen.

Verwendung und Arbeitsfokus

Diese Aktivität kann Unterschiede in den Perspektiven der Familienmitglieder wie auch wichtige innerfamiliäre Dynamiken aufzeigen. Zu den Fragen, die man stellen kann, gehören: *»Können Probleme genau dargestellt und gelesen werden? Ist es möglich zu wissen, wie und was andere fühlen? Warum werden ähnliche Probleme so unterschiedlich dargestellt?«* Die Aktivität bietet Familien die Möglichkeit, andere ihre Schwierigkeiten »sehen« zu lassen, sodass Ähnlichkeiten und Unterschiede zwischen den Familien in anschließenden Diskussionen festgestellt werden können. Die MFT-Praktiker:innen können die Aktivität erweitern, indem sie fragen: *»Wenn nur ein Teil der Skulptur verändert werden könnte, um das Problem zu lösen – welcher wäre das, und was würde mit dem Rest der Skulptur geschehen? Wer will mal kurz eine kleine Veränderungsbildhauer:in sein?«*

Ente, Ente, Gans

Anleitung

»Danke, dass Sie alle im Kreis sitzen. Ich gehe jetzt außen um den Kreis herum und werde dabei nacheinander jeder Person auf die Schulter klopfen und ›Ente‹ sagen. Irgendwann werde ich beschließen, ›Gans‹ statt ›Ente‹ zu sagen. An diesem Punkt springt die ›Gans‹ auf und muss mit mir außen um den Kreis herumrennen und versuchen, sich auf den Platz zu setzen, den sie gerade verlassen hat. Wer zuletzt dort ankommt, übernimmt und läuft am Rand des Kreises entlang und sagt ›Ente‹, bis er oder sie beschließt, ›Gans‹ zu sagen, und es ein neues Rennen gibt. Lassen Sie es uns versuchen!«

Verwendung und Arbeitsfokus

Diese Aktivität erfordert hohe Energie und lässt die Raumtemperatur schnell ansteigen. Sie kann eine gute Aufwärmaktivität sein, insbesondere wenn jüngere Kinder anwesend sind. Die Gruppe muss zusammenarbeiten, um die Erregung auf einem Niveau zu halten, das die Freude an der Aktivität weiterhin ermöglicht. Anschließend kann darüber reflektiert werden, wie es war, zu gewinnen oder zu verlieren, und als »Gans« ausgewählt zu werden oder nicht, und wie das die Fähigkeit zur Emotionsregulation beeinflusst hat.

Familienausflüge

Anleitung

»Wir möchten nächste Woche mit Ihnen allen einen Ausflug machen. Lassen Sie uns darüber reden, wohin wir gehen und was wir tun könnten – ob in den Zoo, ein Museum oder ein Einkaufszentrum … Jede Familie ist während des Ausflugs für ihr Kind bzw. ihre Kinder verantwortlich, für deren Betreuung und Sicherheit. Bringen Sie genug Geld/Essen mit, und achten Sie darauf, dass Ihre Kinder angemessene Kleidung tragen.«

Verwendung und Fokus

Diese Aktivität eignet sich besonders für scheinbar »desorganisierte« und »chaotische« Familien mit Kindern im Vorjugendalter. Die Gruppe muss zunächst zusammen die Einzelheiten des Ausflugs aushandeln und festlegen. Dies zeigt ihre Handlungsfähigkeit. Der Schwerpunkt kann auf der Vorbereitung und dem Umgang mit typischen schwierigen oder potenziell risikoreichen Situationen liegen, wie sie eben auch unter natürlichen Umständen auftreten. Während des Ausflugs haben die MFT-Praktiker:innen viel Gelegenheit, problematische Interaktionen zu beobachten, die sie für spätere Diskussionen und Reflexionen »vormerken« können. Im Anschluss an den Ausflug kann ein Video-Feedback-Treffen stattfinden, bei der die Familien Filmmaterial des Ausflugs im Nachhinein ansehen und aus emotionaler Distanz bestimmte intra- und interfamiliäre Interaktionen besser mentalisieren können.

Familienessen

Anleitung

»Wir möchten, dass Sie sich ein gemeinsames Essen für unser nächstes Treffen überlegen. Können Sie zusammen planen, wie man ein gemeinsames Essen zubereitet – vielleicht auch Essen aus verschiedenen Kulturen? Das Essen könnte ebenfalls gemeinsam eingekauft werden, wenn wir alle in einen Supermarkt gehen.«

Am Tag selbst: »Sie haben nun eine Stunde Zeit, das Essen zuzubereiten, es zu verzehren und dann aufzuräumen. Wir überlassen es ganz Ihnen, wie Sie dies tun wollen und wie viel Ihre Kinder essen sollen. Machen Sie Ihre Essportionen so gesund, wie Sie es für richtig halten. Wir werden nicht mitessen, aber wir werden dabei sein, um unsere Beobachtungen und Ideen mitzuteilen, falls wir welche haben.«

Verwendung und Arbeitsfokus

Diese Aktivität ist für Familien mit Essstörungen und Mehrfachproblemen gedacht. Erst müssen Familienmitglieder miteinander aushandeln, was und wie viel gegessen werden soll, und dann die Mahlzeit planen. Wenn man ihnen diesen Prozess überlässt, stärkt dies ihre Handlungsfähigkeit. Der Schwerpunkt dieser Aktivität liegt auf dem Beobachten von typischen essensfokussierten Krisen. Oft tauchen Themen wie Panik, Kontrolle und autoritäres Handeln spontan auf. Familien fühlen sich häufig weniger stigmatisiert und lernen dazu, wenn sie sehen, dass andere Familien mit ähnlichen Problemen zu kämpfen haben wie sie selbst.

Familienfernbedienung

Anleitung

»Ist es nicht wunderbar, dass es Fernbedienungen gibt, und zack, funktioniert der Fernseher oder ein anderes Gerät? Ein Knopfdruck genügt, und plötzlich ändert sich etwas. Wenn das im echten Leben möglich wäre, würde es viele Dinge vereinfachen, und Eltern könnten ihre Kinder dazu bringen, genau das zu tun, was sie wollen. Oder umgekehrt, vielleicht könnten die Kinder dasselbe mit ihren Eltern tun: Mit nur einem Knopfdruck springt Mama auf und tut, was ihr kleiner Lieblingssohn von ihr verlangt. Oder Mama drückt auf einen Knopf, und die Kinder tun genau das, was ihnen gesagt wird. Nun, wir haben gute Nachrichten für Sie: Wir haben genau diese Art von Fernbedienung erfunden. Hier ist eine für jede Familie *(alte, ausgediente Fernsehbedienungen werden verteilt)*. Probiert es selbst aus – richtet sie auf mich und sagt mir, was ich tun soll *(die MFT-Praktiker:innen geben dem Kind eine Fernbedienung und tun dann genau das, was das Kind ihnen sagt)*. Wer möchte hier ausprobieren, wie es in Ihrer Familie funktioniert? Wer möchte von seinem Kind ferngesteuert werden?«

Später: »Können wir jetzt eine Gruppe mit den Eltern und eine andere nur mit den Kindern bilden, und jede Gruppe stellt eine Fernbedienung mit nur den fünf wichtigsten Knöpfen her, um das Familienleben zu verbessern? Später können wir diese vergleichen.«

Verwendung und Arbeitsfokus

Die *Familienfernbedienung* eignet sich für Familien mit Kindern mit Verhaltensproblemen. Der Schwerpunkt kann darauf liegen, was erforderlich ist, um Kinder und Erwachsene unter Kontrolle zu bringen. Folgende Fragen können den Gruppenmitgliedern gestellt werden: *»Wie und wann könnten Fernbedienungen nützlich sein? Wie ist es möglich, andere ohne eine tatsächliche Fernbedienung zu kontrollieren? Wer sollte wen kontrollieren? Was ist zu viel und was zu wenig Kontrolle? Spielt Selbstkontrolle dabei eine Rolle? Welche Unterschiede und Gemeinsamkeiten gibt es zwischen den von den Kindern und den von den Eltern ausgewählten Knöpfen?«* Jede Familie wird ermutigt, ihre eigene 5-Knopf-Fernbedienung zu bauen, die zwischen den Treffen in der Familie verwendet werden kann. Beim folgenden MFT-Treffen kann Feedback erfragt werden.

Fang den Ball!

Anleitung

»Dieser Ball wird von einer Person zur anderen geworfen. Wer ihn fängt, sollte seinen bzw. ihren Namen sagen. Probieren wir es kurz? Das war eine gute Runde und jetzt: Wer den Ball fängt, sollte eine seiner bzw. ihrer Vorlieben und eine Abneigung nennen (z. B. Lieblingsspeise, Hobby, Musik usw.). Oh, wir haben schon viel gelernt, also sollte in der nächsten Runde, wer den Ball fängt, zwei Sätze über ein Familienmitglied sagen. In der folgenden Runde geht es nur um einen Gedächtnistest: Wer den Ball fängt, soll versuchen, sich daran zu erinnern, wie die Person heißt, *die* den Ball geworfen hat, und was sie über sich und ihre Familie gesagt hat.«

Verwendung und Arbeitsfokus

Dieses Spiel kann in ersten MFT-Treffen eingesetzt werden oder wenn neue Familien dazukommen, um den Gruppenzusammenhalt zu stärken, Energie zu erzeugen, Affekte zu wecken und insbesondere jüngere Kinder einzubeziehen.

Hinweis: Es kann zu Problemen kommen, wenn der Ball zu hart geworfen wird oder Gruppenmitglieder ausgeschlossen werden. Die Gruppe sollte ermutigt werden, diese Probleme selbst zu lösen. Die MFT-Praktiker:innen können entscheiden, ob zu einem späteren Zeitpunkt auf bestimmte Themen zurückgekommen wird.

Festhalten und Loslassen

Anleitung

»Manchmal hängen wir an Dingen, die wir eigentlich wegwerfen sollten. Versuchen Sie mal, das einem Hamsterer zu erklären ... Aber es sind nicht nur Dinge, an denen wir festhalten, es können auch Gefühle, neue Entdeckungen und auch Beschwerden sein. Hier sind zwei Zettel für jede:n, einer weiß und einer rot, und jede:r bekommt eine kleine Muschel und einen Luftballon. Jetzt möchten wir, dass jede:r von Ihnen an eine Sache denkt, die in der Gruppe und mit Ihnen heute passiert ist, an der Sie bis zum nächsten Mal festhalten möchten – und an eine, die Sie loslassen möchten. Das kann ein Problem sein, eine Entdeckung, ein Gefühl, ein Gedanke, was auch immer ... Schreiben Sie das, woran Sie festhalten möchten, auf das weiße Blatt Papier, legen Sie die Muschel daneben, und schreiben Sie dann auf das rote Blatt Papier, wovon Sie sich trennen möchten, und legen Sie den Ballon daneben. Und hier ist die Hausaufgabe: Stecken Sie in der nächsten Woche an jedem geraden Tag die Muschel in Ihre Tasche, und halten Sie an dem fest, was Sie dieses Mal gelernt haben. Und an jedem ungeraden Tag stecken Sie den Ballon in Ihre Tasche und lassen ›es‹ los. Das nächste Mal können wir darüber sprechen, wenn Sie wollen.«

Verwendung und Arbeitsfokus

Diese Aktivität regt zu Selbstreflexion und Entwicklung von Handlungsfähigkeit hat, wenn man zwischen Festhalten oder Loslassen entscheiden muss. Mögliche Fragen sind: »*Ist das manchmal schwierig? Wann ist das so? Was macht es einfacher/schwieriger?*« Die »Hausaufgabe« unterstützt den Lerntransfer außerhalb des Treffens.

Fischgefühle

Anleitung

»Heute möchten wir über Fische reden und darüber, wie und was sie fühlen können. Nun lässt sich darüber streiten, ob Fische überhaupt etwas fühlen können, und deshalb möchten wir, dass jedes Familienmitglied zunächst ein Bild von einem Fisch malt, das zeigt, wie sich das Familienmitglied die meiste Zeit fühlt. Hier sind ein paar Beispielbilder, wie dieser mürrische Fisch oder hier ein fröhlicher Fisch, dieser schüchterne Fisch und der ängstliche Fisch, und hier ist ein gestresster Fisch … Wir geben nun jeder Familie und ihren Mitgliedern Bastelmaterial und Sie haben 20 Minuten Zeit, um jeweils einen Fisch zu malen oder zu basteln. Eltern können ihren Kindern helfen, wenn sie Schwierigkeiten haben – oder vielleicht ist es auch umgekehrt? Wenn Sie mit Ihrem Fisch fertig sind – und lassen Sie sich ruhig Zeit! – stehen Sie bitte auf und zeigen Sie ihn den anderen Gruppenmitgliedern. Erzählen Sie von Ihrem Fisch, und erkundigen Sie sich nach den Fischen der anderen. Und sprechen Sie darüber, warum Sie Ihren Fisch so haben aussehen lassen.«

Variante

Es kann eine große Meereslandschaft mit verschiedenen Merkmalen gestaltet werden, darunter farbenfrohe Korallen, tiefes offenes Wasser, dichtes Schilf, dunkle Höhlen, ein Strudel usw. Es kann gefragt werden: »Wo lebt Ihr Fisch normalerweise? Können Sie diesen blauen Klebestreifen verwenden, um ihn auf die Meereslandschaft zu kleben?«

Verwendung und Arbeitsfokus

Diese Aktivität kann mit allen Familien verwendet werden, auch mit Familien mit jüngeren Kindern. Ziel ist, die Gefühle im Fisch und nicht in der Person zu lokalisieren und sich auf die Mal- oder Bastelaufgabe zu konzentrieren, gleichzeitig Emotionen zu regulieren und es Familienmitgliedern zu erleichtern, über Gefühlszustände zu sprechen. Sie können gefragt werden, welche Art von Fisch sie sind, und Ähnlichkeiten und Unterschiede können hervorgehoben werden. Sie können auch gefragt werden: *»Gab es Überraschungen? Möchten Sie, dass Ihr Fisch oder der Ihrer Familienmitglieder anders aussieht? Was wäre nötig, damit sie so aussehen?«* Bei der Meereslandschaft werden Familien angehalten, herauszufinden, wo die anderen Mitglieder ihrer Familie ihre Fische platziert haben und ob es Änderungswünsche gibt. Wenn ja, können die Gruppenmitglieder ersucht werden, miteinander darüber zu sprechen, wie sie Veränderungen herbeiführen können.

Hinweis: Um Veränderungen festzuhalten, kann ein Foto von der Meereslandschaft gemacht werden. Die Familien können gebeten werden, die Aktivität am Ende des MFT zu wiederholen, und dann können Vergleiche mit der vorherigen Version angestellt werden.

Foto-Geschichten

Anleitung

»Bitte wählen Sie bis zu unserem nächsten Treffen sieben Fotos aus, die die Geschichte Ihrer Familie erzählen – aber eben nur sieben der wichtigsten Fotos. Das bedeutet, dass einige Fotos abgewählt werden müssen. Beim nächsten Mal möchten wir die Geschichte von jeder Familie und Aspekte des Familienlebens mit Hilfe der Fotos sehen und hören.«

Variante

Jedes einzelne Familienmitglied (und nicht alle zusammen) wählt zwei oder drei Fotos aus.

Verwendung und Arbeitsfokus

Der Prozess der Auswahl der Fotos erfordert, dass Familien über wichtige Ereignisse diskutieren und entscheiden, welche davon am wichtigsten sind. Später kann man sie fragen: »*Wer hat die Auswahl getroffen? Welche Fotos wurden bewusst ausgeschlossen? Welche Erinnerungen werden geweckt, und welche guten Geschichten fallen Ihnen dazu ein?*« Das gemeinsame Betrachten von Fotos kann die wohlwollende Neugier der Gruppe wecken und die Beziehungen verbessern, da Familien mehr übereinander erfahren.

Fundsachen

Anleitung

»Sie kennen sich bisher noch nicht richtig, und deshalb möchten wir, dass Sie hier im Raum herumlaufen und ein anderes Gruppenmitglied treffen. Sie nennen ihm oder ihr Ihren Namen, und die andere Person macht dasselbe. Sie geben dann dieser Person einen Ihrer persönlichen Gegenstände – Uhr, Stift, Ohrring, egal ob wichtig oder nicht –, und das Gleiche geschieht im Gegenzug. Dann gehen Sie weiter und treffen eine neue Person, der Sie den Gegenstand der ersten Person geben und deren Namen nennen, und Ihr Gegenüber tut dasselbe mit dem Gegenstand in seinem bzw. ihrem Besitz. Sie machen so lange weiter, bis jemand Stopp sagt. An diesem Punkt müssen Sie die Person finden, deren Gegenstand Sie in der Hand halten, und mit ihr sprechen.«

Verwendung und Arbeitsfokus

Die Aktivität *Fundsachen* kann mit allen Familien durchgeführt werden, um den Gruppenzusammenhalt zu stärken. Die Familien können dazu angehalten werden, die durch die Aufgabe hervorgerufenen Gefühle zu nutzen, um Themen rund um den Aufbau von Vertrauen und damit verbundenen Ängsten anzusprechen. Es können Verbindungen zu ähnlichen Situationen außerhalb des Treffens hergestellt werden und dazu, wie diese bewältigt wurden. Unterschiede und Gemeinsamkeiten können hervorgehoben werden, um neue Perspektiven und Möglichkeiten zu eröffnen.

Hinweis: Diese Aktivität kann dazu führen, dass Familienmitglieder über Gründe sprechen, warum sie anderen gegenüber misstrauisch geworden sind, weil sie misshandelt wurden, z. B. durch Missbrauch, Vernachlässigung, Rassismus oder andere Formen der

Unterdrückung. MFT-Praktiker:innen können dann die Eltern und andere Erwachsene dazu bringen, zu überlegen, ob es angemessen ist, Kinder solchen Berichten auszusetzen.

Geburtstagsüberraschungsparty

Anleitung

»Stellen Sie sich vor, Sie haben gerade herausgefunden, dass Susanne heute Geburtstag hat *(zeigt auf das Kind)*. Sie sind alle hier und möchten für Susanne eine Geburtstagsparty geben. Wie gehen Sie vor? Bitte planen Sie in den nächsten 15 Minuten eine Party – und dann setzen Sie sie um. Susanne, du darfst nichts davon mitbekommen, also musst du in dieser Zeit in einem anderen Zimmer bei uns sitzen und kannst mit uns spielen.«

Verwendung und Arbeitsfokus

Diese Aktivität ist für Familien mit kleinen Kindern geeignet. Die Gruppenmitglieder haben unterschiedliche Vorstellungen davon, was eine »gute« Geburtstagsparty ausmacht. Der Fokus kann auf den Erwartungen und typischen Frustrationen der Kinder liegen und auf Bedeutung oder Unwichtigkeit von Geschenken. Themen wie Geben und Nehmen sowie Dankbarkeit können auch angesprochen werden: *»Hat es schon einmal jemand nicht zu schätzen gewusst, was Sie für ihn getan haben? Was mag da wohl in den Betroffenen vorgegangen sein?«*

Geografieskulptur

Anleitung

»Lassen Sie uns alle in die Mitte des Raumes kommen ... Hier sind wir jetzt (z. B. Wien, Berlin, Zürich), und da ist Norden, dort Süden, Osten und Westen. Jetzt möchten wir, dass jede:r von Ihnen an den Ort geht – die Stadt, das Land – an dem Sie geboren sind. Wenn Sie an dem Ort geboren sind, an dem wir uns jetzt befinden, bleiben Sie hier, aber wenn Sie woanders geboren sind, gehen Sie dorthin. Finden Sie gegenseitig heraus, wo all diese Orte im Verhältnis zu dem jetzigen Aufenthaltsort liegen könnten ... Okay, das haben Sie jetzt gemacht, einige von Ihnen sind hier, und einige sind dort drüben. Ich werde jetzt ein bisschen herumgehen und fragen, wo jede:r von Ihnen geboren ist. Darf ich dich fragen, Jenny, wo du gerade stehst? Und wen interessiert es, mehr darüber zu erfahren? Kann mir jemand helfen und mit mir alle diese Orte auskundschaften und jede:n fragen, wo sie stehen?«

Später: »Jetzt möchten wir, dass jede:r dorthin geht, wo einer von Ihren Elternteilen geboren wurde … und jetzt dorthin, wo der andere geboren wurde … und jetzt dorthin, wo Ihre Großeltern geboren wurden.«

Später: »Es ist jetzt 20 Jahre später. Stellen Sie sich vor, Sie könnten auswandern, wohin Sie wollen … Bitte gehen Sie dorthin, in die Stadt oder das Land oder auf den Kontinent, wo Sie in 20 Jahren leben wollen.«

Verwendung und Arbeitsfokus

Die ist besonders nützlich bei der Arbeit mit Familien mit unterschiedlichem kulturellem und geografischem Hintergrund. Der Fokus kann auf Migrationsgeschichten liegen, die in jüngster Zeit stattgefunden haben oder frühere Generationen betrafen, sowie auf der Erkundung zukünftiger Bestrebungen oder Visionen. Familien könnten gefragt werden: »*Was müsste also bis dahin geschehen, damit Sie in 20 Jahren dort sind, wo Sie sein möchten? Und betrifft das die ganze Familie oder nur einige von Ihnen?*« Die Aktivität kann wohlwollende Neugier innerhalb und zwischen Familien fördern und bisher unbekannte Verbindungen aufzeigen. Die Weltkarte muss in Gruppenarbeit erstellt werden, damit die Menschen ihren Platz darin finden können.

Hinweis: Jüngere Kinder könnten Schwierigkeiten mit dieser Aktivität haben und ihre eigenen Eltern oder andere Gruppenmitglieder sollten dann ermutigt werden, ihnen zu helfen.

Geplatzte Luftballons

Anleitung

»Wir möchten, dass jede Familie zusammensitzt, und wir werden Ihnen Klebezettel mit dem Nachnamen jeder Familie geben – auch Ihrem eigenen. Wir möchten, dass Sie dann drei positive Aussagen über jede Familie aufschreiben. Sobald Sie dies getan haben, sammeln wir die Aussagen ein und stecken sie in einen Luftballon für jede Familie. Dann blasen Sie den Luftballon auf und schreiben den jeweiligen Familiennamen darauf. Später wird jeder Luftballon zum Platzen gebracht, sodass die Aussagen zu Boden schweben und jede Familie sehen kann, was über sie geschrieben wurde.«

Verwendung und Arbeitsfokus

Dies ist eine Variante von *Anonyme Briefe,* nur dass die Ballons ausschließlich positive Aussagen enthalten. Der Schwerpunkt kann auf der Bestätigung der Familienstärken liegen: »*Was haben Sie besonders gerne gehört?*« Es kann ein weiteres Gespräch darüber stattfinden, wie diese Stärken auch weiterhin von anderen gesehen werden können, nachdem die MFT beendet ist. Das »*Plopp*« des Ballons sorgt für ein Gefühl der Vorfreude und verbindet die Familien miteinander.

Gestrandet auf einer Insel

Anweisung

»Stellen Sie sich vor, Sie sind alle auf einer Kreuzfahrt auf diesem wunderbaren Ozeandampfer. Alles ist bequem, Sie genießen jeden Tag und das Leben ... Es gibt keine Sorgen ... Aber plötzlich stößt das Boot auf einen Felsen und sinkt! Alle müssen von Bord springen und das Rettungsboot benutzen, das nicht alle aufnehmen kann – was werden Sie tun? Und wenn Sie dann endlich auf einer einsamen Insel stranden, ist niemand da. Der Kapitän und das Bordpersonal bleiben auf dem sinkenden Schiff, sodass die Familien sich selbst auf der Insel helfen müssen. Was tun Sie, wenn Sie auf der Insel ankommen? Wie werden Sie überleben? Bitte überlegen Sie sich gemeinsam ein Drehbuch oder Skript und spielen Sie diese Situationen durch.«

Verwendung und Arbeitsfokus

An dieser Aktivität können Familien mit Mitgliedern jeden Alters teilnehmen. Aufgrund der starken Wirkung und der Notwendigkeit der Zusammenarbeit eignet sich diese Aktivität am besten für fortgeschrittene Phasen der Gruppenarbeit. Der Schwerpunkt kann auf der Fähigkeit der Familien liegen zu planen, zu organisieren, zusammenzuarbeiten und geeignete Rollen zuzuweisen. Man kann darauf achten, wer die Führung übernommen hat und wer Schwierigkeiten hatte, sich Gehör zu verschaffen. Die Familien können gefragt werden, ob sie bei jemandem besondere Stärken oder Fähigkeiten festgestellt haben, und sie können angehalten werden, darüber nachzudenken, wie die erforschten Überlebensfähigkeiten zur Bewältigung ihres Alltags genutzt werden können.

In die Schuhe des anderen schlüpfen

Anleitung

»Können Sie sich alle in einen Kreis setzen? Legen Sie ein Blatt Papier unter Ihre Füße, und zeichnen Sie die Umrisse Ihrer Schuhe … Stehen Sie nun auf, gehen Sie nach links, und stellen Sie sich in die Schuhabdrücke Ihres Nachbarn bzw. Ihrer Nachbarin. Stellen Sie sich vor, Sie sind jetzt diese Person und setzen das Gespräch fort, das Sie gerade geführt haben.«

Variante

»Stellen Sie sich vor, Sie sind diese Person. Jetzt komme ich und stelle der Person, die Sie in diesem Moment sind, eine Frage. Mal sehen – du bist Paul, stimmt das? *(Ein Vater in den Schuhen seines Sohnes.)* Nun, sag mir, Paul, warum gehen Kinder deiner Meinung nach manchmal nicht gerne zur Schule? Okay, Paul, jetzt bist du dran. Wähle jemanden aus, dem du eine Frage stellen möchtest. Denke daran, die Person als die Person anzusprechen, die sie in diesem Moment ist, und nicht als die Person, die sie wirklich ist.«

Verwendung und Arbeitsfokus

Diese Aktivität kann jederzeit eingesetzt werden. Der Fokus liegt auf den Perspektivenwechseln und darauf, ob diese zu einem besseren Verständnis dafür beitragen, woher die Ideen und Meinungen von anderen Menschen kommen. Familienmitglieder sind oft überrascht, wie gut es anderen gelingt sich soz. in ihre Haut zu begeben.

Hinweis: Die Variante kann gut bei jüngeren Kindern funktionieren oder wenn die MFT-Praktiker:innen die Aufmerksamkeit der Gruppe auf ein bestimmtes Thema oder eine bestimmte Frage lenken möchten.

Königreich

Anleitung

»Stellen Sie sich vor, Sie leben in einem Königreich, weit, weit weg. Bitte überlegen Sie sich, wer in Ihrem Königreich lebt – also z. B. König, Königin, Prinz, Prinzessin, Magd, Diener, Narr, Ritter, Bauer,

Handwerker, Kaufmann, Gefängniswärter usw. Wenn Sie sich entschieden haben, wer nun wer ist, überlegen Sie sich, wie Sie sich verkleiden können: Sie können Hüte, Kronen, Schmuck, Werkzeuge herstellen – was auch immer Sie möchten. Es gibt hier viele Requisiten, schauen Sie einfach mal. Dann erschaffen Sie ein Königreich, in dem alles gut funktioniert. Und wir möchten, dass alle hier Teil des Königreichs sind.«

Variante

»Stellen Sie sich vor, es gäbe eine Revolution gegen die Monarchie! Was passiert als Nächstes?«

Verwendung und Arbeitsfokus

Diese Aktivität ist bei Familien mit Kindern im Vorschulalter beliebt. Der Schwerpunkt liegt auf der Auswahl von Rollen, Verhandlungen und Zusammenarbeit. Die Familien erleben, wie es in einer Welt sein mag, in der alles funktioniert und alle Personen harmonisch miteinander umzugehen. Später können sie gefragt werden, wie sich das angefühlt hat und wie sich eine Revolution auf ihre Gefühle, Bedürfnisse und Pläne auswirken würde. Die Gruppenmitglieder können auch darüber nachdenken, ob sie bei der Aktivität an etwas aus ihrem eigenen Leben zu Hause erinnert wurden.

Körpergefühle

Anleitung

»Wir können uns niemanden vorstellen, der keine Gefühle und Emotionen hat – selbst wenn wir sie vor anderen oder manchmal sogar vor uns selbst verbergen. Und oft wissen wir, was wir fühlen, aber nicht immer, wo wir es fühlen. Jetzt möchten wir, dass von jeder Person hier eine Körperumrisszeichnung angefertigt wird und dass sich alle abwechselnd auf diese Tapetenrolle legen. Dann zeichnet jemand den Umriss Ihres Körpers. Jede Person erhält dann ihr Bild und wird gebeten, mit verschiedenen Farben die Gefühle einzuzeichnen, die sie hat, und sie dort einzuzeichnen, wo Sie denkt, dass sie ›leben‹ – im Kopf, im Bauch, in den Beinen oder wo auch immer.«

Verwendung und Arbeitsfokus

Das Zeichnen und Lokalisieren verschiedener Emotionen erleichtert es den Familienmitgliedern, sich für Gefühlszustände zu interessieren. Der Fokus kann darauf liegen, wo bestimmte Gefühle bei verschiedenen Personen lokalisiert sind und wie sie mit verborgenen »schlechten« Gefühlen umgehen und »gute« Gefühle verstärken – und wie diese miteinander interagieren oder sich gegenseitig beeinflussen.

Hinweis: Vor dieser Aktivität können die Gruppenmitglieder gebeten werden, typische Gefühle zu benennen. Diese werden auf ein Flipchart geschrieben und können dann bei der Ausführung der Aktivität nach und nach ausgewählt werden.

Kreisspiel

Anleitung

»Bitte stellen Sie sich alle in einen großen Kreis und haken Sie sich ein, ohne eine einzige Lücke zu lassen. Blicken Sie in den Kreis. Eine:r von Ihnen, vielleicht du, Peter, verlässt den Kreis, und der Kreis schließt sich wieder. Peter, jetzt musst du einen Weg finden, in diesen wieder hineinzukommen, und diesmal direkt in die Mitte. Finde eine Lücke oder schaffe eine – versuche, hineinzukommen, egal mit welchem Trick, aber du darfst niemandem wehtun.«

Später: aus dem Kreis ausbrechen (eine Person ist im Kreis eingeschlossen und soll versuchen, zu entkommen).

Verwendung und Arbeitsfokus

Das *Kreisspiel* eignet sich am besten in frühen Phasen der MFT und/oder zu einem späteren Zeitpunkt, wenn Probleme der Ausgrenzung und Inklusion auftreten. Es kann diskutiert werden, wie schwer es manchmal ist, sich in einen Freundes- oder Familienkreis »einzufügen«: Welche Techniken und Tricks sind erlaubt und welche nicht, um in den Kreis aufgenommen zu werden oder ihm zu entkommen? Die Gruppenmitglieder sollen auch darüber nachdenken, wie es sich anfühlt, außen zu stehen und zu versuchen, in den Kreis hineinzukommen, blockiert zu werden, endlich durchzubrechen und in der Mitte angekommen zu sein. In anschließenden Reflexionen können die Familien und ihre Mitglieder über Themen und Erfahrungen sprechen, die mit Ausgrenzung oder Ausgeschlossenwerden zu tun haben.

Hinweis: Das Spiel ist erfolgreicher, wenn zuerst ein einigermaßen selbstsicheres und belastbares Gruppenmitglied ausgewählt wird und versuchen soll, in den Kreis einzubrechen oder ihm zu entkommen.

Live-Skulptur

Anleitung

»Tom, bitte mach mit, denn du hast jetzt die einmalige Gelegenheit, der Bildhauer deiner Familie zu sein: Du sollst eine Skulptur aus deinen Eltern, Geschwistern und anderen wichtigen Personen schaffen. Du kannst die Familienmitglieder bewegen, als wären sie aus Knete oder Gummi. Sie sollen sich dann so bewegen, wie du es möchtest, aber sie können nicht sprechen. Finde für jeden eine typische Position und Haltung. Wenn einige deiner Familienmitglieder nicht hier sind und du denkst, dass sie wichtig sind, kannst du dir Personen aus anderen Familien ausborgen, die für sie einspringen.«

Die MFT-Praktiker:innen umgrenzen den Skulpturbereich mit einem roten Seil, das den »Problembereich« kennzeichnen und erklären soll.

»Jetzt such dir selbst einen Platz und eine Pose in dieser Skulptur. Und jetzt möchten wir, dass Sie alle 2 Minuten lang ganz still sind und die Situation wortlos spüren. Danach möchte ich, dass eine:r von Ihnen wieder aus der Skulptur herauskommt und jemand anderes aus der Gruppe hier Ihre Position einnehmen kann. Also, wie fühlt es sich dort drinnen an – und wie sieht es von außen aus? Warum ist diese Person in dieser Position? Wenn Sie jemanden aus der Familie aus der Skulptur herausnehmen möchten, tun Sie dies und ersetzen Sie die Person durch jemanden aus der Gruppe. Manchmal ist es wirklich hilfreich, sich selbst und die eigene Familie von außen zu betrachten.«

Später fordern die MFT-Praktiker:innen die Familie auf, die Skulptur vollständig zu verlassen, aber das rote Seil bleibt an seinem Platz. Sie platzieren dann ein grünes Seil in der Nähe eines Fensters und fragen: »Gab es eine Zeit, in der Sie sich als Familie gut gefühlt haben? Vielleicht während eines Urlaubs oder wenn Sie etwas gefeiert haben oder wenn Sie ein Spiel gespielt oder einen Ausflug gemacht haben? Bitte stellen Sie jetzt zusammen eine Situation dar, in der Sie und die Familie sich alle wohlgefühlt haben. Stellen Sie sich Ihre Familie hier vor, umgeben von dem grünen Seil … Bitte bleiben Sie alle 2 Minuten lang in dieser Position, ohne etwas zu sagen.«

Die anderen Gruppenteilnehmer werden dann angehalten, Kommentare abzugeben und Beobachtungen und eigene Erfahrungen mitzuteilen.

Danach können die MFT-Praktiker:innen sagen: »Nun, das klingt alles ziemlich gut, aber leider sind Sie als Familie heutzutage an einem anderen Ort ... Aber was müsste sich ändern, damit Sie sich alle in Richtung des grünen Kreises bewegen können?«

Verwendung und Arbeitsfokus

Der Fokus liegt auf der visuellen Darstellung von Problemen und darauf, die Gruppenmitglieder dazu zu bringen, die Position jeder Familie und ihrer Mitglieder zu »fühlen«. Weniger gehörte Familienmitglieder können die Möglichkeit erhalten, die Skulpturen zu gestalten. Es werden neue Ideen und Perspektiven darüber entwickelt, wie Familien »stecken geblieben« sein könnten, und es kann dann mit neuen Positionen experimentiert werden. Die Familien können gefragt werden, wie sie einige der Ideen mit nach Hause nehmen und dort umsetzen könnten.

Hinweis: Die *Live-Skulptur* ist ein wirkungsvolles Instrument für eine kollaborative Arbeitsweise, insbesondere wenn andere Familien gebeten werden, sich um die Skulptur einer Familie zu bewegen und über die mentalen Zustände der verschiedenen Personen zu spekulieren. Die Mitglieder der skulptierten Familie können dann zu den Kommentaren befragt werden und ob es etwas gibt, das sie an dem, was über ihre Situation gesagt wurde, ändern möchten. Sie können sich Rat von anderen Gruppenmitgliedern holen, die über mögliche Änderungen an der Skulptur nachdenken, welche den Erwartungen der Familie entsprechen könnten. Die Gruppe kann dann eine neue »Bildhauer:in« nominieren, die oder der die Familienskulptur gemäß Vorschlägen modifiziert. Die Familie nimmt die neue Pose ein, und weitere Spekulationen über die psychischen Zustände einer jeden Figur können angeregt werden.

Lügendetektor

Anleitung

»Manchen von Ihnen fällt es vielleicht schwer zu lügen, aber wir wollen jetzt ein Spiel spielen, das Ihnen sicher Spaß macht: Sie sollen raten, was wahr ist und was eine Lüge sein könnte. Jede:r hier bekommt vier

Klebezettel und schreibt drei Dinge auf, die wahr sind, und eine Aussage, die eine Lüge ist. Heften Sie sich die Zettel an die Brust oder den Kopf und gehen Sie im Raum umher. Seien Sie kleine Detektiv:innen, wenn Sie andere Gruppenmitglieder nacheinander treffen, und erraten Sie die Lüge. Versuchen Sie, es gleich beim ersten Mal richtig zu machen und nicht erst beim vierten Mal. Und geben Sie sich Mühe, eine gute Lüge zu erfinden, die es anderen erschwert, sie gleich beim ersten Mal zu erraten.«

Verwendung und Arbeitsfokus

Diese Aktivität kann schon im ersten oder zweiten MFT-Treffen eingesetzt werden, um das Energielevel zu steigern und die Teilnehmenden miteinander weiter bekannt zu machen. Der Schwerpunkt liegt darauf, wie gut oder schlecht man beim Raten sein kann – und beim Mentalisieren anderer. Den Gruppenmitgliedern werden anschließend beim Reflektieren unter anderem folgende Fragen gestellt: *»Auf welche verräterischen Anzeichen sollte man achten? War es schwieriger, die Lügen oder die wahren Aussagen zu formulieren? Gibt es Situationen, in denen es notwendig ist zu lügen? Und gibt es ›gute‹ Lügen? Wie fühlt es sich an zu lügen, und wie fühlt es sich an, belogen zu werden?«*

Hinweis: Jüngere Kinder benötigen hierbei möglicherweise Hilfe, und die Gruppenmitglieder müssen ermutigt werden, angemessene Unterstützung zu leisten.

Märchenwelt

Anleitung

»Welche Figur wollten Sie immer schon sein? Welche Rolle würden Sie gerne spielen? Entwerfen Sie ein Kostüm und/oder eine Maske, die diese Figur repräsentiert. Stellen Sie sich dann der Gruppe kurz in dieser neuen Rolle vor, und Sie haben dann alle zusammen 45 Minuten Zeit, eine Geschichte oder ein Märchen zu erfinden, in der alle Rollen einen Platz haben. Wir werden dann das Stück aufführen. Es gibt viele Requisiten, wie Kostüme aus unserer Verkleidungskiste, Papier, Buntstifte, eventuell Schminke, Kleber, Scheren, Schmuck, was immer Ihnen gefällt.«

Verwendung und Arbeitsfokus

Dies ist eine geeignete Aktivität für Familien mit kleinen Kindern. Die Gruppenmitglieder müssen zusammenarbeiten, um eine kleine Theateraufführung auf die Beine zu stellen. Dieser Druck kann die Erregung im Raum steigern und macht Austausch notwendig. Während der Aktivität können dominierende und schüchterne Gruppenteilnehmende und deren Interaktionen beobachtet werden, über die gegebenenfalls nach der Aktivität reflektiert werden kann. Die Aktivität unterstützt Familien dabei, mit neuen Rollen und Verhaltensweisen im »Als-ob«-Modus zu experimentieren. Nach der Aufführung können Rollen und Ambitionen erkundet werden, und Familienmitglieder können darüber nachdenken, wie sie zu Hause einen Tag lang ihre Rolle positiv ausleben können.

Hinweis: Eine Videoaufzeichnung der Aufführung kann den Familien helfen, zu einem späteren Zeitpunkt über bestimmte Themen nachzudenken. Es kann auch hilfreich sein, das Video als Teil einer Abschlussfeier zu zeigen.

Maskenball

Anleitung

»Dies ist eine Aktivität nur für die Jugendlichen in diesem Raum. Stellen wir uns vor, wir schreiben das Jahr 2085, und alle jungen Leute hier sind noch am Leben und ziemlich alt. Ihr habt euch seit mehr als einem halben Jahrhundert nicht mehr gesehen, und jemand Schlaues hat all eure neuen Adressen gesammelt und ein improvisiertes Kaffeekränzchen organisiert. Kommt und setzt euch an diesen Tisch mit Kaffee, Tee und Kuchen, und ihr könnt alle eure eigenen Geschichten oder Geschichtchen aus eurem Leben erfinden, je fantasievoller, je wilder, desto besser. Deshalb haben wir diese Masken mitgebracht, sie sind etwas seltsam, aber sie werden euch helfen, wenn ihr sie aufsetzt, denn dann seid ihr nicht mehr dieselbe Person, die jetzt hier sitzt, sondern viel älter, und das wird euch helfen, euch sozusagen in die Zukunft zu katapultieren ... Jetzt, da ihr die Masken aufhabt und seht, dass alle eure Kolleg:innen so anders aussehen, könnt ihr mit dem Fantasiespiel beginnen ... Also fangen wir an, ich setze auch eine Maske auf. Wir haben uns so lange nicht gesehen, dass ich eure Namen buchstäblich vergessen habe – wie lautet euer vollständiger Name jetzt? Wie viele Kinder und Enkelkinder habt ihr? Und in deinem Fall, wie viele Ehen und Scheidungen hast du schon hinter dir? Leidest du immer noch an einer Essstörung/ADHS/Depression? Bist du jemals zur Universität gegangen, oder bist du gleich in Hollywood gelandet? Fangt bitte an, miteinander zu reden, und findet heraus, wo jede:r gelandet ist nach dieser langen Zeit.«

Verwendung und Arbeitsfokus

Diese Aktivität eignet sich am besten für den Abschluss der MFT-Arbeit mit Familien mit Jugendlichen. Die spielerische Art der Aktivität und die Tatsache, dass die Teilnehmenden hinter einer Maske sprechen, ermöglichen es ihnen, über ihre aktuelle Situation hinauszudenken. Oftmals geben die Geschichtchen, die die Jugendlichen erfinden, Hoffnung. Der Fokus kann auf dem Reflektieren über hypothetische Szenarien in der Zukunft liegen, aus der die Gruppenmitglieder ihr aktuelles Leben rückblickend betrachten. Fragen, die den Jugendlichen gestellt werden können, sind unter anderem *»Wenn du auf dein Leben zurückblickst – was waren die Wendepunkte? Was denkst du, was deine Eltern von dem, was sie gehört haben, halten?«* Diese Aktivität kann filmisch festgehalten werden und, mit Erlaubnis der Jugendlichen, ihren Eltern gezeigt werden. Die Jugendlichen können über die Reaktionen ihrer Eltern spekulieren und später fragen, was ihre Eltern tatsächlich von dem, was sie gehört haben, halten. Es können dann Gespräche darüber geführt werden, wie unterschiedliche Lebenswege unterstützt oder umgewendet werden können.

Multifamilienorchester

Anleitung

»Manchmal denken wir, dass eine Gruppe wie diese ein bisschen wie ein großes Orchester ist, das dringend Dirigent:innen braucht. Nun, wir benötigen jetzt einen Dirigenten oder eine Dirigentin, damit wir alle miteinander harmonieren können. Gott sei Dank gibt es hier eine Reihe von begabten Dirigent:innen, die das auf ihre eigene Art und Weise tun werden. Wir haben hier ein paar Pappkartons, die als Schlagzeug dienen können, außerdem Gläser und ein paar richtige Musikinstrumente – es liegt am Dirigenten bzw. an der Dirigentin zu entscheiden, welche verwendet werden und wie die Musik klingt und ob menschliche Stimmen benötigt werden oder sogar ein ganzer Chor. Später können wir besprechen, was besonders gut funktioniert hat.«

Verwendung und Arbeitsfokus

Dirigent:innen fühlen sich in ihren Rollen wertgeschätzt, da die gesamte Gruppe auf ihre Anweisungen wartet. Ein »Wir-Modus« und ein »Wir-Gefühl« können durch die erzeugten Klänge auf verkörperte Weise erlebt werden. Die Gruppenmitglieder können sich als Dirigent:innen abwechseln, und das kann eine gute Gelegenheit sein, weniger engagierte oder weniger selbstbewusste Gruppenmitglieder zu fördern. Der Fokus kann auf dem Erleben der Zusammenarbeit, der Klarheit der Anweisungen und der Fähigkeit liegen, sowohl leise als auch laut zu spielen.

Mutti-Schutz

Anleitung

»Wir glauben, dass viele Kinder hier sehr heftig reagieren, wenn jemand ihre Mutti bedroht, aber manchmal können dieselben Kinder auch ziemlich aggressiv gegenüber ihrer eigenen Mutti sein. Bei diesem Spiel schließen sich die Kinder mit ihren Mamas zusammen. Sie müssen sich vor sie stellen, um sie zu beschützen. Hier ist ein weicher Ball, und das Ziel ist, dass eine Mutti einer anderen Mutti den Ball auf einen Körperteil wirft, den ihr Kind beschützt. Das Mutti-Kind-Team kann sich frei bewegen, aber passt auf, dass ihr euch nicht verlauft! Los geht's!«

Verwendung und Arbeitsfokus

Dabei handelt es sich um eine gute Aktivität für Familien mit schlechtem Zusammenhalt oder für Familien mit aufsässigen Kindern. Der Schwerpunkt könnte auf der Frage liegen: »*Was bedeutet eigentlich wirklicher Schutz? Wann und vor wem hat man schon einmal Schutz gebraucht? Welche Art von Schutz braucht man? Warum denken wir manchmal, dass andere Menschen sich nicht selbst verteidigen können?*«

Nähe und Distanz

Anleitung

»Hier sind ein paar Seile (oder Schnüre), und wir möchten, dass Sie diese verwenden, um zu zeigen, wie nah und fern Sie einander sind. Es kann sein, dass Sie das unterschiedlich sehen, und deshalb möchten wir, dass jedes Familienmitglied seine eigene Version macht. Sie halten ein Ende des Seils und geben das andere Ende an ein anderes Familienmitglied, vielleicht an das, von dem Sie denken, dass es Ihnen am wenigsten nahe steht … Und jetzt platzieren Sie den Rest Ihrer Familie irgendwo entlang des Seils – Sie müssen nicht in einer geraden Linie stehen. Sie sind vielleicht nicht einer Meinung – das ist nur Ihre Sichtweise, andere Sichtweisen sind oft anders. Später sind die anderen an der Reihe, und wir können ein paar Fotos machen, damit wir uns daran erinnern, wie jede Familie das gemacht hat, und damit wir dann darüber sprechen können.«

Verwendung und Arbeitsfokus

Der Schwerpunkt liegt hierbei auf der Visualisierung der jeweiligen Distanz und Nähe zwischen den Familienmitgliedern. Es kann darüber diskutiert werden, was kulturell angemessen ist und was nicht, wie über Distanz und Nähe gesprochen werden kann, und darüber, wie sie verändert werden können, wenn dies für notwendig erachtet wird. Die Familien können gebeten werden, darüber nachzudenken, welche Veränderungen zu Hause stattfinden müssen, damit die gewünschten Veränderungen erreicht werden können, und sie können, wenn sie wollen, beim nächsten Treffen darüber zu berichten.

Rauchzeichen

Anleitung

»Wer kann erklären, was ein Rauchzeichen ist? Nun, wir glauben, dass die indigenen Völker im Wilden Westen das gemacht haben … Aber hier ist es ein bisschen anders … Wir können ein Geräusch, ein Lied oder eine körperliche Bewegung machen, wenn wir etwas Wichtiges signalisieren wollen. Wer möchte sein eigenes ›Rauchzeichen‹ zeigen? Jede Person in der Gruppe soll das Rauchzeichen einer anderen Person aufgreifen und es so gut wie möglich nachahmen. Dann machen Sie Ihr eigenes Rauchzeichen, das ein anderes Mitglied aufgreifen kann, und so weiter.«

Variante

Stille Post mit Pantomime: »Wir möchten Sie in Gruppen von etwa sechs Personen aufteilen, die sich mit dem Rücken zueinander aufstellen. Die erste Person in jeder Reihe dreht sich um und liest leise einen Satz vor, den eine:r von uns vorher aufgeschrieben hat (z. B.: ›Ich möchte, dass wir mehr Zeit miteinander verbringen‹ oder ›Ich möchte, dass du stolz auf das bist, was ich tue‹). Dann dreht sie sich zur nächsten Person um, klopft ihr auf die Schulter, damit sie sich ebenfalls umdreht, gibt die Nachricht pantomimisch wieder, dann dreht sich die zweite Person zur dritten und so weiter. Am Ende sagt jede:r, was er oder sie verstanden hat.«

Verwendung und Arbeitsfokus

Die Aktivität *Rauchzeichen* kann bei allen Familien angewendet werden, die mit Missverständnissen, Verletzlichkeiten und Bindungsproblemen zu kämpfen haben. Wenn Signale nicht gehört oder missverstanden werden, zu kompliziert sind oder zu leise, ist es schwierig, darauf zu reagieren. Die Aktivität lenkt die Aufmerksamkeit, indem sie von den Gruppenmitgliedern verlangt, einander genau zuzuhören. Danach können sie untersuchen, wie es sich manchmal zu riskant anfühlen kann, ein Signal auszusenden, falls jemand es nicht sehen oder falsch verstehen könnte, oder ein besonders lautes Signal auszusenden, um sicherzustellen, dass man gehört wird. Fragen an die Teilnehmenden der Gruppe: »*Wie fühlt es sich an, darauf zu warten, dass jemand das Signal aufnimmt, oder dass das Signal überhaupt nicht aufgenommen wird oder dass jemand es falsch versteht? Wie fühlt es sich an, wenn man es falsch versteht? Was sind die Gründe dafür, dass es falsch verstanden werden kann?*« Es können Verbindungen zu typischen Interaktionen zwischen Kindern und Eltern zu Hause hergestellt werden und dazu, wie es im Alltag zu Missverständnissen kommt.

Hinweis: Es kann sinnvoll sein, im Anschluss an diese Aktivität etwas zusätzliche Zeit nur für die Eltern einzuplanen, insbesondere wenn jüngere Kinder beteiligt sind, da es nicht immer angebracht ist, dass Eltern in Gegenwart ihrer Kinder offen über ihre Reaktionen auf bestimmtes Bindungsverhalten ihrer Kinder sprechen.

Risikometer

Anleitung

»Für die meisten Eltern ist es schwierig zu wissen, wie viel Autonomie ihr:e Teenager:in haben sollte, insbesondere wenn es darum geht, schwierige Entscheidungen zu treffen. Aber Eltern werden oft von Ängsten zurückgehalten, ob begründet oder nicht, und das kann es schwierig machen, Jugendliche selbstständig voranschreiten zu lassen. Hier ist ein Blatt Papier für jeden Elternteil. Skalieren Sie es vertikal von 0 bis 5, wobei 0 bedeutet, dass Sie Ihren Teenager bzw. Ihre Teenagerin keine Risiken eingehen lassen und sich um alles kümmern und ihn oder sie die meiste Zeit beaufsichtigen. Und 5 bedeutet, dass Sie die bzw. den Jugendliche:n alltägliche Angelegenheiten und Verantwortlichkeiten vollständig selbst regeln lassen. Setzen Sie jede alltägliche Aufgabe Ihres Teenagers bzw. Ihrer Teenagerin (z. B. Körperpflege, Medikamenteneinnahme, Aufstehen am Morgen, pünktliche Ankunft in der Schule usw.) auf das Risikometer und notieren Sie das Risikoniveau, das Sie derzeit bei all diesen Aufgaben und Verantwortlichkeiten für Ihren bzw. Ihre Jugendliche:n eingehen. Vergleichen Sie dann Ihre Ergebnisse, zunächst in getrennten Gruppen von Müttern und Vätern, und dann als Elternpaar.«

Verwendung und Arbeitsfokus

Diese Aktivität ist für Familien mit älteren Teenager:innen und jungen Erwachsenen nützlich. Die Diskussion zwischen den Eltern kann sich darauf konzentrieren, wie man einen jungen Menschen zur Autonomie führt: »*Sollte man einfach warten, bis sie autonom werden, oder sollte man Verantwortung abgeben, um ihm oder ihr zu helfen, autonom zu werden? Welche Risiken ist man bereit einzugehen? Wie kann man die unterschiedlichen Standpunkte eines Elternpaars in Einklang bringen?*«

Schreiben mit der falschen Hand

Anleitung

Teil 1: »Heute werden wir etwas Seltsames machen. Sie bekommen alle ein Stück Papier und Stifte, und wir werden einen Text diktieren, den Sie aufschreiben sollen, aber nicht mit Ihrer Schreibhand, sondern mit der Nicht-Schreibhand. Bitte fangen Sie an zu schreiben: ›Heute habe ich beschlossen, mit meiner anderen Hand zu schreiben. Ich weiß diese Anstrengung wirklich zu schätzen, die es mir ermöglicht, mich selbst zu fordern. Ich denke, ich werde das für den Rest des Tages oder sogar für den Rest meines Lebens so beibehalten.‹ Wenn Sie das geschrieben haben, bewerten Sie Ihre Leistung bitte wie eine Lehrkraft mit einer Note von 1 bis 5, wobei 1 für ›ausgezeichnet‹ und 5 für ›schlecht‹ steht. Wir werden dann alle Schriftproben sammeln und sie einer Jury vorlegen – wer möchte sich freiwillig melden? Wir brauchen fünf Personen.

Schauen wir uns also diese Probe an: Jury, welche Note geben Sie ihm oder ihr? Möchte der Autor bzw. die Autorin sagen, wie er oder sie die eigene Arbeit bewertet hat?«

Teil 2: »Ich möchte, dass Sie jetzt Dreiergruppen bilden. Wir können das nach dem Zufallsprinzip machen: 1, 2, 3, 4, 5 – alle 1er in diesem Teil des Raumes, alle 2er in jenem Teil des Raumes usw. Nehmen Sie sich 30 Sekunden Zeit, um zu entscheiden, wer die Person sein wird, die mit der falschen Hand schreibt. Wir möchten, dass Sie dann einen Text Ihrer Wahl schreiben, und wir möchten, dass die anderen Gruppenmitglieder der schreibenden Person helfen, das Projekt erfolgreich abzuschließen. Können die Autor:innen erklären, wie sie unterstützt werden möchten oder nicht? Jetzt geht's los!«

Verwendung und Arbeitsfokus

Diese Aktivität eignet sich für Familien mit Jugendlichen oder Erwachsenen. Der Schwerpunkt kann auf dem Bemühen liegen, etwas zu tun, das nicht selbstverständlich ist, und auf der Unterstützung von jemandem, der sich bemüht, etwas zu tun, das nicht selbstverständlich ist. Zur anschließenden Reflexion werden den Gruppenmitgliedern u. a. folgende Fragen gestellt: »*Wie schätzen Sie sich selbst ein? Nach welchen Kriterien beurteilen Sie sich selbst und andere? Inwiefern unterscheiden oder ähneln sich die Kriterien? Was macht eine gute bzw. schlechte Hilfe aus? Wer wurde ausgeschlossen oder übermäßig einbezogen und warum?*« Es können Verbindungen zu Situationen hergestellt werden, in denen man seine Komfortzone verlassen musste und dennoch erfolgreich war.

Seinen Platz finden

Anleitung

»Wenn Sie sich umschauen und einander anschauen, können Sie sehen, dass wir alle ganz unterschiedlich aussehen. Einige sind groß und andere kleiner. Warum bilden Sie nicht der Größe nach eine Reihe? Das bedeutet, dass die größte Person am linken Ende der Reihe stehen sollte und die kleinste am rechten Ende. Stellen Sie sich einfach in einer Reihe auf, und jede Person soll sich dort platzieren, wo sie glaubt, dass sie hingehört.«

Nächste Runde: »Dieses Mal möchten wir, dass sich die Leute nach der Farbe ihrer Haare aufstellen: Diejenigen mit sehr dunklem Haar ganz links und diejenigen mit weißblondem Haar ganz rechts – und der Rest soll sich irgendwo zwischen diesen Polen einordnen.«

Später – möglicherweise: »Und jetzt stellen Sie sich nach der Farbe Ihrer Haut auf …«

Verwendung und Arbeitsfokus

Bei dieser Aktivität müssen die Gruppenmitglieder einander richtig ansehen und darüber sprechen, was sie gemeinsam haben und wie sie sich unterscheiden, und das kann die Zusammenarbeit fördern. Eine Variante der Aktivität besteht darin, sie zu bitten, ihren Platz wortlos zu finden. Das verstärkt die Aufmerksamkeit und erfordert das sehr genaue gegenseitige Ansehen. Von den Aufstellungen können Fotos gemacht werden, die dann der Gruppe auf einem Bildschirm gezeigt werden und zu weiteren Diskussionen einladen.

Selbstbeschreibung

Anleitung

»Wir sind hier erst am Anfang mit der MFT-Arbeit, und die meisten hier kennen sich noch nicht so richtig. Könnte jede:r von Ihnen 5 Wörter, also am besten Adjektive, auf diese kleinen Aufkleber schreiben (oder Zeichnungen machen), die etwas über Sie als Person aussagen, und sie an sich heften? Sie können dann durch den Raum gehen und sich anschauen, was so jede:r über sich selbst geschrieben hat – und Sie können sich darüber unterhalten und Fragen stellen, wenn Sie möchten.«

Variante

»Schreiben Sie auf, welchen ersten Eindruck andere von Ihnen haben (egal ob richtig oder nicht) – wie verhalten Sie sich, dass dieser Eindruck erweckt wird?«

Verwendung und Arbeitsfokus

Die Aktivität *Selbstbeschreibung* eignet sich für die Arbeit mit den meisten Familien. Sie erfordert die Fähigkeit, sich selbst und andere gedanklich zu erfassen, und kann sich positiv auf den Gruppenzusammenhalt auswirken, da sie wohlwollende Neugier fördert und schnell zur Identifizierung von Gemeinsamkeiten führen kann, die nicht mit den Problemen oder Störungen zusammenhängen. Man kann dann diskutieren, wie richtig – oder unrichtig – solche Beschreibungen sein mögen.

Hinweis: Jüngere Kinder könnten Schwierigkeiten mit diesem Spiel haben, aber sie können einbezogen werden, indem die Anzahl der erforderlichen Adjektive reduziert wird und Bilder anstelle von Wörtern verwendet werden.

Spaghetti & Marshmallows

Anleitung

»Familien haben Strukturen – auch wenn diese unsichtbar sind, im Gegensatz zu architektonischen Strukturen wie Türmen und anderen Bauten. Aber unsichtbare Familienstrukturen können sichtbar werden, wenn wir beobachten, wie Familienmitglieder bei einer bestimmten Aufgabe miteinander umgehen. Das ist wichtig, weil es ihnen ermöglicht, miteinander verbunden zu bleiben und sich gegenseitig zu unterstützen. Die Struktur muss stark und stabil sein, damit sie nicht zusammenbricht und Einzelpersonen mit sich reißt. Aber diese Struktur muss auch ausreichend flexibel sein, um eine Anpassung an die notwendige Entwicklung der Einzelpersonen und der gesamten Familie zu ermöglichen. Auf Ihrem Tisch finden Sie also einige (ungekochte) Spaghetti und einige Marshmallows. Jede Familie soll nun eine Struktur schaffen, sie kann hoch oder niedrig sein, und sie soll das repräsentieren, was Sie Ihrer Meinung nach als Familie sind. Denkt daran, trockene Spaghetti brechen leicht – und je mehr Marshmallows Sie essen, desto instabiler wird das Fundament Ihres Gebäudes. Es ist wichtig, dass Sie als Team zusammenarbeiten! Los geht's! Sie haben 15 Minuten Zeit!«

Verwendung und Arbeitsfokus

Diese Aktivität eignet sich besonders für Familien mit schwachen oder sehr starren Strukturen. Sie ermöglicht es ihnen, andere Familienstrukturen auf spielerische und (zunächst) nonverbale Weise zu explorieren. Ein anderer Schwerpunkt liegt auf der Zusammenarbeit in der Familie und der Verteilung von Rollen. Die Gruppenmitglieder werden auch dazu eingeladen, Kommentare zu den Gedanken und Gefühlen abzugeben, die die Arbeit in ihnen hervorruft, und diese mit ihrer Herkunftsfamilie und ihrer aktuellen Familie in Verbindung zu bringen.

Hinweis: Familienstruktur ist ein eher abstraktes Konzept und für jüngere Kinder schwer zu verstehen. Eltern müssen sich auf ihr Kind einstellen, um die Aufgabe für es relevant zu machen, es bei der Stange zu halten und zu verhindern, dass es alle Marshmallows so schnell wie möglich aufisst! Außerdem neigt diese Aktivität dazu, einen Wettbewerb zwischen den Familien auszulösen, welche die »beste« Struktur geschaffen hat.

Speed-Dating

Anleitung

»Weiß hier jemand, was Speed-Dating ist? Es geht um blitzschnelles Kennenlernen. Können sich bitte zwei Kreise bilden, einer nach außen und der andere nach innen blickend, sodass jede Person einer anderen Person gegenübersteht. Können alle Personen im inneren Kreis die Person gegenüber dazu befragen, was sie gerne essen, was sie sonst so mögen und was nicht. Sie haben jeweils nur 2 Minuten Zeit, um dies herauszufinden. Wenn wir dann die Glocke läuten, müssen alle Personen im äußeren Kreis einen Platz nach links rücken – und dann machen Sie dasselbe noch einmal. Und später wird es immer schneller ... Sie werden ganz außer Atem sein.«

Verwendung und Arbeitsfokus

Das *Speed-Dating* kann zu Beginn jedes MFT-Treffens als Aufwärmaktivität eingesetzt werden und mit dem Ziel, Familien miteinander in Kontakt zu bringen. Es kann aber auch erst später zum Einsatz kommen und den Gruppenmitgliedern dabei helfen, sich auf ein bestimmtes Thema zu konzentrieren. *Speed-Dating* erzeugt Energie und macht die Kontaktaufnahme mit anderen möglicherweise zu einer weniger angstauslösenden Aufgabe. Es kann auch verwendet werden, um die Aufmerksamkeit auf die Probleme zu lenken, die die Gruppenmitglieder zur Teilnahme an der MFT veranlasst haben.

Hinweis: Jedes Mal, wenn sich die Teilnehmenden um einen Platz weiterbewegen, wird die Zeit, die ihnen zur Verfügung steht, um mit der Person gegenüber zu sprechen, kürzer – bis sie dieselbe Frage in nur 2 oder 5 Sekunden beantworten. Die Fragen können sich auf Themen beziehen wie: *»Was ist gestern in der Schule passiert?«* oder *»Was ist gestern Abend zu Hause passiert?«*, auf *»die Probleme, die jede Familie in die Gruppe gebracht haben«* oder auf *»einen Wunsch, der in Erfüllung gehen sollte«*. Alternativ kann die Aktivität auch dazu genutzt werden, zum Nachdenken anzuregen, in Form eines *»Slow-Speed-Datings«*, bei dem jede Person bis zu 5 Minuten Zeit hat zu sprechen und zuzuhören. Wenn die Aktivität beendet ist, können die MFT–Praktiker:innen die gesamte Gruppe auffordern: *»Kann jemand bitte der Gruppe etwas wirklich Überraschendes erzählen, das sie oder er während der Aktivität gehört hat?«*

Talentshow

Anleitung

»Wir möchten, dass alle Kinder in einen anderen Raum gehen und eine Talentshow für die Eltern vorbereiten, wie im Fernsehen. Es wird keinen Gewinner geben, sondern nur die Möglichkeit für euch, der Gruppe etwas zu zeigen, das euch Spaß macht. Die Kinder können ihre Talente vorführen, egal ob Singen, Tanzen, Turnen oder Leichtathletik, TikTok-Tänze, Fußballtricks, ein Vortrag über ihr Lieblingsthema – was auch immer. Heute denken wir darüber nach, was jede:r kann, und beim nächsten Mal proben wir für die eigentliche Aufführung. Überlegt euch Requisiten oder Kostüme, die ihr für eure Aufführung von zu Hause mitbringen möchtet.«

Verwendung und Arbeitsfokus

Diese Aktivität fördert Selbstbewusstsein und Handlungsfähigkeit der Kinder. Sie feiert ihre Stärken und ermöglicht es, den Fokus auf etwas Positives zu richten. Nach den Aufführungen der Kinder können die Eltern darüber nachdenken, was sie stolz auf ihre Kinder macht und wie ihre Stärken im Alltag deutlicher herausgehoben werden können.

Hinweis: Mit Erlaubnis der Eltern können die Betreuer:innen Fotos oder Videos von der Darbietung jedes Kindes machen und diese im Rahmen der Abschiedszeremonie zeigen. Diese Aktivität funktioniert am besten, wenn es einen separaten Raum gibt, in dem die Kinder ihre Darbietungen vorbereiten können.

Tauziehen

Anleitung

»Wir stellen fest, dass die Kinder immer unruhiger werden. Wie wäre es, überschüssige Energie in Aktion umzusetzen? Wie wäre es mit

Tauziehen? Bilden wir zwei Teams – vielleicht zuerst alle Kinder auf der einen Seite und die Eltern auf der anderen. Wer weiß, wer gewinnt? Später können wir die Teams auch mischen und ein paar Kinder für das Elternteam auswählen bzw. ein paar Eltern für das Kinderteam. Wir brauchen auch einen Schiedsrichter oder eine Schiedsrichterin – wer meldet sich freiwillig? Diese Person kann die Regeln erklären und dafür sorgen, dass sie eingehalten werden. Und wir werden ein paar Runden spielen.«

Verwendung und Arbeitsfokus

Das *Tauziehen* ist am besten für Familien mit Kindern im Vorjugendalter geeignet. Der Fokus kann auf Gewinnen und Verlieren liegen und darauf, ob man die Schwächeren gewinnen lassen sollte. »*Was macht Spaß, und wann wird es ernst – gibt es eine Überschneidung? Können Sie ausmachen, welches das ›stärkste‹ Team ist und warum? Wer fühlte sich während des Spiels wem nahe, und welche Erfahrungen haben die Erwachsenen und Kinder bei der Arbeit im Team gemacht?*« Es können dann Verbindungen zu ähnlichen Erfahrungen außerhalb des Treffens hergestellt werden.

Tierfamilien im Zauberwald

Anleitung

»Stellen Sie sich vor, Sie wären alle Tiere und würden friedlich zusammen in einem Zauberwald leben. Was für Tiere möchten Sie sein? Elefanten, Maulwürfe, Mäuse, Vögel, Schlangen, Löwen? Kann jede Familie selbst entscheiden, welche Tierfamilie sie sein möchte – oder was sie tun wird, wenn jedes Familienmitglied ein anderes Tier sein möchte? Bitte bauen Sie ein Nest oder eine andere Art von Zuhause in diesem Zauberwald. Dann basteln Sie eine Maske für sich selbst und eine für Ihr Kind, um zu zeigen, wie Sie als dieses Tier aussehen würden. Wenn Sie das alles gemacht haben, machen Sie bitte eine Tierfamilienskulptur, die zeigt, wie Sie als Familie jetzt sind und wie Sie in Zukunft sein möchten.«

Anschließend wird jede Familie in die Mitte eingeladen, um ihre beiden Skulpturen zu zeigen und dem Rest der Gruppe zu erklären, worum es ging.

Später: »Jetzt gibt es einen Waldbrand. Wie können die Tierfamilien einander helfen?«

Verwendung und Arbeitsfokus

Diese Aktivität eignet sich für Familien mit kleinen Kindern sowie für Adoptiv- oder Patchworkfamilien. Die Familien müssen sich dabei in die Rolle der Tiere versetzen und entscheiden, welches Tier sie sein möchten, wie es auf andere wirkt und welche Eigenschaften es hat. Sie können gefragt werden, warum sie sich für ein bestimmtes Tier entschieden haben. Weitere Fragen sind: »*Wie haben Sie sich als Tierfamilie gefühlt? Was war anders als sonst? Was müsste geschehen, damit Sie mehr wie das Tier werden, das Sie darstellen wollen? Was geschah, als der Waldbrand ausbrach?*«

Hinweis: Von jeder Tierfamilienskulptur kann ein Foto gemacht werden, auf das zu einem späteren Zeitpunkt der MFT zurückgegriffen werden kann.

Turmbau zu Babbel

Anleitung

»Wir haben hier viele Familien aus der ganzen Welt, mit vielen verschiedenen Sprachen, und es ist wirklich absolut nicht leicht für Menschen, einander zu verstehen. Wir möchten, dass alle aufstehen und so tun, als würden sie eine ausgestorbene oder völlig unverständliche Fantasiesprache sprechen, also einfach babbeln, und andere Familien und ihre Mitglieder treffen und versuchen sich zu verständigen und ein Gespräch zu führen, vielleicht sogar etwas gemeinsam zu unternehmen, und dann zur nächsten Person weitergehen. Sie können Ihre Hände und Arme benutzen, um den Austausch zu unterstützen und sich verständlich zu machen. Und wenn Sie etwa eine Minute lang mit dieser Person kommuniziert haben, gehen Sie bitte zur nächsten Person über.«

Später: »Jetzt brauchen wir einige vermeintliche Dolmetscher:innen, die wirklich gut darin sind, zu erraten, was gesagt wurde. Können Sie sich anhören, was zwei Personen sagen, und es ins Deutsche übersetzen? Die beiden Personen können dann nonverbal signalisieren, ob diese Übersetzung korrekt ist oder nicht.«

Verwendung und Arbeitsfokus

Diese Aktivität kann eingesetzt werden, wenn in einer Gruppe viele verschiedene Sprachen gesprochen werden und wenn einige Familien, die unterschiedlichen Kulturen angehören, Gefahr laufen, ausgegrenzt zu werden. Die Anweisungen können über eine Audio-Übersetzungs-App in die jeweilige Minderheitensprache übersetzt werden. Der Schwerpunkt kann darauf liegen, was auf andere Weise als über Sprache kommuniziert werden kann und wie man ausgegrenzt und missverstanden wird. Dies kann sich auf Szenarien sowohl innerhalb als auch außerhalb der Gruppe beziehen.

Verantwortung und Verantwortungslosigkeit

Anleitung

»Die meisten Menschen fühlen sich in bestimmten Situationen und für bestimmte Menschen verantwortlich. Aber manchmal handeln wir auch verantwortungslos. Wir möchten, dass sich jede Person hier drei Beispiele für verantwortungsbewusstes Handeln und ein oder zwei Beispiele für verantwortungsloses Handeln überlegt und diese auf verschiedene Zettel schreibt. Legen Sie die Aussagen dann in eines dieser beiden Kästchen. Wenn alle dies getan haben, werden wir einige der Zettel aus beiden Kästchen auswählen und sie laut vorlesen, anonym, sodass niemand weiß, wer die Notiz geschrieben hat – nur die Person, die sie verfasst hat. Wir können dann Ihre Überlegungen diskutieren.«

Verwendung und Arbeitsfokus

Gegenseitiges Interesse wird hier auf natürliche Weise angeregt, da viele versuchen zu erraten, wer was geschrieben hat. Die Diskussionen können sich auf die unterschiedlichen Ansichten darüber konzentrieren, was verantwortungsbewusst ist und was nicht. Der Schutz der Anonymität ermöglicht es, Perspektiven zu teilen, die Gruppenteilnehmende sonst vielleicht nicht äußern würden. Handlungsfähigkeiten können gefördert werden, wenn geplant wird, wie man sich von diesem bis zum nächsten Mal verantwortungsbewusst verhalten kann.

Wellnesszentrum

Anleitung

Teil 1: »Sie haben heute alle sehr hart gearbeitet – wäre es nicht schön, sich auszuruhen und verwöhnen zu lassen? Waren Sie schon einmal in einem Wellnesszentrum? Wir jedenfalls nicht – viel zu teuer und zeitaufwendig! Die gute Nachricht ist, dass wir hier ein kostenloses Wellnesszentrum haben. Alles, was wir brauchen, ist ein bisschen Fantasie ... Stellen wir uns vor, die Hälfte von Ihnen sind Kund:innen und die andere Hälfte sind Mitarbeitende. Wir geben jedem eine Nummer, 1 und 2 ... Alle 1er sind Mitarbeitende, und alle 2er sind Kund:innen. Die Kund:innen müssen ihre Stühle in einem Kreis aufstellen und nach innen schauen, und die Mitarbeitenden nehmen ihre Position hinter den Kund:innen ein – also steht eine Person hinter jedem Stuhl. Das sind die ›Wohlfühlbeauftragten‹. 3 Minuten lang ist es Ihre Aufgabe, die Kund:innen zu entspannen und ihnen Energie zu geben. Sie können Ihre Hände benutzen und sie massieren – aber nur, wenn die Kund:innen es Ihnen erlauben. Sie können mit ihnen sprechen oder sogar singen, damit sie sich wohlfühlen. Sie können Musik oder was auch immer verwenden. Aber es ist wichtig, dass Ihren Kund:innen gefällt, was Sie tun – sonst können sie sich nicht wohlfühlen. Nach 3 Minuten gehen Sie zur nächsten Person über.«

Möglicher Teil 2: »Wir werden Sie bitten, die Wohlfühlbeauftragten in der Reihenfolge zu ordnen, in der sie Sie Ihrer Meinung nach behandelt haben, und dann werden wir es mit der Realität vergleichen.«

Verwendung und Arbeitsfokus

Diese Aktivität wird am besten in den späteren Phasen der MFT eingesetzt. Sie schafft und stärkt Vertrauen, da sich die betreute Person in einer potenziell verletzlichen Position befinden kann. Die Wohlfühlbeauftragten müssen sich in die Kund:innen hineinversetzen und das Feedback nutzen, um ihr Verhalten anzupassen. Anschließende Fragen können folgende sein: *»Woher wussten Sie, was zu tun ist? Woher wussten Sie, wann die Kund:innen Ihre Arbeit genossen oder nicht genossen haben? Wie hat es sich angefühlt zu helfen – und wie, Hilfe zu erhalten?«* Die Aktivität bietet die Möglichkeit, Empathie zu üben, Bedürfnisse auszudrücken und auf sie einzugehen sowie Hilfsangebote zu bestätigen. Sie hebt auch individuelle Unterschiede hervor bzgl. dessen, was Menschen als hilfreich und entspannend empfinden. Es können Verbindungen zu Situationen außerhalb der MFT hergestellt werden, in denen man selbst Hilfe leistet oder erhält, sowie dazu, wie und warum Menschen zu *»Selbsthelfenden«* werden.

Wer hat schon einmal ...?

Anleitung

»Lassen Sie uns einen großen Kreis bilden. Ich werde allen eine Frage stellen, und wer sich angesprochen fühlt, muss für ein paar Sekunden in die Mitte des Kreises gehen und ›Ich!‹ rufen und in die Hände klatschen. Fangen wir also an: Wer hat schon einmal ein richtig schlechtes Ergebnis in Mathe gehabt? Wer hat schon einmal seinen Bruder oder seine Schwester geschubst? Wer wurde schon einmal aus dem Klassenzimmer ausgeschlossen? Wer hat schon einmal seine Eltern zum Lachen gebracht, als sie ihn ausgeschimpft haben? Wer wurde schon einmal gemobbt?«

Verwendung und Arbeitsfokus

Diese Aktivität kann zu jedem Zeitpunkt eingesetzt werden, am besten jedoch zu Beginn eines MFT-Projekts, wenn sich die Gruppenmitglieder erst kennenlernen. *Wer hat schon einmal ...?* kann auch verwendet werden, um gemeinsame Erfahrungen hervorzuheben und die Gruppenmitglieder zu beruhigen, bevor ein neues oder schwieriges Thema angegangen wird. Das Hervorheben gemeinsamer Erfahrungen verbessert den Gruppenzusammenhalt, insbesondere wenn sich einige Gruppenmitglieder ausgegrenzt oder stigmatisiert fühlen. Indem man sich physisch in die Mitte des Kreises begibt, werden diese Gemeinsamkeiten verstärkt. Es kann ein Fokus auf eine Reihe von Themen und damit verbundenen Gefühlen gelegt werden, wie Scham und Mut, Ausgrenzung und Inklusion.

Hinweis: Einige Familienmitglieder nehmen möglicherweise nicht teil, weil sie bestimmte Erfahrungen nicht preisgeben möchten. Die MFT-Praktiker:innen können dies indirekt ansprechen, indem sie sich laut fragen: *»Glauben Sie, dass sich alle hier mutig genug fühlen, in die Mitte zu gehen? Manche Menschen schämen sich vielleicht ein bisschen zu sehr, um das zu tun. Das ist ganz normal. Ich frage mich, was man tun kann, damit sich alle sicher genug fühlen, hier voll mitzuspielen.«*

Wie alles anfing ...

Anleitung

»Können die Eltern bitte einen Kreis bilden, sich gegenüberstehen und die Kinder im äußeren Kreis sitzen bleiben? Wir bitten nun die Eltern, mit unserer Hilfe zu erklären, wie alles begann, welche Schwierigkeiten oder Probleme Sie hierhergebracht haben. Sie haben jeweils etwa 3 Minuten Zeit. Erklären Sie, wie sich das Familienleben und vielleicht auch Ihre Beziehungen zu Freund:innen und anderen verändert haben. Wenn Sie fertig sind, bitten wir die Kinder, in die Kreismitte zu kommen, und Sie, liebe Eltern, hören sich ihre Unterhaltung an.«

Verwendung und Arbeitsfokus

Diese Aktivität kann zu Beginn eines MFT-Projekts durchgeführt werden, um Gruppenmitgliedern zu helfen, Gemeinsamkeiten zu entdecken und sie miteinander zu verbinden. Richtiges Interesse wird zuerst bei den Kindern und dann bei den Eltern geweckt, wenn sie eingeladen werden, dem Gespräch zuzuhören. Die Struktur dieser Aktivität und die Tatsache, dass von den Zuhörern keine Antworten erwartet werden, führen oft dazu, dass Einzelpersonen eher bereit sind, sich anzuhören, was andere zu sagen haben. Unterschiede zwischen den Berichten der Kinder und der Erwachsenen sind häufig. Das kann man hervorheben und die Gruppenteilnehmenden bitten, darüber zu spekulieren, warum dies der Fall sein könnte: Damit kann explizites Mentalisieren angeregt werden.

Hinweis: Die Gruppenmitglieder können diese Aktivität nutzen, um sich gegenseitig zu kritisieren. Die MFT-Praktiker:innen müssen beurteilen, inwieweit sich dies negativ auswirken könnte, und wenn ja, überlegen, ob sie das Gespräch an dieser Stelle unterbrechen oder die Kritik erst einmal nur »vormerken«, um nach dem Beenden der Aktivität darauf zurückzukommen.

Wie andere mich sehen

Anleitung

»Hier sind ein paar Klebezettel für alle. Können Sie bitte 4 Adjektive darauf schreiben, positive und negative, von denen Sie denken, dass andere Gruppenmitglieder sie verwenden könnten, um Sie zu beschreiben? Schreiben Sie diese auf und kleben Sie die Zettel an Ihren Körper. Treffen Sie dann andere und schauen Sie, was diese von Ihren Selbstbeschreibungen halten. Und dann schreiben Sie ein Adjektiv über diese Person auf einen Klebezettel und kleben Sie ihn auf deren Rücken. Später können Sie die verschiedenen Beschreibungen vergleichen.«

Variante

»Können Sie auf einen Klebezettel vier Adjektive schreiben, positive und negative, die beschreiben, wie Menschen, die Sie sehr gut kennen, Sie beschreiben würden? Schreiben Sie diese bitte auf und heften Sie den Klebezettel an sich selbst. Treffen Sie dann andere Gruppenmitglieder und besprechen Sie, was sie von ihren Beschreibungen halten. Schreiben Sie dann auf einen anderen Klebezettel ein Adjektiv über sich selbst, von dem Sie glauben, dass andere es nicht sehen, wissen oder erkennen. Dann können Sie die verschiedenen Beschreibungen vergleichen.«

Verwendung und Arbeitsfokus

Diese Übung eignet sich besonders für Familien mit Jugendlichen und Erwachsenen. Sie erfordert die Fähigkeit, sich in andere hineinzuversetzen und sich selbst zu reflektieren. Anschließend können die Gruppenmitglieder gefragt werden, ob es Überraschungen gab. Man kann dann darüber spekulieren, warum die selbst zugeschriebenen Adjektive denen ähneln oder sich von denen unterscheiden, die andere Gruppenmitglieder aufgeschrieben haben. Folgende Fragen können gestellt werden: »*Was glauben Sie, vermittelt den Leuten den Eindruck, dass Sie liebevoll/freundlich/eifersüchtig … sind? Möchten Sie, dass Ihre verborgenen Eigenschaften entdeckt und anerkannt werden oder dass sie lieber verborgen bleiben? Was könnte dafür und was dagegen sprechen?*« Es können Verbindungen zu Themen hergestellt werden, die mit Identitätsentwicklung zu tun haben und damit, wie sich Menschen außerhalb der Gruppe präsentieren und worum es dabei gehen könnte.

Zwinkermord

Anleitung

»Zuerst brauchen wir einen Detektiv bzw. eine Detektivin – wer möchte Detektiv:in sein? Okay, es wird in diesem Raum einen Mord geben – keine Sorge, es ist nur ein Spiel –, und Sie müssen herausfinden, wer der Mörder bzw. die Mörderin ist. Der Detektiv muss jetzt den Raum verlassen, damit der Mord geschehen kann, und wir werden ihn dann wieder hereinrufen. Können die Familien hier entscheiden, wer der Mörder oder die Mörderin ist? Gibt es Freiwillige? Okay, das wäre geklärt, lieber Mörder. Du tötest die Leute in diesem Raum, indem du ihnen zuzwinkerst. Wenn ein Gruppenmitglied angeblinzelt wird, muss es so tun, als würde es sterben. Je dramatischer, desto besser, so … Ahhh … Ooooooh … Wenn der Detektiv wieder in den Raum kommt, muss er erraten, wer der Mörder ist.«

Verwendung und Arbeitsfokus

Der *Zwinkermord* eignet sich für alle Familien, insbesondere für Familien mit Kindern im Alter von 5 bis 12 Jahren. Es kann auch eine passende Aktivität sein, um Nachzügler:innen zu integrieren. Bei dieser Aktivität arbeitet die Gruppe zusammen und achtet genau aufeinander, versteckt ihre Gefühle und beobachtet genaustens die Detektiv:in. Diese:r wiederum versucht, Gesichtsausdrücke und Interaktionen zwischen Gruppenmitgliedern zu deuten. In der anschließenden Diskussion geht es um Ausgrenzung und Inklusion. Mögliche Fragen sind: *»Wann ist es sinnvoll, seiner Gruppe gegenüber illoyal zu sein? Wie ist es, wenn man Zeug:in dessen wird, wie jemand in einer schwierigen Lage ist?«*

6.3 Familienaktivitäten

Die nachfolgend vorgestellten Aktivitäten befassen sich mit familieninternen Themen und Beziehungsproblemen. Ziel ist es, familiäre Stärken zu erkennen sowie verborgene Gedanken, Gefühle und Werte sichtbar zu machen. Die Familien sollten einander ein wenig kennen, bevor sie sich auf einige der Aktivitäten in diesem Abschnitt einlassen, da sie persönliche Themen betreffen. Viele dieser Aktivitäten werden zunächst von jeder Familie allein durchgeführt und anschließend den anderen Gruppenmitgliedern vorgestellt. Die meisten *Gruppenaktivitäten* (siehe Kap. 6.2) können ebenfalls genutzt werden, um innerfamiliäre Dynamiken anzusprechen – häufig geschieht dies jedoch, indem bestimmte Themen erst einmal nur markiert und später erneut aufgegriffen werden, entweder in der Großgruppe oder, häufiger, mit einzelnen Familien oder Untergruppen.

Familienbilder und -collagen

Anleitung

»Wir möchten, dass jede Familie ihre eigene grafische Darstellung davon macht, wie sie sich als Familie sieht. Bitte stellen Sie ein solches Bild zusammen – Sie können Farbstifte, Malfarbe, Bilder aus Zeitschriften verwenden, Sie können eine Collage erstellen, wie auch immer Sie wollen.«

Später: »Machen Sie jetzt ein Bild oder eine Collage davon, wie Sie Ihre Familie in sechs Monaten sehen möchten.«

Verwendung und Arbeitsfokus

Der Prozess der Bildgestaltung kann Unterschiede in den Perspektiven der Familienmitglieder und wichtige innerfamiliäre Dynamiken aufzeigen. Fragen, die die MFT-Praktiker:innen stellen können, sind: *»Wie gut haben alle zusammengearbeitet, als die Bilder gemacht wurden? Wer hat Initiative gezeigt, wer nicht? Wer hat bei Ihnen das Sagen?«* Die Bilder fördern den Fokus darauf, wie verschiedene Probleme, Gefühle und Dynamiken ausgedrückt und erkannt werden können, wobei manchmal implizite mentale Zustände explizit gemacht werden. Die Familien erhalten die Möglichkeit, dass ihre Schwierigkeiten vom Rest der Gruppe konkret *»gesehen«* werden, wenn man das Augenmerk auf die Funktionsweise der Familie richtet, einschließlich ihrer Wünsche, Hoffnungen und Enttäuschungen.

- **Familienfahrzeug**

Anleitung

»Stellen Sie sich vor, Sie könnten ein ideales Fahrzeug entwerfen, das Sie auf Ihrer Reise durchs Leben unterstützt – es könnte eine Rakete, ein erstaunliches Fluggerät oder ein magisches Auto, Zug oder etwas anderes sein. Ihrer Fantasie sind keine Grenzen gesetzt! Natürlich braucht ein solches Transportmittel eine fähige Besatzung – jemanden, der das Fahrzeug reinigt, einen Techniker, vielleicht eine Fahrerin. Sie können versuchen, dieses Fahrzeug zuerst zu zeichnen, und dann untereinander entscheiden, wer welche Aufgabe hat.«

Verwendung und Arbeitsfokus

Der fantasievolle Charakter dieser Aktivität zeigt, ob Eltern in der Lage sind, ihre Kinder aktiv einzubeziehen und gemeinsam die Rollen der Familienmitglieder festzulegen. Später können die Familien gefragt werden: *»Wer ist mit den Entscheidungen zufrieden und wer weniger?«* Es können Ähnlichkeiten und Unterschiede beobachtet und Verbindungen zu Familienrollen und Entscheidungsfindung im Alltagsleben hergestellt werden.

Familiennetzwerkkarte

Anleitung

»Jede Familie hat ihre eigene Struktur und Art, die Beziehungen zwischen ihren Mitgliedern zu verwalten. Wir möchten, dass jede Familie ihre Beziehungen und Struktur(en) aufzeichnet. Kreise und Quadrate können weibliche bzw. männliche Familienmitglieder darstellen, und ihre Beziehungen können mit Verbindungslinien gezeichnet werden. Sehr starke und enge Beziehungen können mit doppelten oder dreifachen Linien dargestellt werden, weiter entfernte Beziehungen vielleicht nur mit einer gestrichelten Linie. Bei schwierigen oder konfliktreichen Beziehungen können Blitze oder Zickzacklinien verwendet werden. Denken Sie daran, alle Personen einzubeziehen, die derzeit zusammen oder getrennt leben, sowie alle wichtigen Personen, einschließlich Großeltern, Onkel und Tanten. Wenn Sie sich über einige der Beziehungen unklar sind, dann spekulieren Sie einfach darüber, wie sie aussehen könnten. Wenn es spezifische Verbindungen zwischen Personen gibt, erfinden Sie ein Symbol, um dies zu beschreiben, und markieren Sie auch die Grenzen zwischen verschiedenen Generationen und verschiedenen Zweigen der Familie, und ob Sie diese für starr, flexibel oder zu locker halten – und vergessen Sie nicht, sich selbst auch dort einzuzeichnen.«

Später: »Wenn Sie nur eine der Beziehungen auf dieser Netzwerkkarte ändern könnten, welche würden Sie zuerst wählen? Wie könnten Sie das tun – und wenn eine Beziehung geändert wird, welche anderen könnten sich dann automatisch ändern? Und in welche Richtung?«

Verwendung und Arbeitsfokus

Da es sich hierbei um eine recht komplexe Aufgabe handelt, eignet sich diese Aktivität besser für Familien mit Erwachsenen und Jugendlichen. Der Fokus kann auf wichtigen Bezugspersonen, Interessen und Beziehungen liegen und darauf zu zeigen, wie diese sich ergänzen oder miteinander konkurrieren können. Der Prozess der Erstellung der Karte erfordert, dass die Art der Beziehungen deutlich gemacht wird, was in Familien nicht immer der Fall ist. Dies kann zu Gesprächen darüber führen, wie jede:r über verschiedene Beziehungen denkt, und das kann neue Perspektiven aufzeigen. Die explizite Kennzeichnung von Familienkonflikten kann auch dazu beitragen, dass über bisher gemiedene Themen gesprochen wird. Die Familien können dazu angeregt werden, über die Auswirkungen von Veränderungen und deren Folgen für die Beziehungen zwischen einzelnen Personen nachzudenken.

Familienrucksack

Anleitung

»Stellen Sie sich vor, Sie müssten plötzlich das Land verlassen, in dem Sie leben. Sie haben nur einen Rucksack für alle wichtigen Familiengegenstände, und es gibt nur Platz für fünf Objekte für die ganze Familie. Können Sie sich zusammen überlegen, was diese sein könnten, und sich dann einigen? Schreiben Sie auf fünf Zettel, was Sie mitnehmen möchten, also einen Zettel für jeden Gegenstand. Und dann legen Sie die Zettel in den Rucksack.«

Verwendung und Arbeitsfokus

Diese Aktivität ist besonders nützlich für Familien mit Migrationshintergrund. Der Schwerpunkt kann auf der Hervorhebung von Prozessen der innerfamiliären Entscheidungsfindung liegen, einschließlich der Frage, was für die Familien wichtig ist und warum. Zu den Fragen, die dabei exploriert werden können, gehören: »*Wie werden Entscheidungen getroffen? Was kann zurückgelassen werden und was nicht? Wer hat das letzte Wort? Was kann man nicht in einen Rucksack packen? Kann man Werte von einer Kultur in eine andere transportieren? Was kann verloren gehen?*« Die Aktivität kann die Familienidentität stärken und innerfamiliäre Konflikte im Zusammenhang mit Prioritäten und Werten aufzeigen. Die Familien können ersucht werden, darüber nachzudenken, wie sie ihren Familienrucksack im Alltag außerhalb der MFT immer (oder nie) bei sich haben. Die Aktivität bietet einen Rahmen, in dem die Familien ihre Erfahrungen austauschen können – so viel oder so wenig, wie sie möchten –, indem sie die Geschichten anderer Familien hören, und Kinder möglicherweise schwierige Fragen stellen können. Familien, die nicht viel über ihre Vergangenheit erzählen möchten, haben dennoch die Möglichkeit, sich durch die Aktivität und die Geschichten anderer Familien mit wichtigen Themen zu beschäftigen.

Familienstammbaum

Anleitung

»Wir möchten, dass jede Familie ihren eigenen Familienstammbaum zeichnet. Man kann dafür bestimmte Symbole verwenden. Schreiben Sie für jede Person den Vor- und Nachnamen, das Alter, den Beruf, eine Charaktereigenschaft sowie Probleme oder Krankheiten, die die jeweilige Person hat oder hatte. Wenn es sehr komplizierte Beziehungen zwischen Personen gibt, markiert diese bitte.«

Verwendung und Arbeitsfokus

Kinder sind oft sehr interessiert, bestimmte Aspekte der Geschichte ihrer Familie zu erfahren, aber für Eltern gibt es vielleicht einige Teile ihres Familienstammbaums, die sie nicht so gerne teilen. Der Fokus kann auf der Untersuchung generationenübergreifender Familienmuster im Laufe der Zeit liegen, mit Fragen wie: *»Wer ähnelt sich innerhalb der Familie? Wie fühlt man sich dabei? Wie sind andere Familienmitglieder mit einer besonders problematischen Situation umgegangen? Was denken Großeltern und Urgroßeltern über die Entwicklung und das Wachstum der Familie?«* Die Familien können gebeten werden, zu Hause weiter über Familiengeschichten zu sprechen, um die Familienidentität zu explorieren und zu stärken.

Hinweis: Familien mit erheblichen Traumabelastungen benötigen möglicherweise zusätzliche Unterstützung bei dieser Aktivität.

Familienverfassung

Anleitung

»Jede Familie hat ihre eigenen Regeln und Vorschriften, die das Zusammenleben erleichtern sollen. Sie sind meist wie eine ungeschriebene Verfassung. Einige dieser Regeln sind allen bekannt – auch wenn noch nie darüber gesprochen wurde –, andere wurden nie erwähnt, und man ist ein bisschen verwirrt. Und manchmal gibt es auch überhaupt keine Regeln. Welche Regeln gibt es in Ihrer Familie? Kann jede Familie die Regeln auflisten, die es gibt oder geben sollte, so als würde man eine Familienverfassung oder die ›10 Familiengebote‹ erfinden?«

Verwendung und Arbeitsfokus

Hier geht es um die Offenlegung unausgesprochener oder nicht definierter Regeln. Die Familien können darüber reflektieren, wie Regeln aufgestellt werden, und darüber diskutieren, wer sie durchsetzt: *»Was passiert, wenn Regeln gebrochen werden? Gibt es einen Strafkodex? Sieht sich die Familie als Monarchie, Diktatur, Anarchie oder Demokratie? Wie werden Regeln angepasst, wenn Kinder älter werden oder wenn einige Familienmitglieder die Familie verlassen oder neue hinzukommen?«* Es kann hilfreich sein, Ähnlichkeiten und Unterschiede besonders hervorzuheben, da diese oft mannigfache kulturelle Wertesysteme widerspiegeln und die Familien nicht nur verbinden, sondern ihnen auch alternative Perspektiven aufzeigen können. Die Aktivität kann auch zur Stärkung der Familienhierarchien eingesetzt werden.

Familienwappen oder -webseite

Anleitung

»In der ›guten alten Zeit‹ hatten Familien, vor allem die adeligen, ihr eigenes Wappen, das etwas über ihre Vergangenheit, ihr Motto und ihre Stärken aussagte. Darauf war man sehr stolz. Wir möchten jetzt jede Familie hier dazu einladen, ein solches Wappen für sich selbst zu entwerfen. Denken Sie als Familie darüber nach, was das Besondere an Ihrer Familie ist, worauf Sie stolz sind und welche besonderen Stärken Sie haben. Und verwandeln Sie all dies in ein Wappen. Wenn Sie dann noch ein Familienmotto finden, umso besser. Wenn Ihnen ein Familienwappen zu altmodisch ist, dann können Sie auch eine Familienwebseite entwerfen.«

Verwendung und Arbeitsfokus

Der Fokus kann auf der Förderung des Familienzusammenhalts durch die Definition und Stärkung der Familienidentität liegen. Fragen an die Gruppenmitglieder können Folgendes beinhalten: *»Was sind die Stärken und Werte jeder Familie? Wie kann die wichtige Familiengeschichte in das Wappen oder die Webseite aufgenommen werden? Was sind die positiven Aspekte jeder Familie? Wie könnte das Familienmotto lauten?«* Durch die Symbolisierung ihrer Stärken und Werte muss die Familie ihre Aufmerksamkeit fokussieren und verhandeln, und dieser Prozess kann wichtige Familiendynamiken aufdecken. Später können Ähnlichkeiten und Unterschiede zwischen verschiedenen Wappen untersucht werden, und die Familien, die ersucht wurden, über das zukünftige Aussehen ihres Wappens nachzudenken, können überlegen, wie sie diesen Punkt erreichen können.

Gegenstände der Erinnerung

Anleitung

»Je älter wir werden, desto mehr vergessen wir, und manchmal ist es sehr schwer, sich an wichtige Begebenheiten zu erinnern. Oft sind Erinnerungen mit bestimmten Gegenständen verbunden, sei es einer Puppe, einem Bild, Schulzeugnissen oder Geschenken von den Großeltern. Wir möchten, dass jede Familie beim nächsten Mal nicht mehr als fünf persönliche Souvenirs und Objekte mitbringt, nichts Teures, sondern etwas Bedeutendes, eben Dinge, die man aus ganz persönlichen oder sentimentalen Gründen schätzt. Und dann würden wir gerne etwas über die Geschichten hören, die mit diesen Gegenständen verbunden sind.«

Verwendung und Arbeitsfokus

Die Aktivität *Gegenstände der Erinnerung* eignet sich für Familien, die sich aus verschiedenen Gründen wenig mit ihrer Vergangenheit auseinandersetzen. Der Prozess des Sammelns erfordert, dass sich die Familien auf Gespräche einlassen, die sonst möglicherweise nicht stattgefunden hätten, und die Neugier der Gruppenmitglieder kann dabei helfen, die Aufmerksamkeit aller aufrechtzuerhalten. Der Fokus kann auf der Suche nach nicht-dominanten Narrativen und »unerledigten Angelegenheiten« liegen, mit Fragen wie: *»Welche positiven Geschichten fallen Ihnen ein? Gibt oder gab es etwas Verletzendes? Wie wäre das Leben anders, wenn man einen bestimmten Gegenstand verloren hätte? Welche Gegenstände hatten Sie zunächst überlegt, mitzubringen, haben es aber letztlich nicht getan? Worum ging es dabei? Wie haben Sie sich als Familie darauf geeinigt, was mitgebracht wird und was nicht?«* Die Aktivität fördert autobiografische Kontinuität innerhalb der Familie.

Gehirnscan

Anleitung

»Wissen Sie, was das ist? Das ist eine Zeichnung eines menschlichen Gehirns. Es ist eine Art Gehirn, aber es hat mehr Hohlräume, als wir

Menschen normalerweise im Gehirn haben. Sie können sehen, dass einige der Hohlräume (Ärzt:innen nennen diese ›Ventrikel‹) größer sind und andere eher klein. Stellt euch vor, dass dies der Kopf und das Gehirn eures Vaters ist. Schreibt dort in jeden Hohlraum hinein, was ihr glaubt oder wisst, was seine Interessen sind, seine Vorlieben und Abneigungen und auch seine Ängste und Hoffnungen. Und ich werde eurer Mutter ein weiteres Gehirn geben: Können Sie, Frau F., dort hineinschreiben, was Ihrer Meinung nach im Kopf Ihres Mannes vor sich geht, wie seine Gedanken und Gefühle sind – und vielleicht irgendwelche Geheimnisse, von denen Sie glauben, dass er sie dort hat? Schreiben Sie das in die kleinen Hohlräume oder Ventrikel. Und Sie, Herr F., können Sie in dieses Gehirnschaubild hier einfügen, was Ihre Frau glaubt, was in Ihrem Gehirn passiert? Später werden wir uns dann genau ansehen, was in unseren Gehirnen so vor sich geht. Wir haben das Glück, in einem hochmodernen Krankenhaus zu sein, das von den neuesten technologischen Fortschritten profitiert. Ein neues Gerät, das wir angeschafft haben, erzeugt erstaunliche Bilder des Gehirns. Es wird als Gehirn-Hyperscanner bezeichnet. Mit dessen Hilfe kann man einen detaillierten Blick auf das werfen, was im Kopf eines Familienmitglieds vor sich geht. Jeder dieser Hohlräume ist der Behälter für Gedanken und Emotionen, und dank dieses Geräts können wir sie sehen.«

Variante

»Stellen wir uns vor, dies sei das Gehirn Ihres Sohnes. Papa, können Sie in die kleinen und großen Hohlräume das einfügen, was Ihrer Meinung nach dort vor sich geht? Und Mama, können Sie dasselbe in diesem Bild tun? Aber sprechen Sie bitte nicht mit Ihrem Ehemann darüber. Und Billy, kannst du auch ein weiteres Schaubild ausfüllen, aber nicht mit dem, was wirklich in deinem Kopf vor sich geht, sondern mit dem, was du denkst, dass deine Mutter denkt, was deine Gedanken und Gefühle und Bedürfnisse sind und so weiter … Und die anderen Familien können das Gleiche machen.«

Verwendung und Arbeitsfokus

Die verschiedenen Gehirnscans können der gesamten Gruppe oder in Untergruppen präsentiert werden, und die Familienmitglieder können dazu aufgefordert werden, über die Genauigkeit des Scans nachzudenken: *»Wie gut kennen sich die Familienmitglieder? Wie könnte der Scan vor der Krankheit oder Störung ausgesehen haben, oder* *bevor das Problem die Familie getroffen hat? Welche Hohlräume/Ventrikel sollte man verkleinern oder vergrößern? Wie könnte man das anstellen? Wie sollte das Gehirn in einem Jahr aussehen? Wie könnte man das erreichen?«* Die Aktivität verdeutlicht, dass es nicht möglich ist, jemals wirklich zu *»wissen«*, was im Gehirn einer anderen Person vor sich geht. Die Familien sind aber oft überrascht, dass die Gehirnscans genauer sind als erwartet.

Gesucht!

Anleitung

»Liebe Jugendliche, bitte erstellt in der nächsten Stunde ein Poster oder macht einen kleinen Film zu einem Thema, wie z. B. sich einsam fühlen, frustriert sein oder was auch immer. Denkt daran, dass eure Eltern eure innersten Gefühle und Gedanken wahrscheinlich nicht kennen. Wenn ihr kreative Wege findet, diese und das damit verbundene Thema darzustellen, können eure Eltern und andere euch in Zukunft vielleicht besser verstehen und werden nicht immer ins Fettnäpfchen treten.«

Verwendung und Arbeitsfokus

Diese Aktivität ist besonders für Familien mit einem rebellierenden oder zurückgezogenen Jugendlichen hilfreich. Der Schwerpunkt kann darauf liegen, dem bzw. der Jugendlichen die Möglichkeit zu geben, die eigenen Ansichten, Probleme und Gefühle darzustellen: *»Wie kann man seinen Eltern etwas Sensibles mitteilen? Was haben Sie über Ihr Kind erfahren? Wie wird sich dieses Wissen auf Ihre Beziehung auswirken? Werden Sie etwas anders machen? Und wie war es für die Jugendlichen, etwas so Wahrhaftiges mitzuteilen? Was müsste geschehen, damit sie dies zu Hause oder in der Schule öfter tun?«*

Konfliktlandkarten

Anleitung

»Kann bitte jede Familie den Grundriss ihrer Wohnung oder ihres Hauses zeichnen? Markieren Sie mit einem roten Stift, wo die typischen Kämpfe, Streitigkeiten oder Auseinandersetzungen stattfinden. Erstellen Sie auch eine Landkarte Ihres Viertels, wo Sie wohnen, mit Nachbar:innen, Geschäften, Schule usw. Markieren Sie auch dort, wo die problematischsten Verhaltensweisen auftreten.«

Verwendung und Arbeitsfokus

Der Schwerpunkt kann darauf liegen, die konkreten Zusammenhänge zwischen Kontext und problematischen Interaktionen zu entdecken und dann Wege zu finden, wie Konfrontationen in Zukunft vermieden werden können: »*Wie erklären Sie sich, dass Ihre Teenager:innen oder Kinder die meisten ihrer Streitigkeiten direkt vor dem Badezimmer austragen? Wenn Sie alle diese Streitigkeiten reduzieren wollten, was müsste dann zu Hause passieren? Wie kommt es, dass Sie und Ihr Mann sich immer im Schlafzimmer streiten? Was würde passieren, wenn Sie jedes Mal, wenn Sie in Versuchung geraten, einen weiteren Streit zu führen, den ›Tatort‹ wechseln würden, indem Sie innehalten und in einen anderen Raum gehen, bevor Sie weiterstreiten? Würde ein Wechsel des ›Tatorts‹ wirklich helfen? Was könnte die Konflikte noch verringern?*« Wenn die Aufmerksamkeit auf die Landkarte und nicht auf die anderen Streitpersonen gerichtet ist, können die Familienmitglieder Gespräche über Konflikte auf eine geregeltere Art und Weise führen. Nach diesen Gesprächen können alle Beteiligten aufgefordert werden, über Änderungen nachzudenken, die sie zu Hause vornehmen könnten, um Konflikte zu reduzieren, und der Gruppe beim nächsten Mal berichten, ob dies wirksam war.

Lebensfluss

Anleitung

»Wir können uns unser Leben als eine Art Fluss vorstellen, bei dem sich die Quellen zu einem kleinen Bach vereinen, der dann immer größer wird, bis er ein Fluss ist. Im Leben wie in Flüssen muss man neue Biegungen und unvorhergesehene Hindernisse wie Felsen und Strömungen überwinden. Manchmal fließt der Fluss, unser Leben, ruhig dahin, und dann werden wir plötzlich von einer Strömung mitgerissen. Stellen Sie sich nun einen Fluss vor, der Ihr Familienleben repräsentiert und den Sie aus der Vogelperspektive betrachten; stellen Sie sich vor, Sie sitzen am Flussufer und sehen, wie das Leben an Ihnen vorbeifließt. Was sehen Sie? Stellen Sie sich vor, der Fluss hat verschiedene Abschnitte, beginnend mit den Quellen, das können Ihre eigenen Eltern sein, und wie Sie dann sich kennengelernt haben und ›zusammengeflossen‹ sind, die Strömungen der letzten Jahre, und wo der Fluss, Ihr Lebensfluss, mal enden mag, wenn er ins Meer mündet. Wenn Sie Ihren Fluss zeichnen, dann können neue Bäche in den Fluss fließen oder geflossen sein, also neue Familienmitglieder – nehmen Sie diese ebenfalls in die Zeichnung auf. Und achten Sie einfach darauf, wohin der Fluss, die Familie, strömt und wie sie, die Familie, sich entwickeln könnte oder sollte.«

Verwendung und Arbeitsfokus

Der *Lebensfluss* eignet sich besonders für Familien mit traumatischen Vorgeschichten. Der Schwerpunkt kann darauf liegen, wie sich das Flussbett aufgrund äußerer Einflüsse verändert und verändert hat, wobei den Gruppenmitgliedern Fragen gestellt werden wie: »*Wie kann man sicherstellen, dass der Fluss auch in Zukunft in seinem Flussbett bleibt? Wie kann man gefährliche Strömungen und Felsen überwinden – und welche könnten das sein? Welche gefährlichen Stromschnellen wurden in der Vergangenheit gemeistert und wie? Welche Herausforderungen könnten noch kommen, und wie kann man damit umgehen?*« Durch die Verwendung dieser Metapher können Gespräche über schwer traumatisierende Erfahrungen auf eine emotional regulierte Weise stattfinden. Zuvor unterdrückte Erlebnisse können manchmal integriert werden, was die autobiografische Kontinuität verbessert und vor allem Kindern hilft, ihre Familien- und Lebensgeschichte besser zu verstehen.

Neues Drehbuch für Familienstreitigkeiten

Anleitung

»Wir möchten, dass Sie an einen typischen Familienstreit denken, eine Situation, die immer wieder vorkommt und die für alle ärgerlich und auch langweilig ist. Stellen Sie sie kurz nach und überlegen Sie sich dann ein anderes Ende für dieselbe Situation. Gestalten Sie es lustig, wenn Sie wollen, wie einen Sketch im Theater oder Kabarett!«

Variante

»Schreiben Sie ein Skript für den Streit und wählen Sie später zwei Personen aus der Gruppe aus, die ihn nachspielen. Sie selbst werden die Regisseur:innen sein«.

Verwendung und Arbeitsfokus

Diese Aktivität kann gut in der Arbeit mit konfliktreichen Familien eingesetzt werden. Der Schwerpunkt kann auf dem Experimentieren mit neuen Ausgängen für bekannte Problemszenarien liegen. Wenn die verschiedenen Sketche anschließend in einer größeren Gruppe präsentiert werden, können andere Gruppenmitglieder die wahrscheinlich allzu vertrauten Konflikte kommentieren und alternative Szenarien und Ausgänge vorschlagen. Die Familien fühlen sich bestätigt, wenn sie die Themen und sogar einige der spezifischen Formulierungen ihres Konflikts in anderen Familienskripten wiederfinden. Wenn man ihnen auf spielerische Weise die Wahl über ein »Happy End« lässt, kann das ihre Handlungsfähigkeit stärken und sie von dem Gefühl befreien, total festgefahren zu sein.

Pflegeetiketten

Anleitung

»Wer weiß, was ein Textil- oder Pflegeetikett ist? Denken Sie an Kleidungsstücke oder Stoffe und die darauf angebrachten Waschsymbole und -anweisungen, die z. B. ›Feinwäsche‹, ›Kochwäsche‹, ›Handwäsche‹ oder ›nicht bügeln‹ lauten können. Lassen Sie uns vom eigentlichen Waschen absehen und darüber nachdenken, welche Pflegetiketten Sie an sich selbst anbringen würden, um Ihre Emotionen zu regulieren, z. B. wenn Sie sich ängstlich, traurig oder wütend fühlen. Jetzt kann jedes Gruppenmitglied ein Pflegeetikett erstellen, das beschreibt, wie Sie sich am besten aufgehoben fühlen würden. Hier sind einige leere Pflegeetikettenzettel für alle, die Sie beschriften können.«

Verwendung und Arbeitsfokus

Diese Aktivität erfordert das Benennen von Emotionen. Alle müssen über ihre eigenen Bedürfnisse nachdenken und darüber, wie sie ihre Affekte besser regulieren können. Zu den Fragen, die den Familienmitgliedern gestellt werden können, gehören: »*Wie genau können Sie das tun, brauchen Sie Hilfe bei der Aufgabe? Können Sie Ihre Bedürfnisse mitteilen? Wenn nicht, woran könnte das liegen? Wer ist dafür verantwortlich, sich um wen zu kümmern, und wie können andere Personen außerhalb der Gruppe auf die Pflegebedürfnisse jeder einzelnen Person informiert werden?*« Diese Aktivität kann auch in Form eines langsam gestalteten *Speed-Datings* durchgeführt werden.

Referenzschreiben

Anleitung

»Bitte denken Sie an eine Person in Ihrer Familie und stellen Sie sich vor, sie möchte sich auf eine Stelle bewerben. Was für ein Referenzschreiben würden Sie ihr ausstellen, um die Bewerbung zu unterstützen? Schreiben Sie also etwas Positives auf – aber es muss wahr sein, sonst bekommt die Person die Stelle nicht oder verliert sie, wenn herauskommt, dass etwas in ihrer Bewerbung nicht gestimmt hat. Sie können andere Gruppenmitglieder bitten, einige der positiven Aspekte hervorzuheben, wenn es Ihnen schwerfällt, das nur selbst machen zu müssen.«

Verwendung und Arbeitsfokus

Der Schwerpunkt kann darauf liegen, nach positiven Aspekten zu suchen und Familien dabei zu helfen, die individuellen Eigenschaften eines Mitglieds mit den gewünschten Stelleneigenschaften in Einklang zu bringen. Hilfreiche Fragen an dieser Stelle sind: »*Wie schwierig war es, positive Aspekte zu finden? Wie sollte man eventuelle Schwierigkeiten oder Probleme erklären? Sollte man negative Aspekte einer Person oder Familie ausdrücklich erwähnen? Wie geht man in Ihrer Familie mit Lob und Kritik um? Wann ist Lob wichtig? Was sind die Vor- und Nachteile von Kritik?*«

Stellenausschreibung

Anleitung

»Hier gibt es einige Kinder/Jugendliche, und auch vielleicht ein paar Eltern, die eine Menge Hilfe brauchen. Aber wie findet man jemanden, der solche Hilfestellungen geben kann? Wenn man bloß ein Stelleninserat aufgeben könnte ... Und wenn das ginge, was sollte man da in so eine Stellenanzeige hineinschreiben? Was wäre der Titel der Stelle? Und was die Beschreibung der Aufgaben und Tätigkeiten? Und was sollte das Profil der erfolgreichen Bewerber:in sein? Und gibt es irgendwelche Leistungen der Arbeitgeber:in? Also versuchen Sie mal, für jede Familie diese Aufgabe zu lösen.«

Verwendung und Arbeitsfokus

Diese Übung eignet sich für Familien mit sehr hilfebedürftigen Kindern und (manchmal!) auch deren Eltern.

Stimmungsbarometer

Anleitung

»Wir haben für jede Familie ein großes Blatt Papier mit einer vertikalen und einer horizontalen Linie vorbereitet. Es geht darum, Ihre Stimmungen und allgemeinen Gefühle jetzt und in Zukunft zu bewerten. Sie sehen, dass es auf der linken Seite, der vertikalen Linie, eine Skala von -10 bis + 10 gibt und in der Mitte die 0-Linie. Hier kann jede:r von Ihnen eintragen, wie er oder sie sich fühlt: -10 bedeutet ›sehr, sehr schlecht‹, und +10 bedeutet ›erstaunlich gut‹. Wahrscheinlich werden Sie Ihre Stimmung irgendwo zwischen diesen beiden Extremen einordnen. Und dann gibt es die horizontale Linie: Links von der vertikalen Linie ist die Vergangenheit und rechts die Zukunft, und wo die 0 ist, das ist jetzt oder heute. Jedes Familienmitglied kann dann eintragen, wie es sich jetzt fühlt, mit verschiedenen Farben, damit Sie wissen, wer nun wer ist. Tragen Sie dann links ein, wann Sie sich in der Vergangenheit am schlechtesten gefühlt haben, und schreiben Sie ein Datum daneben. Wenn Sie das gemacht haben, kann jede:r von Ihnen rechts von der vertikalen Linie eintragen, in welcher Stimmung Sie sein möchten, wenn die Arbeit mit uns beendet ist oder zu einem anderen Zeitpunkt. Wenn Sie das alle gemacht haben, suchen Sie sich eine andere Familie als Gesprächspartnerin und tauschen Sie Ideen und Erfahrungen aus. Und denken Sie auch über einen Punkt nach: Was wäre ein kleiner Schritt, um die Stimmung heute zu heben – wer müsste was tun, damit es klappt?«

Verwendung und Arbeitsfokus

Das *Stimmungsbarometer* eignet sich besonders für Familien, in denen Stimmungsschwankungen eine große Rolle spielen. Der Fokus kann darauf liegen, das Bewusstsein der Familien für die unterschiedlichen Gefühlszustände ihrer Mitglieder zu schärfen und sie dazu zu bringen zu identifizieren, welche Veränderungen notwendig sind, um zu ausgeglicheneren emotionalen Zuständen zu gelangen: *»Wer ist/war sich wessen Stimmungen und Gefühlen bewusst? Wer bemerkt Stimmungsschwankungen nicht? Warum könnte das so sein? Was hat es in der Vergangenheit ermöglicht, die Stimmung zu heben?«*

Hinweis: Diese Aktivität kann auch mit Familien durchgeführt werden, die jüngere Kinder haben, wenn keine ausgefeilte Sprache in Bezug auf psychische Zustände erforderlich ist. Allerdings könnte eine zusätzliche Vorbereitung in Bezug auf die Bedeutung von »schlecht« und »gut« hilfreich sein.

Streckenplaner

Anleitung

»Manchmal ist es schwierig zu wissen, wo man anfangen soll, wenn man viele Probleme hat. Hier sind einige Klebezettel, auf die jedes Familienmitglied ein Problem schreiben kann, das es identifiziert hat und das angegangen werden muss (ein Problem pro Klebezettel). Dann werden alle Probleme auf einem großen Blatt Papier in Gruppen oder kleine Inseln aufgeteilt. Am Ende bitten wir die Eltern, sich so vor das Blatt zu setzen, als würden sie ein Auto fahren, mit den Kindern auf den Rücksitzen. Sie müssen sich auf den Weg einigen, den Sie zu diesen Probleminseln nehmen werden. Wo fangen Sie an? Wohin geht die Reise? Wo endet sie? Verwende Sie Pfeile, um all diese Phasen anzuzeigen.«

Verwendung und Arbeitsfokus

Diese Aktivität kann bei Familien mit Jugendlichen und Kindern im Vorjugendalter zum Einsatz kommen. Zu Beginn besteht oft Neugier in Bezug auf das, was jedes Familienmitglied schreiben könnte. Dadurch wird das Interesse der Familie füreinander geweckt. Der Schwerpunkt kann auf der Priorisierung und Zusammenarbeit in der Familie liegen, mit Fragen wie: *»Wie geht man am besten mit Problemen um? Sollte man direkt zum Kern der Sache kommen oder mit einem kleinen Problem beginnen? Wie kann man die Kinder in diesen Prozess einbeziehen, während die Entscheidung bei den Eltern liegt? Was passiert, wenn andere das Steuer übernehmen wollen?«*

Tonskulpturen

Anleitung

Teil 1: »Wir möchten, dass jede Person/Familie aus Ton eine Skulptur ihrer Familie erstellt, wie Sie sie jetzt sehen. Modellieren Sie alle Familienmitglieder und stellen Sie sie auf dieses Holzbrett. Machen Sie

sie so groß oder klein, wie Sie sie wahrnehmen oder wie wichtig sie Ihnen erscheinen. Achten Sie darauf, wie sie im Verhältnis zueinander gestellt sind. Das kann etwas mit ihren Problemen oder Krankheiten zu tun haben oder einfach damit, wie Sie sie erleben. Und geben Sie Ihrer Skulptur einen Namen oder einen Titel. Sie haben 30 Minuten Zeit, um die Aufgabe zu erledigen – und danach tun wir so, als wären wir in einer Galerie für Moderne Kunst, und jede:r Bildhauer:in präsentiert die eigene Arbeit den anderen.«

Teil 2: »Wir möchten, dass sich die Künstler:innen jetzt zurücklehnen und den Expert:innen für Familienskulpturen zuhören. Wir möchten, dass Sie so tun, als wäre dies Ihr Job, nämlich Kunstkritiker:in, und dass Sie die Skulptur beschreiben und vielleicht sogar interpretieren. Was sind Ihre Ideen, wer in dieser Skulptur zu sehen ist und was das alles bedeutet?«

Verwendung und Arbeitsfokus

Hier werden Unterschiede in den Perspektiven der Familienmitglieder auf das Problem sowie die wichtigsten innerfamiliären Dynamiken hervorgehoben. Den Familien können ähnliche Fragen wie bei der Aktivität *Live-Skulptur* gestellt werden, z. B.: »*Wenn sich in dieser Familie etwas ändern müsste – wo würde man anfangen? Wo könnte man die Krankheit / das Problem / die Störung ansiedeln? Wie würde die Familie aussehen, wenn das Problem / die Krankheit nicht mehr da wäre? Wo sollte sich etwas ändern, und wer ist am meisten und wer am wenigsten daran interessiert, dies zu fördern? Welche der vielen Beziehungen sollte man vielleicht zuerst ändern? Und wenn man diese Person näher an diese heranrücken würde – was würde dann mit den anderen passieren?*«

Traumhaus

Anleitung

»Wir möchten jede Familie einladen, ihr Traumhaus zu entwerfen: Wie sieht es aus? Welche Art von Räumen und Annehmlichkeiten benötigen Sie, welche Möbel und Einrichtungsgegenstände? Wo sollte es sich befinden?«

Verwendung und Arbeitsfokus

Der Fokus kann darauf liegen, realistische und unrealistische Zukunftsszenarien zu betrachten und mögliche Schritte zu überlegen, wie man sich diesen annähern kann. Die Familien- und Gruppenmitglieder lernen einander kennen und mentalisieren sich gegenseitig, während sie darüber nachdenken, was jeder einzelnen Person in Bezug auf Privatsphäre, sichere Rückzugsorte, gemeinsame Räume und Luxus wichtig ist. Fragen könnten lauten: »*Können Vereinbarungen darüber getroffen werden, wie der Ort eingerichtet werden soll? Welche Kompromisse müssten eventuell eingegangen werden? Was denken die Beteiligten über den Unterschied zwischen davon zu träumen, wie man leben möchte, und tatsächlich den eigenen Traum zu leben? Welche Wünsche oder Visionen wurden bereits verwirklicht, und welche werden vermutlich nie in Erfüllung gehen?*« Neben der Mentalisierungsförderung kann diese Aktivität Familien zu Gesprächen über (realistische) Hoffnungen und Träume anregen und darüber, wie diese verwirklicht werden könnten.

Zeitachsen

Anleitung

»Wir möchten, dass jede Familie ihre nächsten zwölf Monate plant. Der beste Weg, dies zu tun, besteht darin, drei verschiedene Zeitachsen zu erstellen. Bei der ersten handelt es sich um alle geplanten und wahrscheinlichen Ereignisse, einschließlich Urlaube und Feiertage, arbeitsbezogene Termine, religiöse Feste und Prüfungen. Dann gibt es eine zweite Zeitachse, nämlich für die Gesundung oder die Beseitigung der Probleme. Und die dritte Zeitachse befasst sich mit der Zukunft, wenn sich nichts ändert und die Dinge nicht besser werden – wie könnte das aussehen? Gehen Sie dabei Monat für Monat vor.«

Verwendung und Arbeitsfokus

Dies ist eine geeignete Aktivität für Familien mit Kindern, die alt genug sind, die Anleitung zu verstehen. Die Aktivität macht die Auswirkungen des Problems auf das tägliche Leben sichtbar und regt die Familien dazu an, über wirksame Veränderungen in naher Zukunft nachzudenken – da sie sich eine Zukunft vorstellen müssen, in der bislang noch nichts passiert ist. Der Fokus kann auf dem Veränderungspotenzial liegen, wenn die Familien gemeinsam darüber reflektieren, ob ihre vorgeschlagenen Zeitachsen für die Besserung ausreichen, um die dritte Zeitachse zu verhindern – und wenn nicht, welche Schritte sie möglicherweise unternehmen können.

Zielebaum

Anleitung

Teil 1: »Bei dieser Aktivität soll jede Familie einen riesigen Baum zeichnen. Wir nennen ihn den ›Zielebaum‹. Jedes Familienmitglied soll ein paar Äste malen, die größeren sind für wichtige Ziele, sowohl kurzfristige als auch langfristige. Die kleineren Äste sind für die kleineren Ziele. Vielleicht sollten Sie ein paar große Äste oder sogar den Stamm des Baumes für gemeinsame Familienziele oder Ziele für das Elternpaar verwenden. Denken Sie daran, Ihren Familiennamen an den Fuß des Baumes zu schreiben und einen kleinen Korb danebenzustellen.«

Teil 2: »Nehmen Sie sich nun einen Filzstift und gehen Sie umher, um sich die Bäume von anderen Familien anzusehen. Schreiben Sie für jede Familie ein Kompliment auf ein kleines Stück Papier und legen Sie es in den Korb. Wir nennen diese Körbe ›Düngereimer‹, weil sie dazu da sind, die Familien ›fruchtbar‹ zu machen und zu stärken, damit sie ihre Ziele besser erreichen können.«

Verwendung und Arbeitsfokus

Der Fokus kann auf den Arten von Zielen liegen, die die Familien wählen: »*Sind es große oder kleine Ziele? Wessen Ziele sind das? Wie realistisch sind sie? Wie können sie erreicht werden? Welche Hilfe benötigen wir, um dorthin zu gelangen? Welche Hindernisse stehen diesen Zielen im Weg? Welche Ziele wurden bereits erreicht? Was müsste der erste kleine Schritt für die Person/Familie sein, um dorthin zu gelangen?*« Die Aktivität stärkt oft Hoffnung und die Handlungsfähigkeit, und die Familienmitglieder können ersucht werden, den ersten Schritt zu benennen, den sie vor dem nächsten Treffen in Richtung ihres Ziels unternehmen.

6.4 Problemorientierte Aktivitäten

Die Aktivitäten in diesem Abschnitt konzentrieren sich auf spezifische Probleme und Störungen, mit denen Familien zu kämpfen haben. Ziel ist es, die Auswirkungen des Problems, einer Krankheit oder Störung auf die Familie und das weitere System zu thematisieren und die Familien dazu zu ermutigen, ihre Schwierigkeiten aus einem anderen Blickwinkel zu betrachten und neue Strategien zu deren Bewältigung zu entwickeln. Viele der zuvor beschriebenen Aktivitäten können ebenfalls angepasst werden, um spezifische Themen gezielt anzugehen.

Adoptionsessen

Anleitung

»Heute möchten wir, dass jedes Elternpaar ein anderes Kind ›adoptiert‹, um zu sehen, wie das gemeinsame Mittagessen funktioniert … Und danach werden die Kinder wieder zu ihren echten Eltern zurückgebracht. Bitte wählen Sie ein anderes Kind / eine:n andere:n Jugendliche:n aus der Gruppe aus. Sie sind jetzt für die nächste Stunde oder so für dieses Kind verantwortlich – aber wenn Sie unsicher sind, können Sie die echten Eltern um Rat oder Tipps bitten. Achten Sie nur darauf, dass das Kind nicht neben seinem leiblichen Elternteil sitzt, damit alle Mitglieder der ›neuen‹ Familie ins Gespräch kommen können.«

Verwendung und Arbeitsfokus

Diese Aktivität eignet sich für Familien mit einem jungen Menschen mit Essstörung oder jüngeren Kindern, die wählerische Esser:innen sind. Wie bei der Aktivität *Super Nanny* werden die Ressourcen und Kompetenzen der Eltern mobilisiert, um anderen zu helfen. Sie können anschließend gefragt werden, was sie vom »Adoptivelternteil« gelernt haben, das sie zu Hause ausprobieren könnten (Videofeedback kann diesen Prozess unterstützen). Der Schwerpunkt kann auf den möglichen Gründen (und den oft zugrunde liegenden mentalen Bedürfnissen) liegen, warum man mit dem Kind eines anderen Elternteils erfolgreicher sein könnte: *»Was hat mit dem anderen Kind oder der/dem Jugendlichen funktioniert und was nicht? Was ist Ihnen an Ihrem eigenen Kind und seinen ›Adoptiveltern‹ aufgefallen – wie haben sie sich verhalten? Wie erklären Sie sich die Unterschiede? Wie war das Mittagessen mit einer anderen Familie für Sie?«*

Brief an das Problem

Anleitung

»Wir möchten, dass jede Person einen positiven und einen negativen Brief an ›das Problem‹ schreibt. Dabei kann es sich um Beziehungsprobleme, Krankheiten oder Störungen handeln. Wenn Sie dies getan haben, werden alle Briefe zusammengelegt und dann so verteilt, dass jedes Gruppenmitglied einen positiven und einen negativen Brief erhält, die nicht von ihm oder ihr selbst stammen. Diese Briefe werden dann nacheinander laut vorgelesen, angefangen mit den negativen. Ein Brief könnte so beginnen: ›Liebes Problem (benennen Sie es), ich hasse dich, weil …‹. Listen Sie zwischen fünf und zehn Punkte auf, warum Sie diese Krankheit / dieses Problem hassen. Der zweite Brief könnte so beginnen: ›Liebes Problem (benennen Sie es), ich bin dir dankbar, weil …‹ Dieser Brief darf nicht sarkastisch sein und muss auch fünf bis zehn Punkte enthalten, die die positiven Veränderungen in Ihrem Leben beschreiben, die das Problem / die Krankheit Ihnen gebracht hat. Versuchen Sie das jetzt mal, und später mischen wir alle Briefe zusammen, und diese können dann laut vorgelesen werden … Beginnen wir mit den negativen.«

Verwendung und Arbeitsfokus

Dies ist eine Aktivität für Familien, in denen eine oder mehrere Person(en) an einer bestimmten Störung oder einem chronischen Problem leiden: »*Welche Sorgen und Belastungen bringt das Problem mit sich? Welche positiven Veränderungen und Erfahrungen hat das Problem unbeabsichtigt bewirkt? Was sind die Vor- und Nachteile der Genesung oder Besserung? Was könnten Sie – und jede:r andere – empfinden, wenn das Problem plötzlich verschwinden würde? Wer würde das Problem am meisten und wer am wenigsten vermissen?*« Der Schwerpunkt kann auf dem Explorieren der Ambivalenz in Bezug auf Veränderungen liegen.

Energiesparendes Tanzen

Anleitung

»Wie Sie sicher alle wissen, sind dies stressige Zeiten – nicht nur zu Hause, sondern auch in der Welt im Allgemeinen. Nehmen wir nur die Klimakrise und die Tatsache, dass viele Energiequellen zunehmend eingeschränkt werden müssen, sei es Gas, Strom oder sogar Atomenergie. Nun hat unsere Regierung den berühmten Choreografen Igor Cool beauftragt, einen Tanz zu kreieren, der sowohl energiesparend als auch beruhigend ist. Sie werden die Musik und die Anweisungen des Choreografen *(eine:r der MFT-Praktiker:innen)* hören und dabei die aktuellen Energieeinschränkungen berücksichtigen. Denken Sie daran: Dieser Tanz muss energieeffizient sein, er muss beruhigend wirken und Stress abbauen. Und wir möchten, dass Sie sich gegenseitig beobachten, um sicherzustellen, dass der Energieverbrauch beim Tanzen sparsam bleibt.«

Verwendung und Arbeitsfokus

Diese Aktivität wurde speziell für Familien mit essgestörten, anorektischen Teenager:innen entwickelt. Der Fokus kann auf folgenden Themen liegen: *»Wie wirkt sich körperliche Aktivität auf Körper und Geist aus? Wie wirkt sich körperliche Aktivität auf unsere Emotionen aus? Welche Formen der körperlichen Aktivität sind am effektivsten, um Stress abzubauen? Was bringt es uns, wenn überhaupt, gemeinsam aktiv zu sein?«*

Eskalationsuhr

Anleitung

»Von Zeit zu Zeit geraten wir in Gefühlszustände, in denen alles außer Kontrolle zu geraten scheint und wir Angst haben, dass wir ›durchdrehen‹. In solchen Momenten können wir immer wütender werden – und das gilt auch für andere beteiligte Personen. Es ist wie ein Teufelskreis, wie ein Karussell, und wir können einfach nicht abspringen. Können Sie sich an einen Zeitpunkt in der jüngeren Vergangenheit erinnern, als Ihnen dies passiert ist? Um mit solchen Problematiken besser umzugehen, möchten wir, dass jede:r hier das Zifferblatt einer großen Uhr auf ein Stück Papier zeichnet, mit den Zahlen 1 bis 12 und einer Linie von jeder Zahl zur Mitte, sodass zwölf Segmente entstehen. Stellen wir uns vor, dass 12 Uhr dafür steht, dass es ›zu spät‹ ist, also wenn Sie alle zu streiten begonnen haben oder fast explodiert sind. Schreiben Sie in dieses oberste Segment, was passiert ist – und drehen Sie dann die Uhr zurück, sozusagen Stunde für Stunde. Finden Sie heraus, was kurz davor passiert ist (kurz vor 11 Uhr, das kann auch nur Sekunden vor der Explosion gewesen sein), und was kurz vor 10 Uhr passiert ist und so weiter. Auf diese Weise können Sie zurückverfolgen, wie alles so eskaliert ist – was Sie getan oder gesagt haben, und was jemand anderes gesagt hat, und was Sie dann gesagt oder getan haben, bevor die andere Person dies getan hat, und so weiter. Schreiben Sie dies alles in die Uhrsegmente. Wenn Sie nun alles zurückverfolgt haben, überlegen Sie sich, was Sie an jedem Punkt der Uhrzeit anders hätten machen können, um die Eskalation zu vermeiden. Später können wir dann alle Eskalationsuhren mit denen von anderen Personen hier vergleichen.«

Verwendung und Arbeitsfokus

Diese Aktivität eignet sich besonders für Familien, in denen Affektkontrolle ein großes Problem darstellt. Der Arbeitsfokus kann auf der Identifizierung potenziell eskalierender Interaktionen oder Situationen liegen, und eine Diskussion über Techniken zur Vermeidung symmetrischer Eskalationen und hoher Grade an Affektdysregulation kann sich entwickeln. Fragen, die an die Gruppenmitglieder gestellt werden können, sind: *»Was ist passiert, als Sie die Beherrschung verloren haben? Wie haben andere Menschen darauf reagiert? Konnten Sie es kommen sehen? Zu welchem Zeitpunkt konnten Sie prophezeien, was passieren würde? Wie haben andere reagiert? Was hätten Sie beispielsweise kurz vor 6 Uhr anders machen können?«* Außerdem können Ähnlichkeiten und Unterschiede in Bezug auf Auslöser und Bewältigungsmechanismen exploriert und verschiedene Strategien ausgetauscht werden. Die Gruppenmitglieder können ersucht werden, bis zum nächsten Mal auf Situationen zu achten, die zu einer Eskalation führen, und zu überlegen, was sie tun könnten, um zu verhindern, dass sie 12 Uhr erreichen.

Essenscollage

Anleitung

»Wir bitten Sie nun, etwas Ungewöhnliches zu tun: Jedes Familienmitglied soll ein symbolisches Essen zusammenstellen, das aus Ausschnitten aus Lebensmittelzeitschriften besteht. Diese werden auf Tellern platziert, und wir möchten, dass Sie an das kommende Sonntagsessen oder ein Festessen Ihrer Wahl denken. Wir haben hier Teller und Koch- und Lebensmittelzeitschriften ausgelegt, und Sie können die Speisen und die Lebensmittel ausschneiden, die Ihr Kind und die Familie Ihrer Meinung nach essen sollten. Schneiden Sie alle Essenszutaten aus und kleben Sie diese auf den Teller. So stellen Sie die ganze Mahlzeit zusammen, die Sie und alle Familienmitglieder am nächsten Sonntagmittag essen sollen.«

Alternativ: »Herr J., legen Sie auf diesen Teller das Mittagessen für Sonntag, von dem Sie glauben, Ihre Frau würde es am liebsten für Ihre Tochter zubereiten. Und Sie, Frau J., können Sie auf Ihren Teller das Essen legen, von dem Sie glauben, Ihr Mann würde es am liebsten für Ihre Tochter zubereiten? Und du, Lisa, du sollst dir überlegen, was du glaubst, was dir deine Mama am Sonntag am liebsten servieren würde.

Als Nächstes Sie, Frau S.: Können Sie auf Ihren Teller das Essen legen, von dem Sie glauben, dass Ihre Tochter möchte, dass Sie es für sie zubereiten? Und Sie, Herr S., könnten Sie auf Ihren Teller das Essen legen, von dem Sie glauben, dass Ihre Tochter es am liebsten von ihrer Mutter zubereitet haben will?«

Verwendung und Arbeitsfokus

Diese Aktivität eignet sich gut für Familien, in denen ein junger Mensch mit einer Essstörung lebt. Es gibt eine Vielzahl von möglichen Essensszenarien und passende Anleitungen, um zu erkunden, wie die Familienmitglieder sich gegenseitig mentalisieren. Der Fokus kann auf die typischerweise auftretenden Konflikte, Ängste und Fantasien gelegt werden, mit Fragen wie: »*Was hält der junge Mensch von all diesen verschiedenen Sonntagsessen? Welches ist das Essen, das am meisten und welches am wenigsten Konflikte verursachen würde? Wenn es darum geht, was nun wirklich am Sonntag serviert wird – wer wird zuerst nachgeben? Wie viel müsste Lisa essen, damit Sie das Gefühl haben, dass sie zunimmt, anstatt weiter abzunehmen? Was passiert, wenn sie das vorgeschlagene Mittagessen am Sonntag nicht isst? Denken die Jugendlichen, dass ihre Eltern zu viel von ihnen erwarten, wenn sie ihnen so viel zu essen geben? Wer hat recht und wer nicht?*« Bei der *Essenscollage*, die meist viel Gelächter auslöst, kann man bekannte und eingefahrene Muster und Konflikte in anderen Familien gut beobachten. Wenn diese aus der Distanz betrachtet werden, können die Familien selbst ihr eigenes Verhalten besser reflektieren und neue Perspektiven entwickeln. Abschließend können die Familien gefragt werden: »*Wird sich nach der Teilnahme an dieser Aktivität etwas am Sonntagsessen in dieser Woche ändern?*«

Fallen und Schätze

Anleitung

»Wir möchten, dass alle Kinder und Jugendlichen die Vor- und Nachteile der Krankheit, Störung oder des Problems (Depression, Angst, ADHS usw.) aufschreiben – oder das, was nützlich, und das, was störend ist. Und wenn ihr das getan habt, werden wir alle Zettel mit den Nachteilen auf Plastikteller legen und die Zettel mit den Vorteilen ganz klein zusammenfalten. Vielen Dank, dass ihr das tut. Liebe Familien, Sie wissen, dass der Weg zum Wohlbefinden manchmal lang und voller

Fallstricke ist. Hier haben wir ein Seil, das die Startlinie markiert, und hier ist ein anderes, das die Ziellinie markiert. Auf dem Parcours gibt es vom Anfang bis zum Ende einige Fallen; sie werden durch diese Plastikteller markiert. Ihr müsst vermeiden, darauf zu treten, sonst landet ihr wieder an der Startlinie! Und auf dem Weg zur Ziellinie gibt es kleine Schätze – die gefalteten Zettel – zu sammeln. Die Kinder und Jugendlichen bekommen die Augen verbunden und stellen sich an die Startlinie. Die Eltern stehen an der Ziellinie und leiten ihr Kind nur verbal an, die Fallen zu umgehen und so viele Schätze wie möglich für seine Familie zu sammeln. Danach leiten die Kinder ihre Eltern an.«

Verwendung und Arbeitsfokus

Diese Aktivität ist für Familien gedacht, bei denen ein oder mehrere Mitglied(er) an einer bestimmten Störung leiden. Der Arbeitsschwerpunkt kann auf der Erkundung und Benennung der Vor- und Nachteile von Veränderungen liegen. Die Familien sollten dann gemeinsam darüber nachdenken, wie sie zusammenarbeiten können, um »Schätze« zu identifizieren und zu bewahren, und wie »Fallen« im Alltagsleben umgangen werden können. Das soll bis zum nächsten Treffen konkret ausprobiert werden.

Fallstudie

Anweisung

»Liebe Familien, wir denken, dass Sie inzwischen genug Fachwissen erworben haben, um unser Team zu supervidieren und uns bei der Suche nach Lösungen für komplexe Situationen zu helfen. Wir stellen euch jetzt einen Fall vor, mit dem wir uns aktuell auseinandersetzen: Es geht um einen jungen Menschen, nennen wir ihn Tom. Tom ist gerade 18 geworden und besucht seit eineinhalb Jahren ambulant die Poliklinik. Es geht ihm besser: Er hat wieder ein gesundes Gewicht, isst die meisten Mahlzeiten ohne Aufsicht und bereitet sich auf das Abitur vor. Er plant, im Herbst ein Sportstudium zu beginnen, aber wo er lebt, gibt es keine Sportuniversität, sodass er sein Zuhause verlassen müsste. Er ist sehr enthusiastisch, was diesen Plan angeht, aber es gibt auch einige Bedenken, dass es ihm schlechter gehen könnte, wenn er nicht zu Hause lebt. Tom und seine Eltern möchten eine Lösung finden und haben uns um Hilfe gebeten. Können Sie ihnen helfen? Wir bilden zunächst zwei Gruppen: Die Jugendlichen hier sollen sich vorstellen, was die Eltern über die folgenden Szenarien denken: a) Tom verlässt sein Elternhaus, und b) Tom bleibt zu Hause. Welche Ängste und Hoffnungen könnten in beiden Szenarien bestehen? Und wir möchten, dass sich die Eltern vorstellen, was die Jugendlichen hier über beide Szenarien denken könnten. Und wenn Sie damit fertig sind, bitten wir die Eltern (in der Rolle der Jugendlichen), eine Diskussion über die Frage zu führen: ›Wenn Tom von zu Hause auszieht – wie werden die Dinge organisiert?‹ und die Teenager:innen (in der Rolle der Eltern): ›Wenn Tom bleibt – was schlagt ihr vor?‹«

Verwendung und Arbeitsfokus

Dies ist eine Aktivität für Familien mit einer magersüchtigen oder psychotischen Teenager:in und eignet sich für den Einsatz in der MFT-Endphase. Der Schwerpunkt kann auf den Themen Vertrauen, Autonomie und Trennung liegen.

Gefühlswettervorhersage

Anleitung

»Die meisten Eltern, die mit den gleichen Problemen konfrontiert sind, von denen Sie uns erzählt haben, finden es schwierig, die Gemütszustände ihrer Kinder zu verstehen, geschweige denn vorherzusagen. Eltern fühlen sich oft unvorbereitet und hilflos, wenn es in der Familie zu einer weiteren Krise oder einem emotionalen Sturm kommt. Meteorologische Vorhersagedienste versuchen, Stürme und andere Formen von schlechtem und gutem Wetter vorherzusagen, damit das Risiko, zu Schaden zu kommen, durch Vorbereitung und entsprechende Maßnahmen verringert werden kann. Wir schlagen vor, dass jeder Elternteil emotionale Vorhersagen für sein Kind trifft: Wann ist mit sonnigem, bewölktem, regnerischem und nebligem Wetter oder stürmischen Zeiten zu rechnen, und wie hängen diese mit den Emotionen Ihres Kindes zusammen? Versuchen Sie zunächst, 5 Minuten lang mit dem anderen Elternteil Ihres Kindes zu sprechen. Treffen Sie dann den Elternteil eines anderen Kindes und teilen Sie Ihre Ideen und Gedanken für weitere 10 Minuten, wobei jeder Elternteil nicht länger als etwa 5 Minuten spricht. Wenn das erledigt ist, wäre es gut, die verschiedenen Einfälle zu hören und sich darüber auszutauschen, was funktioniert und was nicht.«

Verwendung und Arbeitsfokus

Dies ist eine Aktivität für Familien mit Kindern, die Schwierigkeiten mit der Affektregulation haben. Sie erleben mit, wie ihre Eltern über sie sprechen; das kann ihnen helfen, sich von ihren Eltern »gesehen« zu fühlen. Die nicht stigmatisierende Metapher über Gefühlszustände kann es einfacher machen, über Emotionen zu sprechen. Der Prozess, bei dem Eltern aus verschiedenen Familien sich auf diese strukturierte Weise miteinander austauschen, bietet eine Gelegenheit, Gemeinsamkeiten zu entdecken und Erfahrungen zu teilen. Der Fokus kann auf plötzlichen und schwankenden Episoden unbeständiger Affekte liegen, einschließlich Wut, starker Angstzustände, Depressionen und Reizüberflutung. Die Aktivität kann auch zur Erkundung bipolarer Störungsbilder genutzt werden. Die Kinder können gefragt werden, ob sie mit der extremen »Wetterplanung« ihrer Eltern einverstanden sind, und die Familien können gemeinsam überlegen, wie sie die »Gefühlsprognosen« zu Hause verbessern können.

Kletterbindungen

Anleitung

»Liebe Familien, wir geben Ihnen die Möglichkeit, die Beziehung zwischen Eltern und Kindern auf eine völlig neue Art und Weise zu erleben. Nach einer kurzen Aufwärmphase werden wir diese Kletterwand nutzen. Zuerst werden die Eltern, die mit ihrem Kind durch das Seil, den Flaschenzug und den Klettergurt verbunden sind, ihre Kinder nach oben führen, bevor sie sich abseilen. Die Kinder werden dann ihre Eltern vom Boden aus an der Wand führen. Im zweiten Teil werden Eltern und Kind gemeinsam die Wand seitwärts überqueren, wobei sie durch ein Seil miteinander verbunden sind.«

Verwendung und Arbeitsfokus

Dies ist eine Aktivität für Familien mit Jugendlichen, bei der Vertrauensfragen eine Hauptursache für Stress sind. Der Schwerpunkt kann darauf liegen, wie sehr man einander vertrauen kann und darf und wie kompetent Familienmitglieder darin sind, sich umeinander zu kümmern und Empathie für jemanden zu haben, der Probleme hat.

Hinweis: Diese Aktivität kann nur im Rahmen eines Ausflugs mit mehreren Familien in ein geeignetes Kletterzentrum durchgeführt werden.

Körperposter

Anleitung

»Wir hätten gerne, dass alle Jugendlichen ihre eigenen Körper auf diese Tapetenrolle zeichnen oder malen, so wie ihr ihn wahrnehmt und fühlt. Der Poster sollte darstellen, wie ihr glaubt, dass ihr ausseht. Wenn ihr das getan habt, bitten wir euch, dass ihr euch auf die Papierrolle legt, und eure Eltern zeichnen sehr eng an den Konturen eures Körpers entlang – und dann vergleichen wir beide Zeichnungen gemeinsam.«

Variante

»Wir bitten euch Jugendlichen, ein Porträt der idealen Frau zu erstellen und ein Porträt von euch selbst, so wie ihr euch seht. Dann sollt ihr euch vorstellen, wie diese Porträts auf eure Mutter wirken könnten. Dazu habt ihr Zeitschriften vor euch liegen, aus denen ihr Abbildungen und Illustrationen ausschneiden könnt, sowie Filzstifte und Papierbögen. Liebe Mütter, Sie machen bitte parallel dasselbe für sich und Ihre Töchter.«

Verwendung und Arbeitsfokus

Diese Aktivität ist vor allem für die Arbeit mit magersüchtigen Jugendlichen gedacht. Der Arbeitsfokus betrifft mögliche Verzerrungen des Körperbildes. Die Eltern können gefragt werden: »*Wie wäre es, wenn Ihr Gehirn Sie dazu bringen würde, die Welt auf dieselbe Weise zu sehen, wie das Ihre Tochter tut? Wie könnte sich das auf Ihr Verhalten, Ihre Beziehungen und die Einhaltung einer Behandlung auswirken? Wie kann die Verzerrung des Körperbildes zur treibenden Kraft werden? Können Magersüchtige ihre verzerrte Sicht auf sich selbst ›korrigieren‹? Können Eltern dabei jemals helfen?*«

Mobber:in, Mobbingopfer und Zuschauer:in

Anleitung

»Für diese Aktivität brauchen wir mindestens vier Kinder und/oder Jugendliche: eine:n, der oder die die Mobber:in spielt, eine:n, der oder die gemobbt wird, und mindestens zwei weitere, die Zuschauer:innen sind. Stellt euch nun eine typische Szene in der Schulpause vor: Ein

Kind wird von einer Mobber:in gehänselt, die Mobber:in eskaliert, andere Kinder werden hineingezogen und schauen zu, was passiert. Spielt einfach nach, wie diese Situation eurer Meinung nach anfangen und ausgehen würde.«

Verwendung und Arbeitsfokus

Dies ist eine hilfreiche Übung für Familien mit schul- und gruppenbezogenen Problemen. Der Arbeitsschwerpunkt kann auf dem liegen, was in der Mobber:in und in der gemobbten Person vor sich gehen könnte – und auf den Gedanken und Gefühlen der einzelnen Zuschauer:innen. Dabei können beispielsweise die folgenden Fragen gestellt werden: *»Wie kann man dieses Verhalten erklären? Was sind die Vor- und Nachteile eines Eingreifens? Ist es in Ordnung, eine Lehrkraft um Hilfe zu bitten? Wie könnten die Kinder sich fühlen, wenn sie nach der Schule nach Hause kommen? Glaubt ihr, dass sie jemandem erzählen werden, was passiert ist? Wenn nein, warum nicht? Wenn ja, wem werden sie es erzählen, und was glaubt ihr, werden sie tun? Wie sollten ähnliche Situationen in Zukunft gelöst werden?«* Mit dieser Aktivität wird versucht, Themen wie Aggression, Scham, Ausgrenzung und Angst auf eine besser kontrollierte Weise zu erkunden. Die Gruppenteilnehmenden sind nicht verpflichtet, ihre persönlichen Erfahrungen zu teilen, aber sie können über die mentalen Verfassungen der verschiedenen Charaktere mutmaßen und auf diese Weise mögliche Lösungen für problematische Situationen dieser Art finden. Es können auch Diskussionen entstehen, ob Kinder Erwachsene – einschließlich Lehrkräfte – als beschützend und hilfsbereit wahrnehmen oder nicht.

Pressekonferenz

Anleitung

»Können wir zwei Gruppen bilden, eine für die Kinder und eine für die Eltern? Wir machen diese Übung in zwei verschiedenen Räumen, die Kinder hier, die Eltern dort. Wir möchten jetzt die Kinder bitten, uns bei der Moderation einer Fernsehsendung zu helfen, die den Titel trägt: ›Hilfe, mein Kind hat ...‹ (z. B. ADHS, Anorexie, ASS, Tourette usw.). Ihr seid die Expert:innen für dieses Problem, ihr seid berühmte Ärzt:innen, Wissenschaftler:innen und Forscher:innen und ihr werdet fachkundig über dieses Thema sprechen und vielleicht aus euren neuesten Büchern und Forschungsstudien zitieren. Vor jedem und jeder von euch wird ein Namensschild aufgestellt, z. B. Prof. Weise oder Dr. Klug ... Bitte beantwortet die Fragen, die euch gestellt werden, so gut wie möglich, und wenn ihr eine Frage nicht beantworten könnt, gebt sie an ein anderes Mitglied der Runde weiter.

An die Eltern: »Sie alle sind Journalist:innen und bei der Fernsehsendung anwesend, und wir werden die Show moderieren. An dem langen Tisch dort drüben sehen Sie alle Expert:innen, und Sie als Journalist:innen haben die einmalige Gelegenheit, diesen hochkompetenten Expert:innen all die Fragen zu stellen, die Sie seit Jahren beschäftigen. Hier, Frau A., ist das Mikrofon. Bitte stellen Sie die erste Frage – aber es gibt eine Regel, und die lautet: nicht die Expert:innen zu befragen, die zu Ihrer eigenen Familie gehören.«

Verwendung und Arbeitsfokus

Diese Aktivität ist bei Familien recht beliebt, in denen ein Mitglied an einer diagnostizierten Krankheit oder Störung leidet. Der Schwerpunkt kann auf den Erfahrungen und dem Fachwissen des symptomatischen Familienmitglieds liegen. Das Interesse der Eltern wird geweckt, wenn das Expert:innengremium innovative Perspektiven aufzeigt. Die jungen Menschen wiederum fühlen sich wertgeschätzt und ernst genommen. Im Rahmen dieser Aktivität können die Familien gefragt werden: *»Unter welchen Bedingungen wäre es möglich, dass diese Art von Diskussion auch zu Hause stattfindet? Was haben Sie gelernt, und was wussten Sie bereits? Wie lässt sich die Kluft zwischen Wissen und Verhalten erklären?«*

Problemporträt

Anleitung

»Wir möchten, dass jede:r ein Blatt Papier nimmt und sich überlegt, wie er oder sie das Problem oder die Störung darstellen würde. Lassen Sie Ihrer Fantasie freien Lauf – alles ist möglich. Bringen Sie Ihre Gedanken und Gefühle zu dem Problem zu Papier.«

Verwendung und Arbeitsfokus

Diese Aktivität kann Familien helfen, die entweder von einem bestimmten Problem zu sehr dominiert werden oder es minimalisieren. Der Arbeitsfokus kann auf die Gedanken und Gefühle, die durch das Porträt hervorgerufen wurden, ausgerichtet werden – sowohl bei den

Jugendlichen als auch bei den Erwachsenen. Die visuelle Darstellung des Problems ähnelt dem Prozess der »Externalisierung«, insbesondere wenn dem Kunstwerk auch ein Titel gegeben wird. Dies kann dazu beitragen, das Problem nicht mehr in einer Person zu suchen, sondern sich darauf zu konzentrieren, wann das Problem auftritt und wie die Familie zusammenarbeiten kann, um es in Schach zu halten.

Schlag oder Klaps?

Anleitung

»Viele Eltern glauben, dass es nichts Schlimmes ist, ihrem Kind gelegentlich einen Klaps zu geben, wenn es sich schlecht benimmt. Manchmal werden Eltern auch von ihren Kindern geschlagen oder getreten. Oft gibt es Diskussionen darüber, ob irgendeine Form körperlicher Bestrafung erlaubt sein sollte oder nicht. Wieder andere streiten sich über den Unterschied zwischen einem Klaps und einem Schlag und darüber, ob es ein bisschen wehtun muss, damit das Kind die Botschaft versteht. Hier ist eine große Puppe, die glücklicherweise keinen Schmerz empfinden kann. Wir möchten, dass jede:r von Ihnen zeigt, wie er oder sie der Puppe einen Klaps geben würde, wenn sie unartig wäre – und dass Sie auch den Unterschied zwischen einem Klaps und einem Schlag demonstrieren.«

Verwendung und Arbeitsfokus

Diese Übung ist hilfreich für Familien, bei denen körperliche Bestrafung vermutet wird. Der Fokus kann auf den Auswirkungen körperlicher Gewalt liegen und auf der Suche nach alternativen Wegen, mit herausforderndem Verhalten von Kindern umzugehen. Fragen von MFT-Praktiker:innen können folgende sein: *»Was ist ›zu viel‹ und was ist ›zu wenig‹ Gewalt? Was lernen Kinder durch körperliche Strafen von ihren Eltern? Welche Erinnerungen – gute wie schlechte – haben die Eltern an ihre eigene Kindheit? Wie könnte sich das Schlagen oder Klapsen auf die Gefühle der Kinder auswirken?«*

Hinweis: Unter Eltern gibt es meist unterschiedliche Meinungen zu diesem Thema. Dies kann eine gute Gelegenheit sein, in der Gruppe unterschiedliche Sichtweisen zu tolerieren – bei gleichzeitiger Wahrung der Grenze, Kinder nicht zu verletzen. Die Übung kann sehr emotional sein, insbesondere wenn Eltern selbst in ihrer Kindheit körperlichen Missbrauch erfahren haben, es frühere häusliche Gewalt gab oder Kinder derzeit übermäßig bestraft werden.

Super Nanny

Anleitung

»Die meisten von Ihnen kennen vielleicht die Super Nanny aus dem Fernsehen. Einige Eltern finden sie sehr hilfreich, andere finden sie ein bisschen gemein und zu dominierend. Ob Sie es glauben oder nicht – es gibt hier im Raum viele sehr fitte Super Nannys oder Super Mates (die männlichen). Und wir möchten Ihnen die Möglichkeit geben, zu zeigen, wie gut Sie darin sind, anderen mit ihren problematischen Kindern zu helfen. Wir möchten, dass jeder Elternteil ein Partnerelternteil auswählt – und wenn Sie eine Familie mit zwei Elternteilen sind, wählen Sie eine andere Familie mit zwei Elternteilen. Wie eine Super Nanny können Sie sich eine Problemsituation ansehen, mit der eine andere Familie zu kämpfen hat, und Ihre Aufgabe ist es, dem jeweiligen Elternteil über Mikrofon und Ohrhörer Ratschläge zu erteilen. Sie können erst einmal gemeinsam herausfinden, welche Art von Input Sie haben möchten, und eine:r von uns wird dann mit der Super Nanny bzw. dem Super Mate hinter dem Einwegspiegel oder Bildschirm sitzen.«

Verwendung und Arbeitsfokus

Diese Aktivität kann für Familien mit einem Kind mit oppositionellem und/oder stark emotional dysreguliertem Verhalten hilfreich sein. Der Fokus kann auf den Ressourcen und Kompetenzen der Eltern liegen, anderen Eltern zu helfen. Eltern sind eher bereit, Unterstützung anzunehmen, wenn der Input von jemandem kommt, der soz. »im gleichen Boot sitzt«, also von anderen Eltern, die mit ähnlichen Schwierigkeiten zu kämpfen haben. Sie können gefragt werden: *»Was von dem, was Sie gelernt haben, könnten Sie zu Hause ausprobieren? Welche Auswirkungen hatte eine Verhaltensänderung auf Ihr(e) Kind(er)? Was, glauben Sie, hat das Kind bemerkt, das Sie anders gemacht haben?«* Eltern in der helfenden Position können hier ein Gefühl der Kompetenz erleben, nicht selten ein völlig neues Gefühl.

Tierführung

Anleitung

»Ihr wisst, dass Esel sanfte Tiere sind, wenn man nett zu ihnen ist. Aber wenn man sich grob verhält und einen Esel zu etwas zwingen will, lässt er sich nicht so leicht führen. Bei dieser Aktivität müssen die

Kinder nacheinander einen Esel durch einen Hindernisparcours führen, indem sie ihn an einem Seil festhalten. Die Eltern dürfen nicht direkt mit dem Tier arbeiten, sondern nur ihrem Kind helfen, die Aufgabe selbst *zu bewältigen.«*

Verwendung und Arbeitsfokus

Diese Aktivität eignet sich für schwach strukturierte Familien. Der Arbeitsschwerpunkt kann auf Zusammenarbeit und dem Umgang mit Emotionen bei aufkommender Frustration liegen. Eltern und Kinder können angehalten werden, sich in die Gedanken- und Gefühlswelt von Eseln hineinzuversetzen und darüber nachzudenken, was man von ihnen lernen kann.

Hinweis: Diese Aktivität kann nur im Rahmen eines Ausflugs mit mehreren Familien auf einen Bauernhof oder an einen Ort durchgeführt werden, der auf den Umgang von Kindern mit Eseln und ggf. auch Enten und anderen Haustieren unter professioneller Aufsicht spezialisiert ist.

Tricks des Problems

Anleitung

»In der nächsten Stunde wollen wir die gemeinen Aspekte der Essstörung Ihrer Tochter untersuchen, indem wir Ideen und Informationen austauschen, die Sie alle im Laufe der Jahre gesammelt haben. Um die Essstörung zu bekämpfen, muss man sie und ihre Macht verstehen. Fangen wir also an und sammeln Ideen, was Ihnen an der Magersucht und den Tricks, die sie auf Lager hat, aufgefallen ist. Wenn diese schwierigen Dinge passieren, stellt sich die Frage: Ist das die Magersucht, oder spricht da Ihre Tochter?«

Verwendung und Arbeitsfokus

Diese Aktivität ist geeignet für Familien mit Jugendlichen, die an Magersucht, Drogenmissbrauch oder einer anderen definierten Störung oder Krankheit leiden. Der Fokus liegt darauf, das Problem als von der Person getrennt zu betrachten und zu untersuchen, wie »das Problem« Täuschung und Manipulation einsetzt und wie verführerisch es sein kann.

Überlebenshandbuch

Anleitung

»Nach diesen wenigen gemeinsamen Treffen haben Sie alle schon eine Reihe von Tipps und Tricks kennengelernt sowie Dinge, die Sie vermeiden sollten. Wir möchten nun, dass Sie ein Überlebenshandbuch für das Leben im Land der Magersucht, des ADHS und der ASS, der Schizophrenie schreiben. Stellen Sie sich vor, welche Fähigkeiten die armen Eltern, die in diesem Land unsicher und ängstlich sind, zur Hand haben müssen, um damit zurechtzukommen. Wir beginnen damit, dass wir die Handbuchautor:innen nach dem Zufallsprinzip in kleine Gruppen einteilen: A, B, C … Alle A's sitzen hier, die B's dort und so weiter. Sie sind Teams von sehr begabten Expert:innen und Autor:innen, und Sie müssen sich Form und Inhalt dieses Überlebenshandbuchs vorstellen. In ein paar Minuten werden wir ein Treffen des Redaktionsausschusses abhalten und entscheiden, wie dieses Handbuch aussehen soll. Los, an die Arbeit, es muss morgen in den Druck!«

Verwendung und Arbeitsfokus

Diese Aktivität kann in der Arbeit mit Familien eingesetzt werden, in denen ein oder mehrere Mitglied(er) an einer bestimmten Störung oder einem chronischen Problem leiden: ADHS, Anorexie, Schizophrenie sowie Schlafstörungen, Kommunikationsschwierigkeiten usw. Mit dem Verfassen des Handbuchs kann schon recht früh in einem MFT-Projekt begonnen werden. Folgende Fragestellungen können dabei Reflexionen inspirieren: »*Welcher Rat, welche Richtschnur sollten Vorrang haben? Sollte man eine Lösung grundsätzlich ausschließen? Was würden Ihre Kinder von diesen Handbüchern halten? Wenn die Kinder ein Handbuch für Eltern schreiben würden, würde es genauso aussehen oder ganz anders? Wie wäre Ihr Familienleben anders gelaufen, wenn Sie dieses Handbuch schon vor fünf Jahren gelesen hätten? Welche Teile des Handbuchs werden Ihrer Meinung nach für Sie und Ihr Netzwerk am wichtigsten sein, wenn die MFT-Arbeit zu Ende ist? Ist das Handbuch vollständig, oder gibt es noch mehr hinzuzufügen?*«

Überlebenskoffer

Anleitung

»Der Auszug aus dem Elternhaus ist für Familien und junge Menschen eine Zeit großer Veränderungen. Heute bitten wir Sie, sich vorzustellen, dass Sie sich in einer fernen Zukunft befinden, am Vorabend des Auszugs Ihres Kindes aus dem Elternhaus. Es zieht weg, um in einer anderen Stadt zu studieren. Sie haben Ihrem Kind geholfen, seine Sachen dorthin zu bringen, und Sie waren letztes Wochenende mit ihm dort. Sie haben die Gelegenheit genutzt, mit Ihrer Familie durch die Stadt zu spazieren, was angenehm, aber auch ein wenig stressig war. Heute Abend ist die letzte Nacht für ihn oder sie zu Hause, morgen wird Ihr Kind weg sein. Sie als Eltern beschließen, mit ihm den Koffer zu packen und die wichtigen Dinge hineinzutun, vielleicht die symbolträchtigsten, um ihm den Einstieg ins Erwachsenenleben zu erleichtern. Es ist ein besonderer Moment, nur Sie drei, und es ist ein guter Zeitpunkt, um ehrlich zu reden. Wir werden Sie bitten, gemeinsam die Sachen, die Sie für wichtig halten, um sie mit ins Erwachsenenleben zu nehmen, für den Koffer zusammenzustellen. Also nicht das Toilettenpapier oder die Zahnbürste, sondern Gegenstände, die Sicherheit und Stärke vermitteln, die mit Werten oder Emotionen aufgeladen sind, damit Ihr Kind erwachsen und unabhängig werden kann. Jugendliche, ihr könnt außerdem eure Eltern fragen, welche Dinge für sie wichtig waren, als sie selbst von zu Hause ausgezogen sind.«

Verwendung und Arbeitsfokus

Diese Aktivität kann bei der Arbeit mit Familien mit Jugendlichen eingesetzt werden, insbesondere gegen Ende der MFT. Der Arbeitsschwerpunkt kann auf den Themen Autonomie und altersgerechte Beziehungen zwischen Jugendlichen und ihren Eltern liegen. Die Familien können gefragt werden: »*Wie können Sicherheitsfragen angegangen werden? Welche Verbindungen muss ein:e Jugendliche:r zu seiner bzw. ihrer Familie aufrechterhalten, damit er oder sie das eigene Leben selbstständig meistern kann?*«

Vertauschte Rollen

Anleitung

»Wir werden die Rollen für ein paar Minuten tauschen. Jenny, ich schlage vor, dass du mit Sabine, deiner Mutter, an diesem Tisch sitzt. Jenny, du spielst die Rolle deiner Mutter und Sabine die Rolle ihrer Tochter Jenny.«

Zu Jenny: »Sabine, es tut mir leid, Ihnen sagen zu müssen, dass Ihre Tochter an Magersucht leidet. Sie sind hier, um Hilfe zu bekommen, und man hat Ihnen gesagt, dass Sie sie dazu bringen müssen, etwas zu essen, um ihr zu helfen. Und hier haben Sie eine Mahlzeit vor sich, die Ihre Tochter essen soll.«

Zu Sabine: »Jenny, wie alt bist du? Du bist mit deiner Mutter hierhergekommen, weil du Hilfe brauchst, aber du denkst, dass alles in Ordnung ist. Du weißt, dass deine Mutter dich füttern muss, und das ist sehr schwierig für dich. Ich werde die anderen Familien bitten, zuzusehen, und wir werden die Aktion einfrieren, um zu versuchen zu verstehen, was in diesem Mädchen und ihrer Mutter vorgeht.«

Variante 1

»Jetzt bitte ich eine andere magersüchtige Person, sich mit Sabine und Jenny an den Tisch zu setzen.«

Ein maskierter Kollege tritt vor und spricht leise mit der magersüchtigen Person: »Iss das nicht, davon wirst du dick! Sie versucht, dich für sich zu gewinnen, gib nicht nach, sonst wirst du es bereuen.«

Dann zur Mutter: »Schau, du bringst sie zum Weinen, du bist eine schlechte Mutter.«

Variante 2

Bei Kindern mit ADHS oder Verhaltensstörungen kann dasselbe Rollenspiel mit umgekehrten Rollen mit folgendem Szenario durchgeführt werden: »Kevin ist in seinem Zimmer und spielt Videospiele. Sein Vater muss ihn davon abhalten und ihn dazu bringen zu duschen, bevor er ins Bett geht.«

Verwendung und Arbeitsfokus

Dies ist eine geeignete Aktivität für Familien mit einem problematischen Kind oder einer Jugendliche:n, der oder die sich der elterlichen Unterstützung oder Führung widersetzt. Der Arbeitsschwerpunkt kann auf dem Gefühl von Druck und Machtlosigkeit und den dadurch hervorgerufenen Gedanken und Gefühlen liegen.

Vulkanausbruch

Anleitung

»Bitte malen Sie einen farbenfrohen Vulkan in seinem Ruhezustand, bevor er ausbricht. Malen Sie auch die unterirdischen Schichten und zeigen Sie, was dort vor sich geht. Dann lassen Sie ihn ausbrechen. Wenn Sie mit dem Malen fertig sind, werden wir gemeinsam darüber sprechen und überlegen, wie man erkennt, dass ein Vulkan kurz vor dem Ausbruch steht, z. B. durch leichtes Grollen und Vibrationen, aufsteigenden Dampf oder die ersten herausgeschleuderten Steinbrocken. Stellen Sie sich vor, Sie sind auf dem Vulkan und möchten so sicher wie möglich sein. Was können Sie tun? Wann und wohin können Sie fliehen, um Schutz zu suchen und den Lavastrom aufzuhalten? Wenn Sie fertig sind, möchte ich, dass Sie über die letzte Explosion in Ihrer Familie sprechen. Was waren die Warnzeichen?«

Verwendung und Arbeitsfokus

Diese Aktivität kann angebracht sein, wenn es Familienmitglieder mit Wutproblemen gibt und bei denen es häufig zu körperlicher oder emotionaler Gewalt kommt. Den Familien können folgende Fragen gestellt werden: *»Wie kann man ein Frühwarnsystem entwickeln, um Ausbrüche zu vermeiden? Welche Rolle hat jedes Familienmitglied? Ist es angemessen, dass Kinder auf Anzeichen für Ausbrüche bei den Erwachsenen achten, oder ist das die Aufgabe der Eltern? Wer kann noch einbezogen werden (z. B. Großfamilie, Freunde), um das Frühwarnsystem zu verstehen und zu stärken?«*

Zappelmon

Anleitung

Teil 1: »Manche Probleme verschwinden einfach nicht, sie bleiben. Nehmen wir zum Beispiel ADS oder ADHS, beide sind wirklich schlau. Sie waren eifersüchtig auf die Pokémon-Familie, also entwickelten sie ihr eigenes Spiel, um das Leben von Tausenden von Kindern zu erobern. Das neue Spiel heißt ›Zappelmon‹ und kann Kinder aufgeregt, unruhig und unaufmerksam machen. Jetzt möchten wir, dass jedes Kind sein eigenes Zappelmon zeichnet und beschreibt, wie es einen dazu bringt, sich auf bestimmte Weise zu verhalten. Wenn ihr fertig seid, könnt ihr euch gegenseitig die verschiedenen Zappelmons zeigen.«

Teil 2: »Jetzt möchten wir, dass die Kinder ihren Eltern ihr Zappelmon zeigen, und wir möchten, dass jedes Kind mit seinen Eltern ein großes Blatt Papier verwendet, um das Territorium des Zappelmons zu zeichnen: wo das Zappelmon lebt, welche Räume im Haus es bevorzugt, wo es sich außerhalb des Hauses bewegt, zu welchen Zeiten und an welchen Wochentagen es gerne Unruhe stiftet und so weiter. Und wenn ihr damit fertig seid, können Eltern und Kinder eine andere Familie treffen und Ideen und Strategien austauschen, z. B. was das Zappelmon stärker macht und – noch wichtiger – welche Worte, Emotionen und Verhaltensweisen dazu beitragen können, die Macht des Zappelmons zu untergraben.«

Verwendung und Arbeitsfokus

Das *Zappelmon* kann bei Familien mit Kindern zum Einsatz kommen, bei denen ADS, ADHS, Tourette oder ODD diagnostiziert wurde. Wie beim *Problemporträt* ähnelt die visuelle Darstellung des Problems dem Prozess des Externalisierens, und die Zeichnung des Zappelmon-Territoriums kann dazu beitragen, dass das Problem nicht mehr im Inneren eines Kindes verortet wird, sondern Gespräche darüber geführt werden, wie die Familie zusammenarbeiten kann, um es in Schach zu halten. Die Familien können ersucht werden, darüber nachzudenken, welche Tricks sie gemeinsam gelernt haben und wie sie diese zu Hause oder in der Schule anwenden können.

Zukunftsbrief

Anleitung

»Stellt euch euer Leben mit 18, 30 und 50 Jahren vor und was zu jedem dieser Zeitpunkte passieren könnte: mit wem ihr zusammenlebt, eure Freunde und Familie, welchen Job ihr möglicherweise ausübt und wo ihr lebt. Dann schreibt einen Brief von eurem zukünftigen Ich (in diesen drei verschiedenen Altersstufen) an euch in euerem jetzigen Alter. Beschreibt euer Leben, den Verlauf eures Problems oder eurer Störung und vielleicht den Weg zur Genesung.«

Verwendung und Arbeitsfokus

Dies ist eine Aktivität für Familien mit Jugendlichen, die mit Problemen zu kämpfen haben. Sie konzentriert sich darauf, in naher Zukunft wirksame Veränderungen herbeizuführen, da sie die Jugendlichen entweder mit ihren Hoffnungen und Träumen für die Zukunft verbindet und sie darüber nachdenken müssen, was sich ändern müsste, damit sie diese erreichen können, oder sie dazu bringt, sich eine Zukunft vorzustellen, in der die langfristigen Auswirkungen des Problems, wenn es ungelöst bleibt, realisiert werden. Der Prozess, Hoffnungen, Träume und Ängste auf diese indirekte Weise zu teilen, kann das Mentalisieren verbessern und Mitgefühl fördern.

7 Auseinandersetzung mit Kultur in Multifamiliengruppen

7.1 Persönliche und soziale Identität

Die psychotherapeutische Literatur ist voll von Beschreibungen und Definitionen dessen, was »Kultur« und »Diversität« ausmacht – Begriffe, die für jede:n etwas sehr Unterschiedliches bedeuten können. In der Multifamilienarbeit sind häufig Einzelpersonen und Familien mit unterschiedlichen Hintergründen, aus unterschiedlichen Kulturen und Subkulturen vertreten. Dies erfordert von MFT-Praktiker:innen, Unterschiede und Ungleichheiten wahrzunehmen und sich mit ihnen auseinanderzusetzen, ebenso wie zu reflektieren, wie ihre eigene kulturelle Identität zu hilfreichen oder hinderlichen Gruppendynamiken beitragen kann. In diesem Zusammenhang wurden einige Instrumente entwickelt, um Aspekte persönlicher und sozialer Identität zu identifizieren und zu reflektieren. Dazu gehört etwa das »ADDRESSING-Modell« (Hays 2008), ein Rahmenwerk, das hilft, die Komplexität der individuellen Identität entlang folgender Dimensionen zu betrachten: Alter (engl. *age*), Entwicklungsstörungen (*developmental disabilities*), erworbene Behinderungen (*acquired disabilities*), Religion, ethnische Zugehörigkeit (*ethnicity*), sexuelle Orientierung, sozioökonomischer Status, Zugehörigkeit zu indigenen Gruppen (*indigenous group membership*), Nationalität (*nationality*) und Geschlecht (*gender*). Ebenfalls gibt es das »Social GGRRAAACCEEESSS-Modell« (Burnham 2018), das die soziale Identität dekonstruiert und dessen Akronym als Gedächtnisstütze für folgende Dimensionen dient: Geschlecht, Geografie (*geography*), Herkunft (*race*), Religion, Alter, Fähigkeit (*ability*), Erscheinungsbild (*appearance*), Kultur, Klasse/Kaste (*class/caste*), Bildung (*education*), Beruf (*employment*), Ethnie, Spiritualität, Sexualität und sexuelle Orientierung sowie die damit verbundenen interpersonellen Dynamiken.

Solche kultursensitiven Modelle sind einerseits sehr hilfreich, da sie das Explorieren von kultureller Identität ermöglichen, sie können jedoch auch Gefühle des Unbehagens oder der Überforderung bei MFT-Praktiker:innen hervorrufen, weil sie die Komplexität kultureller Identität und von Macht- und Privilegienunterschieden aufzeigen.

Es ist daher nicht überraschend, dass trotz der Verfügbarkeit solcher Hilfsmittel der Einfluss kultureller Unterschiede in der Praxis oft übersehen wird. MFT-Praktiker:innen haben die Aufgabe, kulturell geprägte Beziehungsmuster zu verstehen und Kontexte zu schaffen, in denen diese Muster verändert oder gestärkt werden können. Die Berücksichtigung verschiedener Aspekte persönlicher und sozialer Identität ist dabei der Schlüssel. In diesem Kapitel werden einige der Herausforderungen untersucht, denen MFT-Praktiker:innen bei der Auseinandersetzung mit Kultur begegnen, und es werden Hinweise zum Umgang mit diesen Herausforderungen gegeben.

7.2 Herausforderungen bei der Auseinandersetzung mit Kultur

Der Begriff *Kultur* ist komplex und facettenreich und bezieht sich auf gemeinsame Werte, Normen, Bräuche, Überzeugungen, Sprache und Traditionen, die Menschen dazu motivieren, sich miteinander zu identifizieren. Großenteils organisiert Kultur unsere Gedanken, Gefühle und Verhaltensweisen implizit oder unterschwellig und ist uns daher oft nicht bewusst. Um dieses Phänomen zu veranschaulichen, wird häufig die Metapher eines Eisbergs verwendet: Kultur gleicht einem Eisberg, von dem nur etwa 10 % an der Oberfläche sichtbar sind, während ein viel größerer Teil unter Wasser verborgen bleibt (Hall 1976). Während Verhaltensweisen und Praktiken, die mit kultureller Identität in Verbindung stehen, oft sichtbar sind, wirken die damit verbundenen Werte, Wahrnehmungen, Einstellungen und Überzeugungen soz. »unter der Oberfläche«. In einer Multifamiliengruppe, die äußerlich deutlich vielfältig ist – etwa durch Unterschiede in Ethnie oder Alter –, kann Neugier gegenüber diesen Unterschieden leichter und schneller geweckt werden. So kann ein sichtbarer Unterschied manchmal als Anstoß oder Einstieg in kulturelle Themen dienen. Es gibt jedoch verschiedene Dimensionen von Kultur, zum Beispiel die sexuelle oder die Geschlechtsidentität, die möglicherweise nicht erkennbar sind.

Praxisbeispiel

In einer Multifamiliengruppe mit Pflegeeltern und kleinen Babys können die unterschiedlichen sozialen und kulturellen Identitäten der Gruppenmitglieder bedeuten, dass es verschiedene Überzeugungen sowohl unter den Eltern als auch unter den MFT-Praktiker:innen darüber gibt, welche Stellung ein Baby oder Kind innerhalb einer Familie einnehmen sollte und wie viel Aufmerksamkeit es von seinen Eltern erhalten sollte. Diese Überzeugungen haben auf intra- und interpersonaler Ebene wahrscheinlich einen erheblichen Einfluss. Wenn die MFT-Praktiker:innen diese Unterschiede jedoch nicht explizit ansprechen können, bleibt der resultierende Einfluss auf den Gruppenprozess unthematisiert.

Dementsprechend ist es für MFT-Praktiker:innen oft schwierig, die Auswirkungen kultureller Identität auf die zwischenmenschliche und die innerpsychische Kommunikation in einer Gruppe automatisch zu registrieren und zu erkennen. Fehlen visuelle Anhaltspunkte, besteht die erste Herausforderung darin, therapeutische Kontexte zu schaffen, in denen relevante Dimensionen der Identität sichtbar werden: Kultur muss »gesehen« werden, bevor sie erkundet werden kann.

Eine zweite Herausforderung ergibt sich daraus, dass Kultur dynamisch ist und sich ständig über Zeit, Ort und Person verändert. Kultur ist ein weites Konzept mit vielen miteinander verflochtenen Dimensionen, deren Einfluss sich in verschiedenen Kontexten verschiebt und verändert. Unterschiedliche Aspekte persönlicher und sozialer Identität in derselben Person werden in unterschiedlichen Situationen mehr oder weniger relevant. Damit hängt das Konzept der *Intersektionalität* zusammen, das beschreibt, wie die verschiedenen sozialen und politischen Identitäten einer Person zusammenwirken, um Verhaltensweisen zu organisieren und unterschiedliche Formen von Diskriminierung und Privilegierung zu erzeugen. Folglich besteht eine weitere Herausforderung für MFT-Praktiker:innen darin, Kultur vorübergehend »einzufrieren« oder »zu parken«, um sich gezielt auf einen bestimmten Aspekt der Identität zu konzentrieren.

Praxisbeispiel

Eine Gruppendiskussion oder eine MFT-Aktivität über die sozialen Erwartungen an männliche und weibliche Betreuer:innen in Großbritannien würde heute wahrscheinlich anders aussehen als vor 50 Jahren oder als aktuell in einigen Ländern des Nahen Ostens oder Südostasiens. Geschlecht könnte der »entscheidende Kontextmarker« sein (Cronen, Barnett a. Harris 1979), wenn ein Mann in einer Gruppe von Eltern unterschiedlicher religiöser Herkunft über die Rolle des Vaters spricht. Sein muslimischer Glaube könnte jedoch ein höherer Kontextmarker sein, wenn er über dasselbe Thema in einer Gruppe muslimischer Eltern spricht. Gleichgeschlechtliche Eltern könnten sich dagegen gehemmt fühlen, ihre Sichtweisen über Geschlechterrollen während einer Multifamilien-Gruppendiskussion zu teilen, wenn diese Diskussion heteronormativ geprägt ist.

Eine dritte Herausforderung für MFT-Praktiker:innen ist, den Nutzen einer Auseinandersetzung mit kulturellen Unterschieden abzuwägen gegenüber dem Risiko, das dies für den Zusammenhalt oder die therapeutische Fokussierung der Gruppe bedeuten kann. So suchen sie aktiv nach Gemeinsamkeiten zwischen den Familien, um vor allem Scham und Stigmatisierung zu reduzieren und die Familien zu befähigen, eigene wie auch die Ideen und Stärken von anderen Gruppenteilnehmenden zu mobilisieren. Gleichzeitig bemühen sie sich, therapeutische Arbeitskontexte zu schaffen, in denen unterschiedliche Perspektiven so erlebt werden können, dass sie für Gruppenmitglieder »akzeptabel« sind, ohne dabei die Einheit der Gruppe zu untergraben oder unbeabsichtigt Spaltungen zu vertiefen.

Eine vierte Herausforderung umfasst, abzuschätzen, welche Risiken und Vorteile eine unmittelbare Thematisierung kultureller Unterschiede birgt, und zu entscheiden, ob es hilfreicher ist, diese Unterschiede direkt im Gruppenkontext anzusprechen oder sie später in Einzelgesprächen oder Untergruppen mit den Familien aufzugreifen. Faktoren wie die Phase des Gruppenprozesses und die Art der Unterschiede und Diversität sind relevant für diese Entscheidung.

Praxisbeispiel

In Multifamiliengruppen wird häufig das *Pflegefamilienverfahren* eingesetzt (siehe Kap. 3.11). Dabei betreuen Eltern für kurze Zeit das Kind einer anderen Familie, meist mit dem Fokus auf einer bestimmten Aufgabe. Dieses Angebot wird manchmal eher von Eltern aus Kulturkreisen angenommen, in denen eine gemeinschaftliche Herangehensweise an die Kinderbetreuung üblich ist, als von jenen, die mit einem individuell orientierten Familienmodell aufgewachsen sind. Die MFT-Praktiker:innen könnten Unterschiede im Engagement innerhalb der Gruppe beobachten, die auf solche kulturellen Differenzen zurückzuführen sind. Allerdings müssen die Vorteile einer expliziten Thematisierung dieser Unterschiede mit den Nachteilen abgewogen werden: Das Ansprechen der Differenz könnte die

Beteiligung in der Gruppe ausgleichen und dazu führen, dass die Familien verschiedenen Sichtweisen und Erfahrungen ausgesetzt werden, was sich wiederum als hilfreich erweisen kann. Gleichzeitig könnte die Ablenkung von der ursprünglichen Aktivität jedoch zu geringeren Fortschritten bei jenen Familien führen, die sich stärker engagiert hatten.

Vielleicht am herausforderndsten ist schließlich die Tatsache, dass die Auseinandersetzung mit Kultur und Diversität manchmal von den MFT-Praktiker:innen erfordert, diskriminierende Verhaltensweisen direkt anzusprechen. Während MFT eine Möglichkeit bieten kann, Vorurteile abzubauen, indem Menschen aus verschiedenen Kulturen zusammengebracht und gelebte Erfahrungen vermittelt werden, die bestehende Ansichten infrage stellen können, kann derselbe Kontext auch Vorurteile auslösen. Explizite Beispiele – etwa, wenn ein Gruppenmitglied einen abfälligen Begriff über eine kulturelle Eigenschaft eines anderen verwendet – sind in mancher Hinsicht leichter anzusprechen als Verhaltensweisen, die eine subtile oder implizite Voreingenommenheit widerspiegeln. Wo Diskriminierung offensichtlich ist, kann sie erkannt, benannt und angesprochen werden. Je kohäsiver eine Multifamiliengruppe wird, desto wahrscheinlicher greifen Gruppenmitglieder selbst in Vorurteile ein und stellen entsprechende Verhaltensweisen oder Kommentare infrage. Eine Grundlage wie das gemeinsame Festlegen von Regeln zum gegenseitigen Respekt erleichtert diese Unterstützung innerhalb der Gruppe. Wenn ein diskriminierendes Verhalten von einem Kind ausgeht, ist es Aufgabe der MFT-Praktiker:innen, einen Rahmen zu schaffen, in dem die Eltern des Kindes darauf reagieren können. Dabei können auch andere Gruppenmitglieder einbezogen werden. Wenn diese jedoch diskriminierendes Verhalten nicht aktiv konfrontieren, müssen die MFT-Praktiker:innen, eingreifen, um ein Gefühl von Sicherheit und Halt aufrechtzuerhalten. Oft gerät in solchen Situationen ihre eigene Mentalisierungsfähigkeit aus dem Gleichgewicht. In diesem Fall sollten sie sich möglicherweise kurz zurückziehen, um sich herunterzuregulieren und zu überlegen, wie sie am hilfreichsten reagieren können. Sowohl den Personen, die sich diskriminierend geäußert haben, wie auch den Betroffenen muss in einer Weise begegnet werden, die Scham minimiert und das Mentalisieren fördert. Vorurteilsmotivierte Äußerungen oder Verhaltensweisen von Kindern lassen sich am besten bewältigen, wenn ihre Eltern entweder von der gesamten Gruppe, von einer oder zwei anderen Familien oder von den MFT-Praktiker:innen allein unterstützt werden. Der Fokus liegt darauf, den Kindern zu helfen, sich der Auswirkungen ihrer Diskriminierung bewusst zu werden und die Gedanken und Gefühle der betroffenen Person(en) zu verstehen.

Praxisbeispiel

- Ein britischer, atheistischer Vater macht gegenüber einem pakistanischen Vater in der Gruppe eine islamfeindliche Bemerkung über Terroranschläge.
- Eine berufstätige Frau aus der Mittelschicht verhält sich bevormundend gegenüber einer jüngeren, weniger gebildeten Mutter und erklärt ihr, wie wichtig eine ausgewogene Ernährung für Kinder sei.
- Ein weißer Elternteil sagt zur Gruppe: »Schaut euch sein Haar an! Ist das nicht erstaunlich?!« über die afro-texturierten Haare eines schwarzen Kindes, wodurch sich dieses und seine Mutter ausgegrenzt fühlen.

Vorurteilsmotiviertes Verhalten kann oft subtil oder implizit sein; man spricht dann von »Mikroaggressionen«. Es gibt zwei Hauptgründe, warum MFT-Praktiker:innen es schwierig finden können, solche Themen sofort anzusprechen: Erstens kann das diskriminierende Verhalten sehr subtil sein, mit den eigenen unbewussten Vorurteilen übereinstimmen oder aufgrund der eigenen Privilegien übersehen werden, sodass die MFT-Praktiker:innen selbst seine Wirkung nicht bemerken. Zweitens können die MFT-Praktiker:innen das Verhalten zwar wahrnehmen, sich aber aus Angst vor Destabilisierung der Gruppe, zur Vermeidung von Beleidigungen oder aufgrund eigenen Unbehagens nicht trauen, es anzusprechen. Obwohl es viele gewichtige Gründe gibt, warum Vorurteile in einer Gruppensituation unbemerkt bleiben oder nicht infrage gestellt werden, rechtfertigen diese nicht, das Thema zu umgehen oder zu vermeiden. Wenn MFT-Praktiker:innen diese Dynamiken nicht aufgreifen, bestätigen sie diese implizit. Es ist wichtig anzuerkennen, dass auch sie unbeabsichtigt Vorurteile unterstützen und Mikroaggressionen begehen können (Owen et al. 2014). Daher besteht die Aufgabe der MFT-Praktiker:innen darin, sowohl Bewusstsein als auch Bereitschaft zu entwickeln, sich aktiv mit vorurteilsbehaftetem Verhalten auseinanderzusetzen, das ihnen aufgrund ihrer eigenen kulturellen Identität und damit verbundener

Vorurteile, Verwundbarkeiten und Unbehaglichkeiten möglicherweise entgeht oder unterschätzt wird. Abbildung 4 fasst die oben beschriebenen Herausforderungen zusammen, denen MFT-Praktiker:innen bei ihrer Arbeit mit Multifamiliengruppen begegnen können, und gibt Anregungen, wie sie diese bewältigen können.

Herausforderung	Mögliche Reaktionen
	Die MFT-Praktiker:innen ...
Viele Dimensionen von Kultur und den damit verbundenen Werten und Überzeugungen sind nicht sichtbar.	... benennen relevante, nicht sichtbare kulturelle Dimensionen und machen sie explizit, damit sie thematisiert werden können.
Kultur ist dynamisch und facettenreich.	... konzentrieren sich zeitweise auf einen bestimmten Aspekt von Kultur und/oder untersuchen aktiv die Beziehungen zwischen verschiedenen Identitätskomponenten.
Die Fokussierung auf kulturelle Unterschiede kann im jeweiligen Moment destabilisierend wirken.	... wägen den Nutzen eines sofortigen Eingreifens ab gegenüber den Risiken (Vertiefung von Spaltungen oder Ablenkung vom Thema und Fokus).
Eigene kulturelle Identität, Vorurteile oder Unbehagen verhindern es, dass Vorurteile angesprochen werden.	... reflektieren über die eigene Identität und die Reaktionen auf die Gruppe und nehmen dabei eine Haltung kultureller Demut ein.

Abb. 4: Herausforderungen bei der Auseinandersetzung mit Kultur in Multifamiliengruppenarbeit

7.3 Kulturelle Demut

Die Fähigkeit, die eigene kulturelle Identität und die damit verbundenen Reaktionen auf die Gruppe und ihre Mitglieder zu reflektieren, ist notwendig, um alle der genannten Herausforderungen meistern zu können. Ein solches Engagement ist relational und rekursiv. Es setzt die Akzeptanz voraus, dass sowohl die Gruppenmitglieder als auch die MFT-Praktiker:innen jeweils eigene, bewusste und unbewusste Werte, Vorurteile und Stereotype haben. Diese werden durch gelebte Erfahrungen vermittelt und haben zu jedem gegebenen Zeitpunkt einen starken Einfluss auf die Gedanken, Gefühle und Verhaltensweisen jeder Person. Um Kultur in Multifamiliengruppen wirklich anzugehen, reicht es nicht aus, nur die Interaktionen zwischen Gruppenmitgliedern zu betrachten; man muss auch verstehen, durch welche Brille man selbst schaut und darauf reagiert.

Ein Weg, selbstreflexive Praxis zu entwickeln, ist die »Multikulturelle Orientierung« (Multi-Cultural Orientation Framework [MCO]; Owen et al. 2011). Diese prozessorientierte therapeutische Haltung (Otyakmaz 2025) konzentriert sich auf den therapeutischen Prozess und darauf, wie die kulturellen Weltanschauungen, Werte und Überzeugungen von Familien und MFT-Praktiker:innen miteinander interagieren und sich gegenseitig beeinflussen. Die mit ihr verwandte »Kulturelle Demut« – ein Konzept, das bereits in den 90er-Jahren entwickelt wurde (Tervalon a. Murray-Garcia 1998) – beschreibt den Prozess, eine Beziehung mit der Absicht einzugehen, die Überzeugungen, Bräuche und Werte des Gegenübers zu achten. Dies umfasst *intrapersonelle Demut* (ein möglichst genaues Bild von sich selbst zu haben, insbesondere hinsichtlich der eigenen Grenzen) und *interpersonelle Demut* (den Blick auf andere zu richten statt auf sich selbst, gekennzeichnet durch das Fehlen eines Überlegenheitsgefühls). Die kulturelle Demut beinhaltet damit einen fortlaufenden Prozess der Selbsterforschung und Selbstkritik sowie die Bereitschaft, von anderen zu lernen.

Owen et al. (2011) erklären, dass bei der kulturellen Demut – im Gegensatz zum Konzept der kulturellen Kompetenz – weniger Gewicht auf kulturelles Wissen und Fähigkeiten, sondern stattdessen größerer Wert auf Folgendes gelegt wird:

- die langfristige Förderung von Selbstverständnis und Selbstkritik
- das Bewusstsein für die eigenen impliziten Vorurteile
- die Förderung zwischenmenschlicher Sensibilität und Lernbereitschaft
- die Wertschätzung von innerkultureller Vielfalt und Individualität.

Kulturell demütig zu sein bedeutet außerdem, anzuerkennen, dass Familien, die verschiedenen Kulturgruppen angehören, Diskrepanzen zwischen ihren eigenen Ansichten und Prioritäten und denen der MFT-Praktiker:innen wahrnehmen oder direkt erleben können (einschließlich unterschiedlicher Vorstellungen von »Krankheit« und

»Gesundheit«). Dies kann wiederum Einfluss auf das Engagement haben. Es beinhaltet auch die Erkenntnis, dass MFT-Praktiker:innen nicht »neutral« sein können. Therapie ist ein kulturell geprägter Prozess, und sie werden aller Wahrscheinlichkeit nach zeitweise auf Inkongruenzen zwischen ihren persönlichen Werten und denen einiger Gruppenmitglieder stoßen. Kulturell demütige MFT-Praktiker:innen erkennen, dass sie sich in der Regel in einer Machtposition gegenüber den Familien befinden und somit mehr Kontrolle über den Verlauf der Arbeit haben. Um sich in kultureller Demut zu üben, müssen sie letztlich anerkennen, dass Familien oft mit Skepsis und Besorgnis zur MFT kommen, weil sie aufgrund negativer Erfahrungen in der Vergangenheit und wahrgenommener Unterschiede in Werten und Überzeugungen misstrauisch sind. Der MCO-Rahmen beschreibt, wie man kulturelle Demut zum Ausdruck bringen kann, indem man *kulturelle Gelegenheiten* und *kulturelles Selbstvertrauen* erkennt und sich damit auseinandersetzt.

7.4 Kulturelle Gelegenheiten und kulturelles Selbstvertrauen

In Multifamiliengruppen ergeben sich fortlaufend Gelegenheiten, in denen die kulturelle Identität erkundet werden kann. Diese *kulturellen Gelegenheiten* entstehen, wenn Gruppenmitglieder von ihren Erfahrungen, Überzeugungen oder Werten berichten, was es ermöglicht, ihre Kultur eingehender zu erforschen. Alternativ können MFT-Praktiker:innen kulturelle Gelegenheiten durch gezielte Gespräche oder Aktivitäten schaffen, wenn sie dies für angemessen halten; dabei ist es jedoch wichtig, dass dies auf natürliche, einfühlsame Weise geschieht und nicht erzwungen oder unauthentisch wirkt. Sowohl das Reagieren auf kulturelle Gelegenheiten als auch das Initiieren solcher erfordert eine Haltung von *kulturellem Selbstvertrauen* – die Fähigkeit, sich selbst zu regulieren, während man sich mit Kultur auseinandersetzt. Um sich in solchen Situationen sicher zu fühlen, müssen MFT-Praktiker:innen ein gewisses Verständnis ihrer eigenen Gedanken, Gefühle und Verhaltensweisen in Bezug auf den jeweiligen Arbeitskontext und dessen Inhalte haben. Sie sollten erkennen können, wenn in ihnen Gefühle von Unbehagen auftauchen, und aktiv Rückmeldungen von Kolleg:innen und den Gruppenmitgliedern zu ihren Interventionen einholen. Raum für die Erforschung und das Verständnis der eigenen kulturellen Identität, Vorurteile und potenziellen Bereiche kulturellen Unbehagens sowie ein grundsätzliches Interesse an Kultur sind erforderlich, um ein Gefühl kulturellen Selbstvertrauens zu entwickeln. All dies ist ein lebenslanger, kontinuierlicher Prozess, unterstützt durch Aus- und Weiterbildung, Supervision, Teamarbeit und persönliche Reflexion. Werkzeuge wie das bereits beschriebene Social GGRRAAACCEEESSS-Modell (Burnham 2018) und das ADDRESSING-Modell (Hays 2008) bieten einen nützlichen Ausgangspunkt. Um eine Haltung kultureller Demut zu festigen, können MFT-Praktiker:innen und Teams umfassendere Leitfäden nutzen, wie beispielsweise die sieben evidenzbasierten Leitlinien von Asnaani (2023) für die Praxis:

1) die eigene kulturelle Identität sowie die eigenen Überzeugungen und Vorurteile vor Therapiebeginn erkunden
2) kulturelle Demut als kontinuierlichen Prozess pflegen
3) ausbalanciertes, kulturell informiertes und individualisiertes Assessment des vorliegenden Problems durchführen
4) sich selbst über spezifische kulturelle Normen mit Hilfe verschiedener Quellen fortbilden
5) Stigmata und andere kulturelle Barrieren in der psychologischen Behandlung adressieren
6) den Einfluss von Diskriminierung und Mikroaggressionen auf die Therapie untersuchen
7) kulturelle Stärken und Ressourcen in die Behandlung einbeziehen.

Kollaboratives Arbeiten (*Co-Working*) fördert kulturelle Demut, weil der bzw. die als Beobachter:in agierende MFT-Praktiker:in seiner bzw. ihrer aktiven Kolleg:in dabei helfen kann, kulturelle Gelegenheiten zu erkennen und festzustellen, ob kulturelles Unbehagen dazu geführt hat, dass ein Thema vermieden oder unangemessen darauf reagiert wurde. In solchen Fällen kann der bzw. die aktive MFT-Praktiker:in eine Haltung kultureller Demut einnehmen, indem er bzw. sie zugibt, etwas Wichtiges möglicherweise übersehen zu haben, und das Thema entweder sofort oder später erneut aufnimmt.

Praxisbeispiel: Kulturelle Demut

Eine MFT-Praktikerin und ihre Kollegin nutzen das MCO-Modell, um den möglichen Einfluss von Unterschieden im formalen Bildungsniveau der Eltern einer schulbezogenen Multifamiliengruppe zu betrachten. Sie haben alle Familien in Einzeltreffen kennengelernt, aber es hat noch kein Treffen mit der gesamten Gruppe stattgefunden. Sie stellen fest, dass die formal ausgebildeten Eltern oft gesprächiger und wohlhabender sind als die weniger ausgebildeten Eltern. Die MFT-Praktikerinnen denken allgemein über soziale Klassenunterschiede und das Machtungleichgewicht zwischen jüngeren, weniger gebildeten Gruppenmitgliedern und älteren Angehörigen der Mittelschicht nach (einschließlich ihrer selbst). Sie erkennen, dass ihre Vorstellungen von einem »guten Ergebnis« von ihren eigenen Lebenserfahrungen und ihrer beruflichen Ausbildung beeinflusst sind und möglicherweise stärker denen der formal ausgebildeten Eltern entsprechen. Sie erkennen auch, dass sie möglicherweise Gelegenheiten zum Ansprechen von Fragen der sozialen Klasse verpassen könnten, weil ihnen diese Themen nicht vertraut sind oder weil sie aufgrund ihrer eigenen Privilegien Schuldgefühle (und damit kulturelles Unbehagen) empfinden. Als Ergebnis dieser Reflexionen schenken die MFT-Praktikerinnen den Vertrauensfragen der jüngeren, weniger ausgebildeten Mitglieder während der Einschätzung in den Einzeltreffen und zu Beginn der Gruppenarbeit besondere Aufmerksamkeit. Sie machen der gesamten Gruppe deutlich, dass Menschen unterschiedliche Motive und Ziele für die Teilnahme an der Multifamilienarbeit haben können, und hören aktiv auf abweichende Sichtweisen. Sie zeigen Neugier für Unterschiede im Zusammenhang mit sozialer Herkunft.

Während einer Eröffnungsrunde berichtet eine der formaler ausgebildeten Mütter über Veränderungen in der Interaktion mit ihrem Kind: Sie stellt fest, dass er ihr zu Hause besser zuhört. Sie erklärt, dass sie mehr Zeit mit ihm verbringt – sie liest ihm jede Nacht vor, und sie halten auf dem Nachhauseweg von der Schule oft an, um gemeinsam Kakao zu trinken. Wenn zu Hause etwas schiefläuft, nimmt sie sich Zeit, zuzuhören, anstatt sofort einzugreifen. Die MFT-Praktikerin freut sich über diese Fortschritte, stellt Fragen und hofft, dass auch die anderen Eltern davon profitieren können. Der Bericht der Mutter nimmt jedoch viel Zeit in Anspruch. Eine jüngere Mutter ist schweigsam und trägt wenig bei, als sie an der Reihe ist. Die MFT-Praktikerin möchte diese Frau, die erschöpft wirkt, nicht unter Druck setzen, und zudem soll gleich die geplante Gruppenaktivität begonnen werden. Die beobachtende Kollegin nutzt den Moment und bemerkt das fehlende Engagement der jüngeren Mutter. Sie überlegt laut: »Vielleicht hat sie nicht viel zu sagen, oder steckt etwas anderes dahinter? Eine schlechte Woche?« Die aktive MFT-Praktikerin greift das auf und sagt, die Gruppe sei da, um sich in guten und schlechten Zeiten gegenseitig zu unterstützen. Die Mutter zuckt mit den Schultern. Die MFT-Praktikerin fragt, ob vielleicht jemand anderes in der Gruppe weiß, wie es ihr diese Woche ergangen ist. Ein anderes jüngeres Mitglied äußert, sie glaube, dass die Mutter eine harte Woche gehabt habe. Die MFT-Praktikerin lädt die Mutter erneut ein zu erzählen, wie es ihr geht, und entschuldigt sich dafür, dass sie dies beim ersten Mal nicht erkannt hat. Die Frau beginnt, ausführlich über ihre Arbeit zu berichten. Zunächst fällt es der MFT-Praktikerin schwer, die Relevanz ihres Berichts zu erkennen, doch sie bleibt aufmerksam und stellt neugierige Fragen. Bald wird deutlich, dass der Stress und die Belastung, denen die Mutter bei der Arbeit wegen langer Arbeitszeiten und schlechter Bedingungen ausgesetzt ist, dazu führen, dass sie große Schwierigkeiten hat, das Verhalten ihres Sohnes zu handhaben. Aufgrund ihrer persönlichen Umstände kann sie ihren Job nicht wechseln oder aufgeben, sodass sie wenig Hoffnung bzgl. einer Verbesserung der Situation sieht. Andere Gruppenmitglieder können Aspekte ihrer Erfahrung nachvollziehen, und sie fühlt sich bestätigt. Die MFT-Praktikerinnen widerstehen der Versuchung, sofort in den »Problemlösungsmodus« zu verfallen, weil sie ihre eigenen Privilegien wahrnehmen, und bleiben stattdessen beim Stress und der Ungerechtigkeit der Situation. Schließlich tritt die zuvor erwähnte Mutter aus der Mittelschicht zu der jüngeren Mutter, legt ihr den Arm um die Schulter und bewundert ihre Stärke und ihr Engagement für ihren Sohn unter diesen schwierigen Bedingungen. Sie sagt, sie könnte in derselben Situation nicht halb so gut damit umgehen.

7.5 Kultur ins Spiel bringen: MFT-Aktivitäten zur Förderung von kulturellen Begegnungen

In Multifamiliengruppen wird oft deutlich, dass ein Kulturaspekt besonders relevant ist, weil er sich auf den Gruppenzusammenhalt auswirkt (positiv oder negativ) oder weil er von therapeutischer Relevanz ist oder aus beiden Gründen. In solchen Momenten können MFT-Praktiker:innen eine kulturelle Gelegenheit schaffen, indem sie eine spezifische Aktivität einführen. Gut geplante MFT-Aktivitäten, die eine Haltung kultureller Demut widerspiegeln, können dazu beitragen, viele der zuvor genannten Herausforderungen (siehe Abb. 4) anzugehen. Sie erlauben den MFT-Praktiker:innen, bestimmte Dimensionen von Kultur »sichtbar« zu machen und den Fokus der Gruppe kurz auf diese Dimensionen zu richten, sodass sie näher erforscht werden können. Die Chance, die Aktivität sorgfältig zu planen und ihre möglichen Vor- und Nachteile für die Gruppenstabilität abzuwägen, erhöht die Erfolgsaussichten. Schließlich sind der Aufbau und der zeitliche Ablauf der Aktivität sowie eine spielerische Haltung emotional regulierende Komponenten der Intervention, die die Wahrscheinlichkeit erhöhen, dass die gewählte Aktivität hilfreich ist. Wenn eine Aktivität eingeführt wird, die die Gruppe möglicherweise destabilisieren könnte, kann es helfen, die Familien an die zu Beginn festgelegten Regeln zu erinnern – zum Beispiel an den gegenseitigen Respekt. Anschließend kann man die Familien fragen, wie sie sicherstellen könnten, dass diese Regeln auch während einer Aktivität eingehalten werden, die starke Gefühle oder kontroverse Ansichten hervorrufen könnte. Dies signalisiert, dass auch die Gruppenmitglieder eine Rolle und Verantwortung dafür haben, einen sicheren Arbeitskontext aufrechtzuerhalten. Gleichzeitig müssen die MFT-Praktiker:innen bereit sein, gegebenenfalls zu intervenieren, um einen geschützten Raum für die gesamte Gruppe zu gewährleisten.

Praxisbeispiel: Geografieskulptur

Zwei in London tätige MFT-Praktiker:innen, die ein MFT-Projekt für Pflegefamilien leiten, haben festgestellt, dass Themen wie Identität und Zugehörigkeit zunehmend relevant werden. Bisher haben sie sich noch nicht direkt damit beschäftigt, weil es ihnen schwerfiel, das Thema spontan aufzugreifen. Sie haben ihre Beobachtungen jedoch notiert und finden, dass die Gruppe nun so gefestigt ist, dass sie das Thema direkt mittels einer Aktivität erkunden können.

In der folgenden Woche führen sie daher die *Geografieskulptur* ein. Sie beginnen damit, die Gruppe an die zu Beginn vereinbarte Regel zu erinnern, respektvoll miteinander umzugehen. Sie bitten die Familien, einen großen Bereich in der Mitte freizumachen, indem sie alle Stühle beiseiteschieben. Als der Innenraum frei ist, stellt sich die aktive MFT-Praktikerin in die Mitte und erklärt, dass der Raum wie eine Weltkarte sei: Die Gruppe stehe gerade an ihrem aktuellen Standort und könne die Richtungen Norden, Süden, Osten und Westen erkennen. Danach sagt sie, dass nun alle sich dorthin stellen sollen, wo sie geboren wurden – dafür gibt es 3 bis 5 Minuten Zeit. Die Familien gehen herum und fragen einander, »wo« sie sich befinden, um sich entsprechend zu positionieren. Es wird viel hin- und hergeschoben: Eine Mutter aus der Ukraine drückt sich an eine weit entfernte Wand, zwei andere Eltern arbeiten gemeinsam daran, die Stadt Bagdad zu finden. Einige Eltern derselben Familie stellen sich an verschiedenen Orten auf. Die meisten Kinder wurden in London geboren und bleiben daher in der Mitte, aber einige gehen und stellen sich mit ihren Eltern in deren Herkunftsland auf.

Nach 5 Minuten bittet die MFT-Praktikerin die Gruppe, ihre Positionen beizubehalten, und erklärt, dass es nicht genau stimmen müsse. Sie fordert die Teilnehmenden auf, sich im Raum umzusehen, um die Aufmerksamkeit vom Eigenen auf das Fremde zu lenken und Neugier zu wecken. Anschließend geht sie zu einem 10-jährigen Jungen, der mit seinen Eltern auf der rechten Seite steht. Mit einem Spielzeug-Mikrofon in der Hand imitiert die MFT-Praktikerin die Stimme einer Fernsehmoderatorin und erklärt, dass gerade eine Sendung für BBC gedreht werde. Sie fragt: »Verrätst du mir, wo du gerade stehst?«, und reicht dem Jungen das Mikrofon. Der Junge antwortet, dass er in Ghana steht. Die MFT-Praktikerin nimmt das Mikrofon zurück und fragt: »Wie lange hast du in Ghana gelebt?« Der Junge sagt, bis er 5 Jahre alt war. Daraufhin fragt die MFT-Praktikerin, wie das Wetter dort sei. Er antwortet, es sei meistens sehr heiß, und blickt zu seinen Eltern, die das bestätigen. Anschließend übergibt die MFT-Praktikerin dem Jungen das Mikrofon und erklärt, dass jetzt er Moderator sein dürfe: »Schau dich im Raum um. Wen möchtest du interviewen, und was möchtest du ihn oder sie fragen?« Der Junge nimmt das Mikrofon und wendet sich schnell der ukrainischen Mutter zu, die an der Wand steht, und fragt sie, wo sie ist und wie es dort ist. Nach seinem kurzen Interview fordert die MFT-Praktikerin ihn auf, das Mikrofon an die ukrainische Mutter weiterzureichen, die nun an der Reihe ist, Moderatorin zu werden.

Nach einigen solcher Interviews werden die Gruppenmitglieder gebeten, sich erneut gemäß einer neuen Anweisung aufzustellen: »Bitte stellen Sie sich dort auf, wo Ihre Großeltern (bzw. die Eltern eurer Großeltern) geboren wurden.« (Die Kinder benötigen dabei gegebenenfalls Hilfe ihrer Eltern). Wieder stellen sich die Familienmitglieder entsprechend auf, und interviewen sich gegenseitig. Schließlich werden die Familien gefragt, wo sie in 20 Jahren leben möchten, und sie interviewen sich erneut gegenseitig zu ihren Positionen: Wo werden sie leben? Warum? Was müsste geschehen, damit dieser Wunsch Wirklichkeit wird? Die MFT-Praktiker:innen achten darauf, die Energie in der Gruppe aufrechtzuerhalten, im Zeitrahmen zu bleiben und alle zur Teilnahme zu motivieren, indem sie die Moderator:innen auffordern, Personen anzusprechen, die noch nicht interviewt wurden. Diese Aktivität kann wichtige Narrative über Kultur, Migration und Unterschiedlichkeit hervorbringen und Neugier, gemeinsames Erzählen und Integration in der Gruppe anregen.

Eine weitere häufig eingesetzte Aktivität, um sich mit Aspekten kultureller Identität auseinanderzusetzen, ist *Familienwappen oder -webseite*. Dabei werden die Familien daran erinnert, dass in früheren Zeiten Adelsfamilien oft ein Wappen hatten, das etwas über ihre Geschichte, ihr »Motto« und ihre Stärken verriet. Die Familien werden eingeladen, für sich selbst ein Wappen zu entwerfen: Sie denken darüber nach, was an ihrer Familie besonders ist, welche Werte ihnen wichtig sind (um daraus ein Motto zu machen) und welche Stärken sie haben. Wenn die Zeit um ist, präsentieren sie ihr Wappen der Gruppe, die Fragen stellen kann. Diese Aktivität ermöglicht es, die Werte der Familie auf eine sichere und positive Weise zu erkunden. Gemeinsamkeiten und Unterschiede werden sichtbar, und es kann Neugier geweckt werden.

Eine stärker fokussierte Aktivität, die für die Auseinandersetzung mit bestimmten Aspekten von Kultur eingesetzt werden kann, ist das *Bändchen-Spiel*. Hierbei verwenden die MFT-Praktiker:innen farbige Bänder, um eine Dimension von Kultur zu externalisieren. Wenn es zum Beispiel um verschiedene Religionen oder Glauben geht, ersuchen die MFT-Praktiker:innen die Gruppenmitglieder, sich im Kreis aufzustellen, ein Band zu nehmen und sich mit dem Band so zu verbinden, wie ihre Beziehung zum Glauben ist. Dabei erklären sie etwa so: »*Wenn ich den Glauben in meinem Herzen trüge und er mir sehr wichtig wäre, würde ich das Band vielleicht um meine Brust legen, vielleicht mehrmals ... Wenn ich keinen Glauben hätte und Religion nur in der Schule oder in den Nachrichten kennengelernt hätte, würde ich das Band vielleicht so um meinen Kopf legen ... Wenn ich das Gefühl hätte, mein Glaube verbinde mich mit meiner Familie, würde ich es so um meine Hand legen ... Wenn ich keine Verbindung zum Glauben verspüren könnte, würde ich das Band vielleicht gar nicht anfassen ...*« Gibt es Familien, für die der Glaube oder die Religion ein besonders wichtiges Thema ist, oder Gruppen, in denen der Zusammenhalt nicht stark genug für diese Aktivität wäre, kann jede Familie ihr eigenes Band erhalten, um dieselbe Aufgabe in Kleingruppen zu erledigen. Am Ende der Aktivität betrachten sich die Teilnehmenden gegenseitig und erkunden, wie sie sich mit den Bändern verbunden haben und warum. Auch hier werden Gemeinsamkeiten und Unterschiede deutlich, die man besprechen kann. Es können Fotos von den »Verbindungen« gemacht werden, wenn es für einige Familien schwierig ist, ihre Position mit dem Band zu halten, oder wenn man den Eindruck hat, dass es mehr Selbstregulierung und damit eine bessere Reflexion gäbe, wenn man sich Fotos gemeinsam ansieht, anstatt die »Live«-Darstellung im Raum. Diese Aktivität kann auf vielfältige Weise eingesetzt werden, wobei die Bänder unterschiedliche kulturelle Aspekte symbolisieren können. Beispielsweise können verschiedenfarbige Bänder gleichzeitig verwendet werden, um mehrere Kulturdimensionen darzustellen. Da dies eine abstrakte Aktivität ist, müssen Eltern häufig jüngeren Kindern helfen, sie zu verstehen – was oft dazu führt, dass sie herausfinden, wie viel ihre Kinder bereits z. B. über den Glauben oder die Religion wissen. Das kann Gespräche nach sich ziehen, die die Familien vorher möglicherweise nie geführt haben.

7.6 Kultur ins Gespräch bringen: im Moment agieren

Obwohl gut gewählte MFT-Aktivitäten produktive und relativ sichere Mittel sein können, um sich mit Kultur auseinanderzusetzen, ist es nicht immer möglich oder angebracht, Themen nur kurz zu benennen und dann später auf diese zurückzukommen – insbesondere, wenn unbewusste Vorurteile oder offene Diskriminierung im Spiel sind. In solchen Situationen müssen MFT-Praktiker:innen reagieren, indem sie rassistische Äußerungen oder diskriminierende Verhaltensweisen sofort unterbrechen und ansprechen, gegebenenfalls mit Unterstützung von anderen Gruppenmitgliedern. Wenn sie diese Gelegenheit verpassen oder sich nicht in der Lage fühlen, Vorurteile in diesem Moment angemessen infrage zu stellen, können sie versuchen, einen therapeutischen Kontext zu schaffen, der dem wahrgenommenen Machtungleichgewicht entgegenwirkt. Dabei können alle vier Bereiche der Kontextgestaltung berücksichtigt werden (siehe Kap. 3.2):

- *Personenkontext:* beispielsweise durch Hervorheben der Stimme oder Position des marginalisierten Gruppenmitglieds, oder durch parallele Arbeit mit Eltern und Kindern in getrennten Gruppen, um eher erwachsenenspezifische Gespräche zu ermöglichen.

- *Aktivitätenkontext*: beispielsweise durch eine Aktivität, die (auf die eine oder andere Weise) Diskriminierung thematisiert, oder indem man das Augenmerk auf eine bestimmte Kulturdimension lenkt, sodass sie gemeinsam transparent erkundet werden kann.
- *Ortskontext:* beispielsweise indem man mit einzelnen Familien in verschiedenen Räumen arbeitet, damit private Gespräche zwischen ihnen geführt werden können
- *Zeitkontext:* beispielsweise indem man ein Gespräch unterbricht und die Gruppe mit einer Aktivität beschäftigt, mit der Absicht, später im Verlauf der MFT auf das Thema zurückzukommen.

Die Entscheidung, welchen Kontext man wählt, hängt von den Bedürfnissen der Gruppe ab. Manchmal kann es schwierig sein, spontan zu reagieren, und die MFT-Praktiker:innen könnten sich einige Minuten zurückziehen, um sich mit ihren Kolleg:innen abzusprechen. Wenn sie jedoch beschließen zu handeln, ist es meist ratsam, sich einzeln Zeit mit den betroffenen marginalisierten Gruppenmitgliedern zu nehmen. Dabei teilen sie mit, was sie beobachtet haben, überprüfen, ob deren Wahrnehmung mit der eigenen übereinstimmt, und erfragen, wie sie selbst reagieren möchten. Solche Gespräche können mit ganzen Familien oder nur mit den Erwachsenen stattfinden. Gegebenenfalls kann auch ein Gespräch mit dem diskriminierenden Gruppenmitglied notwendig sein, je nach Situation und Erfolg der direkten Interventionen. Ziel dieses Gesprächs ist es, dem Gruppenmitglied zu helfen, die Auswirkungen seiner Kommunikation oder seines Verhaltens zu verstehen, ohne dabei Scham auszulösen. Dies kann beispielsweise geschehen, indem man anerkennt, dass die verletzende Wirkung möglicherweise unbeabsichtigt war.

Praxisbeispiel: Kontextgestaltung zur Bekämpfung von Marginalisierung

MFT-Praktiker:innen in Dänemark, die eine Multifamiliengruppe für Adoptiveltern mit einem traumatisierten Kind anbieten, beobachten, dass eine bestimmte Gruppe von Familien die Diskussion darüber dominiert, was »gutes Elternsein« ausmacht. Fast alle Familien sind weiß, in Dänemark geboren und vertreten starke Vorstellungen zu diesem Thema. In der Gruppe gibt es außerdem eine Flüchtlingsfamilie aus Afghanistan und eine Regenbogenfamilie mit zwei Müttern, die sich an der Diskussion nicht beteiligen. Trotz wiederholter Versuche der MFT-Praktiker:innen, diese marginalisierten Gruppenmitglieder ins Gespräch einzubeziehen, bleiben sie schweigsam. Daraufhin entscheiden sich die MFT-Praktiker:innen, allen Erzählungen gleichen Raum zu geben: Sie gestalten eine Aktivität, bei der die Eltern aufgefordert werden, über Erziehungsmethoden aus ihrer eigenen Geschichte und Kultur nachzudenken. Jeder Elternteil soll drei Praktiken aufschreiben, die er weiterhin pflegen möchte, und drei, die er aufgeben will – je auf zwei Haftnotizen. Anschließend bekommt jede Familie Zeit, den anderen die Notizen zu zeigen und zu erläutern. Auf Wunsch können sie die Praktiken, die sie aufgeben wollen, in einen in der Raummitte sichtbaren Papierkorb werfen oder am Ende des Treffens symbolisch »wegwerfen«. Durch diese Aktivität, bei der die MFT-Praktiker:innen eine Haltung kultureller Demut einnehmen und jeder Erzählung dieselbe Zeit und Wertschätzung entgegenbringen, wird Marginalisierung herausgefordert und Neugier auf Gemeinsamkeiten und Unterschiede in der Gruppe geweckt.

7.7 MFT und soziale Gerechtigkeit

Unter Anbieter:innen psychosozialer Dienste wird viel darüber gesprochen, wie wichtig es ist, für verschiedene kulturelle und soziale Gruppen Gleichberechtigung in der Versorgung sicherzustellen. Da jedoch zahlreiche Studien zeigen, dass nach wie vor erhebliche Ungleichheit besteht und bislang wenig Fortschritte erzielt wurden (Bansal et al. 2022; Campion et al. 2013), könnte man argumentieren, dass eine stärker gesellschaftlich engagierte Haltung erforderlich ist. Mit ihrem Fokus auf Kontext und ihren Wurzeln in reflexiver Praxis bietet MFT ein Modell, mit dem man proaktiv arbeiten kann, um Ungleichheiten von vornherein zu erkennen und eine sozial gerechtere Versorgung zu schaffen. Eine multikulturelle Orientierung öffnet für alternative Vorstellungen von psychischer Gesundheit und Genesung und beachtet, wie unterschiedliche Identitätsdimensionen die Gesundheit, Bewältigungsstrategien sowie Zugangsbarrieren und -erleichterungen beeinflussen können. So können MFT-Praktiker:innen Familien dazu befähigen, sich und ihre spezifischen kulturellen Erlebnisse und Vorstellungen in die Gruppenarbeit einzubringen und so zu »gleichberechtigten Partner:innen bei ihrer eigenen Heilung« zu werden. Dieses Prinzip, Familien zu befähigen, sich für ihre eigene Genesung einzusetzen, steht im Mittelpunkt der MFT und ist als solches genauso wichtig wie jede spezifische Technik oder Aktivität, die in diesem Buch beschrieben wird.

8 MFT-Projekte in klinischen Einrichtungen

In den letzten 50 Jahren wurden zahlreiche unterschiedliche MFT-Projekte entwickelt, und auch heute entstehen laufend neue innovative Ansätze. Eine vollständige Beschreibung der vielfältigen Einsatzmöglichkeiten von MFT in verschiedenen Bereichen der psychischen Gesundheitsversorgung würde den Rahmen dieses Buches sprengen. In diesem Kapitel stellen wir daher lediglich einige wenige Projektbeispiele vor, die hoffentlich als nützliche Veranschaulichung dessen dienen, was MFT bei bestimmten Problemlagen leisten kann. Details zu den genannten Aktivitäten finden sich in Kapitel 6. Natürlich gibt es viele unterschiedliche Möglichkeiten, MFT bei definierten Problemen oder Störungen anzuwenden – abhängig von der Orientierung und Kreativität des Teams sowie von kontextuellen Faktoren wie Ressourcen, Standort, Finanzierung, institutionellen Rahmenbedingungen und mehr. MFT-Projekte können sehr strukturiert sein und in streng manualisierter Form existieren, mit einem festgelegten Ablauf von Interventionen. Andere Projekte hingegen sind eher locker organisiert, wobei Inhalt und Ablauf jedes Treffens gemeinsam mit den Gruppenmitgliedern entwickelt, reflektiert und gegebenenfalls neu erfunden werden.

In den vielfältigen Angeboten zur Behandlung psychischer Erkrankungen – sei es in der Psychiatrie, Psychologie oder Psychotherapie – spielen Diagnosen eine zentrale Rolle. In diesem Kapitel beschreiben wir mehrere MFT-Projekte, die auf bestimmte Störungsbilder ausgerichtet sind. Davon zu unterscheiden sind generische MFT-Projekte, bei denen beispielsweise alle Jugendlichen einer psychiatrischen stationären Einheit teilnehmen – unabhängig von ihrer Diagnose. Gemeinsam ist diesen Familien, dass eines ihrer Kinder stationär aufgenommen wurde und dadurch vorübergehend vom normalen Familienleben ausgeschlossen ist. Dies führt zu Dynamiken, die von einem gemeinsamen Austausch profitieren können. Hier findet die MFT-Arbeit in der Regel einmal pro Woche statt und dauert zwischen 90 bis 120 Minuten, wobei alle aktuell stationär aufgenommenen Patient:innen ihre Familien am Nachmittag empfangen und gemeinsam an einem multifamiliären Treffen teilnehmen. Es handelt sich dabei um eine offene Gruppe, deren Teilnehmenden kommen und gehen, je nach Neuaufnahmen und Entlassungen. Der Fokus dieser Gruppen liegt oft darauf, das Stationsklima zu verbessern, den Patient:innen mehr Gehör zu verschaffen, die primären Bezugspersonen – meist sind das die Eltern – stärker in medizinische und soziale Entscheidungsprozesse einzubeziehen sowie den Umgang mit der räumlichen Trennung von der Familie und die spätere Reintegration zu thematisieren.

Eine weitere generische Anwendung von MFT ergibt sich aus dem aktuellen Zustand der kinder- und jugendpsychiatrischen Versorgung mit ihren zunehmend langen Wartelisten. Mehrere therapeutische Teams in verschiedenen Teilen Europas haben MFT-Projekte entwickelt, um mit diesen Wartelisten umzugehen. Es handelt sich um offene Gruppen, deren Treffen im Zwei-Wochen-Rhythmus stattfinden und jeweils zwischen 90 und 120 Minuten dauern. Sie bringen Familien mit Kindern im Alter von 5 bis 11 Jahren sowie Familien mit Jugendlichen zwischen 12 und 17 Jahren zusammen. MFT-Gruppen werden dabei meist unterteilt in solche mit Kindern, die unter neuroentwicklungsbedingten Störungen, Verhaltensstörungen, emotionalen Störungen oder Essstörungen leiden. Die MFT-Praktiker:innen regen die Familien dazu an, Probleme zu teilen, über bereits versuchte Lösungen zu sprechen, sich gegenseitig erfolgreiche Strategien zu empfehlen und ihre Erfahrungen auszutauschen.

8.1 ADHS-Zähmung

Der Begriff »Neurodiversität« wurde in den 1990er-Jahren eingeführt, um das Stigma zu bekämpfen, das mit der Aufmerksamkeitsdefizit-/Hyperaktivitätsstörung (ADHS), Autismus-Spektrum-Störungen (ASS), Legasthenie und anderen neurologischen Entwicklungsstörungen verbunden ist. Er beschreibt die unterschiedlichen Funktionsweisen des menschlichen Gehirns und impliziert, dass es keine »normalen« oder »korrekten« Arten gibt, wie das Gehirn funktioniert, sondern eine Reihe von Möglichkeiten, wie Menschen andere und ihre Umwelt wahrnehmen und auf sie reagieren. Es wird allgemein anerkannt, dass Personen mit neurodiversen Ausprägungen wie Autismus-Spektrum-Störungen möglicherweise Schwierigkeiten haben, bestimmte Dinge zu tun und Ziele zu erreichen, da die Welt auf neurotypische Menschen ausgerichtet ist.

Dies hat zur Entwicklung von verschiedenen Interventionen geführt, um diese Schwierigkeiten und Symptomatiken zu verringern. Es ist wichtig, diese Unterschiede zu akzeptieren und zu fördern und zugleich die Talente und Stärken der betroffenen Person in den Mittelpunkt zu stellen. Unterschiedliche Situationen und Umgebungen – etwas Schulklassenräume oder bestimmte soziale Aktivitäten (z. B. Kindergeburtstagsfeiern) – können zu zusätzlichen Belastungen für neurodivergente Menschen führen, sodass sie sich missverstanden und ausgeschlossen fühlen.

Neurodiversität kann auch Teil der eigenen Identität werden, insbesondere bei Jugendlichen mit sozialen Schwierigkeiten; diese Identität kann wertvolle verbindende Elemente schaffen zu anderen, die sich ebenfalls als neurodivergent verstehen und die Welt auf eigene, unkonventionelle Weise erleben, denken und verarbeiten. Eine naheliegende Intervention ist die MFT, bei der Familien mit einem oder mehreren neurodivergenten Mitglied(ern) gemeinsam unterstützt werden (Ma, Lai a. Wan 2016; Ma, Lai a. Xia 2018). Nachfolgend wird ein Beispiel für ein mögliches MFT-Projekt für Familien mit einem Kind beschrieben, bei dem ADHS oder ADS diagnostiziert oder vermutet wird.

Das 8-wöchige Programm »ADHS-Zähmung« eignet sich für Familien mit Kindern im Alter von 5 bis 11 Jahren. Sie nehmen an jedem Treffen mit mindestens einem ihrer Elternteile oder anderen Bezugspersonen und ihren Geschwistern (wenn sie etwa gleich alt sind) teil. Die Treffen werden von zwei MFT-Praktiker:innen durchgeführt, und fast alle beginnen mit einer Aufwärmaktivität (z. B. *Ente, Ente, Gans* oder *Fang den Ball!*) oder einem *Speed-Dating,* wobei die Kinder im inneren Kreis und die Eltern im äußeren Kreis sitzen. Spezifische Themen werden anhand von Videobeispielen eingeführt, gefolgt von reflektierenden Gesprächen, kleinen Rollenspielen und weiteren MFT-Aktivitäten. Außerdem werden Hausaufgaben mitgegeben, damit die Familien zwischen den Treffen weiter an den Inhalten arbeiten können.

Überblick über die einzelnen Treffen

Treffen 1: Kontextualisierung der ADHS-Symptomatik

Bei diesem Treffen findet gemeinsame Psychoedukation statt: Was ist ADHS/ADS? Was sind die Stärken, Symptome, Ursachen und Heilmittel? Was wissen die Gruppenmitglieder bereits darüber? Dies geschieht in kleinen Diskussionsgruppen, wobei Eltern und Kinder getrennt sind. Jede Gruppe wird gebeten, die wichtigsten Punkte zusammenzufassen, und anschließend sollen zwei Kinder und zwei Eltern das Gesagte zusammenfassen und einen Mini-Vortrag zu diesem Thema vorbereiten. Ein Vortrag wird dann von einer Kinder-»Professor:in« gehalten, der andere von einer Eltern-»Professor:in«. Jede Familie wird dann gebeten, eine Karte zu erstellen, auf der vermerkt ist, wann und wo welche augenscheinlichen ADHS-Symptome auftreten. Die Ergebnisse werden der Großgruppe präsentiert, deren Mitglieder anschließend darüber spekulieren, wie und warum spezifische Symptome schwanken. Sie sollen definieren, was »normale« und was »krankhafte« Hyperaktivität ist – und wie »sie« vorhergesagt, gehandhabt, verhindert oder kanalisiert werden kann. Als Hausaufgabe werden die Familien beauftragt, im Internet, in Zeitschriften und Büchern nach weiteren Informationen über ADHS und verwandte Störungsbilder zu suchen und auch Informationen und Wissen von Freund:innen einzuholen.

Treffen 2: Benennung und Umbenennung problematischer Verhaltensweisen

Anfangs werden Videobeispiele von scheinbar ADHS-typischem Symptomverhalten gezeigt. Eltern und Kinder benennen mit Adjektiven, was sie beobachten, gemeinsam oder in parallelen Untergruppen, und spekulieren dann über die jeweiligen Ursachen dieser Verhaltensweisen. Sie werden dann angeregt, darüber nachzudenken, wie »wütendes«, »gelangweiltes«, »zappeliges«, »störendes«, »widerspenstiges« Verhalten aussehen (und klingen) würde. Die Kinder sollen diese Verhalten mimisch darstellen, und die beobachtenden Eltern werden gefragt, wie sie zwischen »echter« ADHS und anderen Formen problematischen Verhaltens (z. B. aufmerksamkeitsheischendem, wütendem oder oppositionellem Verhalten) unterscheiden können. Darauf folgt eine spielerische MFT-Aktivität, die sich mit »Kontrolle« und »Selbstkontrolle« befasst (z. B. *gedankenloser Roboter, magische Selbstkontrollknöpfe* oder *Familienfernbedienung)*. Gegen Ende des Treffens werden alle Teilnehmenden gebeten, in kleinen Gruppen Richtlinien für die Diagnose und Behandlung von »echter« und »vorgetäuschter« ADHS zu erstellen. Folgende Hausaufgabe wird jeder Familie gegeben: Sie sollen je zwei Situationen von definitiv »echter« ADHS und zwei Situationen von »Fake ADHS« (»falscher/irreführender« ADHS) sammeln und im nächsten Treffen darüber berichten.

Treffen 3: Externalisierung von ADHS

Ziel dieses Treffens ist, den relativen Einfluss problematischer Verhaltensweisen im Zusammenhang mit ADHS/ADS auf das Kind zu verringern. Dies geschieht durch Externalisierungstechniken (siehe Kap. 3.9), bei denen das problematische ADHS-Verhalten vom Kind getrennt wird, mit einer Botschaft nach dem Motto: *»Wir mögen dich, Peter, aber dieses Verhalten gefällt uns nicht.«* Jede Familie hat die Aufgabe, ADHS zu personifizieren und ihr einen passenden Namen zu geben – z. B. »Herr Temperament«, »Bob«, »roter Nebel« – und eine Figur dafür zu entwickeln. Die Familien stellen dann einander ihre Ideen vor und entwickeln Gruppenstrategien, um »Bob« zu bekämpfen – der auch physisch durch eine Puppe oder einen anderen Gegenstand dargestellt sein mag. Die Familien können anschließend in einem Rollenspiel Bobs Macht einschränken, sich über ihn lustig machen und den Erfolg mit einer kleinen Party feiern. Die Aktivität *Zappelmon* kann ebenfalls eingesetzt werden. Als Hausaufgabe sollen die Familien ausfindig machen, wie sie »Bob« an ungeraden Wochentagen besiegen können.

Treffen 4: Gefühlskartografie

Hier geht es um die Suche nach und Benennung von verschiedenen Gefühlszuständen. Dies kann durch *Affektschnappschüsse* und das anschließende Erraten von Gefühlszuständen sowie durch Aktivitäten wie *Eingefrorene Probleme, Körpergefühle* und *Foto-Geschichten* erfolgen. Auch die Eltern sollten daran teilnehmen. Interkulturelle Darstellungen von Gefühlszuständen und die damit verbundenen Narrative können exploriert werden.

Treffen 5: Affektregulierung

Videobeispiele von Personen in einem Zustand hoher Erregung werden betrachtet und anschließend die Auswirkungen auf Kinder, Eltern und wichtige Bezugspersonen diskutiert. Die körperliche Erregung der Kinder kann dann gezielt angekurbelt werden, indem sie beispielsweise in ein Zirkeltraining, das Werfen von Bean Bags (Cornhole-Spiel) oder in ein Spiel einbezogen werden, das zum Ziel hat, die an den Beinen anderer Kinder angebrachten Luftballons zum Platzen zu bringen. Diese Aktivitäten werden gefolgt von einem Wettbewerb, bei dem gemessen wird, welches Kind am besten und/oder schnellsten in der Lage ist, seine Erregung herunterzuregulieren, wenn sie sofort an einer Aktivität teilnehmen, die volle Konzentration erfordert (z. B. Mathematikaufgaben, ein Diktat abschreiben, *Schreiben mit der falschen Hand*).

Treffen 6: Auseinandersetzung mit hypothetischen Szenarien

Die mit ADHS verbundenen Stärken und Herausforderungen werden erneut aufgegriffen und angesprochen. Die Stärken werden gefeiert und die Schwierigkeiten als Fokus für Veränderungsarbeit identifiziert. Eine Reihe von Situationen, in denen sich symptomatische oder problematische Verhaltensweisen und Interaktionen manifestieren können, werden dann genauer betrachtet: z. B. bei Stress im Klassenzimmer, in der Pause, während eines Schulausflugs oder wenn Freunde der Eltern die Familie zu Hause besuchen. Typische Szenarien werden erkundet und dann in Form von Mini-Rollenspielen nachgestellt. Beobachtungen, Vorschläge und Strategien sollen dann in der nächsten Phase des Rollenspiels umgesetzt werden. Die Gruppenmitglieder werden angeregt, ein »Handbuch zur ADHS-Zähmung« oder einen »ADHS-Erste-Hilfe-Kasten« zu erstellen, wo beschrieben wird, wie mit solchen oder ähnlichen Szenarien erfolgreich umgegangen werden kann.

Treffen 7: Änderung des Familienlebensstils

Das Treffen beginnt mit einer kollaborativen Psychoedukation: Die Eltern tauschen Erfahrungen und Meinungen über ausgewogene Ernährung, Zusatzstoffe in Lebensmitteln sowie die Zugabe von Nahrungsergänzungsmitteln aus. Sie dürfen das Internet nutzen, um weitere Informationen und Ideen zu sammeln. Außerdem werden sie aufgefordert, die Vorzüge von frischer Luft und regelmäßiger körperlicher Bewegung zu berücksichtigen. Der Schwerpunkt kann auf der Verbesserung der Lernumgebung im elterlichen Haus liegen sowie auf Überlegungen, ob und wie man die Nutzung sozialer Medien einschränken, regelmäßige Schlafenszeiten einführen und andere gesunde Routinen etablieren kann. Als Hausaufgabe kann jede Familie angeregt werden, ein »Konzept für optimale Familiengesundheit« zu entwerfen.

Treffen 8: Rückfallprävention

Im letzten Treffen geht es darum, potenzielle Verhaltensverschlechterungen, also »Fehltritte« oder »Rückfälle«, rechtzeitig zu erkennen, typische Warnsignale zu identifizieren und zu planen, wie man auf diese reagieren kann. Dies kann durch die Analyse von verschiedenen hypothetischen Rückfallszenarien geschehen. Anschließend können Situationen, in denen ADHS eine Stärke darstellt, diskutiert werden, und die Gruppenmitglieder dürfen überlegen, wie mehr Gelegenheiten geschaffen werden können, in denen ADHS zu einer »Freundin« werden kann. Im letzten Teil dieses Treffens kann das »Handbuch zur ADHS-Zähmung« erneut durchgegangen und vervollständigt werden. Dabei kann auch die Frage eine Rolle spielen, wie man mit den positiven und negativen Aspekten der Diagnose umgehen kann.

8.2 MFT bei schweren Autismus-Spektrum-Störungen

In der Vergangenheit hat man autistische Störungen in klare Subtypen unterteilt, aber man geht jetzt von fließenden Übergängen zwischen milderen und schwereren Ausprägungsformen aus, die sich auf einem Spektrum befinden, ohne klare Abgrenzung von Untergruppen. So spricht man heutzutage von einer »Autismus-Spektrum-Störung« (ASS). Für Familien mit einem autistischen Kind wurden verschiedene MFT-Programme entwickelt – sowohl für Kinder im hochfunktionalen Autismus-Spektrum (ehemals Asperger-Syndrom) als auch für Kinder mit schwerem oder tiefgreifendem Autismus (Level 3, »klassischer Autismus«, wie ihn Kanner 1943 beschrieb). Die MFT-Arbeit mit Familien von Kindern mit hochfunktionalem Autismus ähnelt stark der Arbeit mit ADHS-Familien, mit dem offensichtlichen Unterschied, dass das identifizierte Problem »hochfunktionaler Autismus« ist. Ein Format mit acht Treffen hat sich für diese Familien als hilfreich erwiesen, wobei die Inhalte je nach Bedarf angepasst und ergänzt werden können.

MFT-Autismus-Projekt 1: »Leben mit Autismus«

Dieses Projekt besteht aus acht 2-stündigen Treffen und findet in 2-wöchigen Abständen statt (siehe auch Nashef u. Mohr 2017). Es richtet sich an Familien mit einem Kind, das an schwerem frühkindlichem Autismus leidet, nicht oder nur minimal verbal kommuniziert und deutliche kognitive Defizite aufweist, mit einem IQ unter 50. Die Kinder benötigen intensive Rund-um-die-Uhr-Unterstützung bei der Bewältigung aller Alltagsaufgaben – vom Essen über Körperpflege und Anziehen bis hin zur ständigen Beaufsichtigung, um ihre Sicherheit zu gewährleisten. »Leben mit Autismus« wird für zwei Altersgruppen angeboten: Kinder von 2 bis 5 Jahren und Kinder von 6 bis 9 Jahren. Die Kinder nehmen an jedem Treffen gemeinsam mit mindestens einem Elternteil oder ihrer Hauptbezugsperson teil. Zwei Treffen werden zusätzlich von Geschwistern oder anderen Angehörigen des familiären Unterstützungsnetzwerks besucht. Es werden zwei Räume benötigt, damit parallele Eltern- und Kindergruppenarbeit stattfinden kann. Zudem braucht es mindestens drei MFT-Praktiker:innen: eine Person (oder zwei) für die Elterngruppe; zwei für die Kindergruppe. Vertraute Gegenstände und Spielzeuge sind notwendig, ebenso wie beleuchtete Spielzeuge, Lupen und Ferngläser sowie visuelle Hilfsmittel (Piktogramme, TEACCH).

Die *erste Stunde* besteht aus einer parallel laufenden Eltern- und Kindergruppe, wobei Erstere an einer »Eltern-Lernzeit« teilnehmen. Hier werden spezifische Themen mithilfe von audiovisuellen Präsentationen oder Aktivitäten vorgestellt, gefolgt von reflektierenden Diskussionen und Mini-Rollenspielen. Die parallele Kindergruppe konzentriert sich auf die Verbesserung der Interaktion mit Gleichaltrigen. In der *zweiten Stunde* arbeiten Kinder und Eltern gemeinsam im selben Raum, wobei die Eltern versuchen, das, was sie in der ersten Stunde entdeckt und »gelernt« haben, mit ihren Kindern umzusetzen. Dies umfasst eine Reihe verschiedener Aktivitäten, Spiele und Übungen, gefolgt von Hausaufgaben, die die Familien zwischen den MFT-Treffen erledigen können.

Jedes MFT-Treffen beginnt mit einer Aufwärmaktivität (5 bis 15 Minuten), an der alle Eltern und Kinder gemeinsam teilnehmen. Beispiele sind:

- Alle Familienmitglieder versuchen gemeinsam, Seifenblasen in der Luft zu halten
- Erkunden der Frage »Wie fühlst du dich?« mithilfe von Emojis oder Piktogrammen
- Dirigieren eines Gruppenchors oder -orchesters
- Zusammenstellen von Familien nach Farbenzugehörigkeit
- Verbinden von Familienmitgliedern durch Schnüre.

Jedes Treffen endet auch mit einer gemeinsamen ritualisierten Eltern-Kind-Aktivität, wie oben beschrieben, die zumindest in den ersten vier Treffen bei jeder Gelegenheit gleich sein sollte. Nach der ersten Aufwärmaktivität verlassen die Eltern den größeren Gruppenraum, und die Kinder bleiben dort. Der Trennungsprozess kann auf Video aufgezeichnet werden, und die Videos können später als Hilfsmittel zur Nachbesprechung verwendet werden. Die meisten Kinder haben Schwierigkeiten, aktiv an MFT-Aktivitäten teilzunehmen, und sind stattdessen mit einem Spielzeug, Objekt oder einer selbstbezogenen Tätigkeit beschäftigt. Dies ermöglicht es den Eltern zu überlegen, wie sie mit der Nichtteilnahme umgehen können, und gemeinsame Aktionspläne zu erstellen. Die Eltern werden auch aufgefordert, typische schwierige Interaktionen, die zu Hause oder in anderen Situationen (Park, Einkaufszentrum, Freund:innenkreis usw.) auftreten, zu filmen, um sie anschließend in der Elterngruppe zu präsentieren und zu besprechen.

Treffen 1: Die Welt aus der Autist:innensicht

Eltern-Lernzeit

Zeigen einer Videosequenz (z. B. »Die Welt durch die Augen eines autistischen Kindes sehen«). Diskussion darüber, inwiefern dies auf ihre eigenen Kinder zutrifft, sowohl in Bezug auf deren Kompetenzen als auch Schwierigkeiten, und welche Konsequenzen dies für den Umgang mit ihren Kindern hat.

MFT-Aktivität

Jedes Eltern-Kind-Paar versucht, nonverbalen Kontakt mit einem anderen Elternteil und dessen Kind herzustellen. Die Eltern werden angeregt, ihr Kind zu spiegeln und nachzuahmen, wie das Kind kommuniziert, und wenn das Kind reagiert, ihre Nachahmung dem Feedback des Kindes anzupassen. Diese Interaktionen werden auf Video aufgezeichnet und dann von allen Eltern diskutiert.

Treffen 2: Umgang mit sensorischer Überstimulation

Eltern-Lernzeit

Zeigen einer Videosequenz und Diskussion. Die Eltern experimentieren dann damit, wie sie Reize in verschiedenen Sinnesmodalitäten handhaben können, wobei die Intensität variiert wird und die Eltern dann berichten, wie sie davon beeinflusst wurden. Anschließend experimentieren die Eltern mit Strategien zur Selbstberuhigung und probieren diese paarweise aus.

MFT-Aktivität

Langsame Steigerung und Verringerung der Reizüberflutung durch Musik, neues Spielzeug und Spiele, wobei die Eltern ihre Kompetenzen verbessern, die Signale ihres Kindes zu erkennen und darauf zu reagieren, und ihren Kindern helfen, deren Fähigkeit zur Selbstberuhigung zu erhöhen.

Treffen 3: Wie Autismus das Leben der Familie beeinflusst hat

Eltern-Lernzeit

Jeder Elternteil nimmt an der Aktivität *Lebensfluss* teil, mit dem Augenmerk darauf, wann der Autismus sich bemerkbar machte und zum »Reisebegleiter« wurde. Anschließend wird darüber spekuliert, wie der Lebensfluss verlaufen wäre, wenn Autismus kein Bestandteil der Familie wäre.

MFT-Aktivität

Separate Aufgaben für die einzelnen Familien, bei denen jeder Elternteil parallel mit seinem Kind strukturiert spielt. Schwerpunkt auf frühen Anzeichen elterlicher Frustration, wenn das Kind nicht gehorcht, und darauf, wie man mit negativem Affekt umgeht und das Kind davor schützt.

Treffen 4: Umgang mit Meltdowns

Eltern-Lernzeit

Videobeispiele von Meltdowns, die auch von den Eltern mitgebracht werden können. Sammlung von elterlicshen Strategien. Beginn der Erstellung eines »Handbuchs zum Umgang mit Meltdowns« durch die Eltern.

MFT-Aktivität

Spaghetti & Marshmallows: Die Eltern experimentieren mit neuen Strategien, um Trotzanfälle bei ihren Kindern zu verhindern oder zu reduzieren.

Treffen 5: Struktur, Ordnung und Vorhersehbarkeit

Eltern-Lernzeit

Jeder Elternteil erstellt sein eigenes Piktogramm für die typische Familienstruktur und die Familienregeln. Die Eltern sehen sich die Piktogramme an, besprechen sie und passen sie an.

MFT-Aktivität
Die Eltern zeigen das Piktogramm ihrem Kind, erklären es und arbeiten damit.

Treffen 6: Repetitive und zwanghafte Verhaltensweisen

Eltern-Lernzeit
Videobeispiele von repetitiven Verhaltensweisen. Diskussion über die Vor- und Nachteile der Unterbrechung zwanghafter Verhaltensweisen in verschiedenen Situationen.

MFT-Aktivität
Fokus auf repetitives Verhalten und Experimentieren mit der gezielten Unterbrechung von ritualistischen Verhaltensweisen.

Treffen 7: Umgang mit neuen Situationen

MFT-Aktivität
Ein Ausflug mit allen Familien, z. B. in einen Park, ein Einkaufszentrum oder in den Zoo. Anschließend werden in einem Elterntreffen Videobeispiele von erfolgreichen und problematischen Situationen gezeigt und diskutiert.

Treffen 8: Selbstverletzendes Verhalten

Eltern-Lernzeit
Beispiele für Interaktionen, bei denen es zu selbstverletzendem Verhalten kommt, sowohl auf Video als auch in Berichten. Erfahrungen und Strategien werden gesammelt und diskutiert.

MFT-Aktivität
Sacktürme: Jede Familie erhält eine Matte, auf die sich das Kind bäuchlings legt. Die Eltern werden gebeten, ihrem Kind langsam Gewichtssäcke auf den Rücken zu legen, das dann seine Reaktionen mit Worten wie »Ja«, »Nein«, »Mehr« oder über Piktogramme signalisieren soll. Nach Abschluss werden die Säulen verglichen und die Reaktionen die Kinder besprochen.

MFT-Autismus-Projekt 2: »Heraus aus dem Schneckenhaus«
Dieses intensive MFT-Projekt, das in spezialisierten Einrichtungen angeboten wird, eignet sich für Familien mit Kindern unter 3 Jahren,

die an frühkindlichem Autismus, früher auch bekannt als »Kanner-Syndrom«, und damit verbundenen schweren neurologischen Entwicklungsstörungen leiden. Es besteht aus 24 wöchentlichen Treffen von je 3 Stunden. Die Treffen sind thematisch strukturiert, z. B. »Spontane und unterstützte Kommunikation«, »Sensorische Erfahrungen und sensorische Überforderung«, »Intentionen verstehen«, »Affektregulation«, »Verhalten und Sozialisierung«, »Stigmatisierung und Selbstwertgefühl«. Das Programm umfasst innovative Techniken wie Unterstützte Kommunikation (UK), psychomotorische Rehabilitation, Entwicklung neuer Haltungs- und Bewegungsmuster und sensorische Integration. Es richtet sich vorrangig, aber nicht ausschließlich, an die Hauptbezugsperson des Kindes. Bei Familien mit zwei Elternteilen nimmt der andere Elternteil an einer einmal monatlich stattfindenden 2-stündigen Elterngruppe teil, um gemeinsame Erziehungsfragen zu besprechen.

Alle zwei Wochen finden zusätzlich 2-stündige Beobachtungstreffen statt, an denen jeweils zwei Familien teilnehmen. Dabei arbeiten zwei Elternteile aus verschiedenen Familien mit einer MFT-Praktiker:in zusammen und konzentrieren sich auf die Stärken und Entwicklungsschwierigkeiten ihres jeweiligen Kindes. Probleme und der Umgang damit werden identifiziert und in einfacher Sprache beschrieben, z. B.: »Mein Kind muss zuerst meine Hand nehmen, um mich um etwas zu bitten.« Nach sechs Wochen entwickelt jeder Elternteil zusammen mit den MFT-Praktiker:innen ein spezifisches Projekt, das sich auf die Bewältigung von zwei bestimmten Problemen konzentriert. Hypothesen werden darüber formuliert, was diesen Problemen zugrunde liegen könnte, und Ziele und Ressourcen identifiziert, um diese zu erreichen. Die Arbeit an diesen Projekten wird dann in Einzelfamilientreffen durchgeführt.

Struktur der Treffen

09:00 Uhr: Die Familien kommen an und knüpfen spontan Kontakte, während sich ihre Kinder mit Spielzeug und Gegenständen im Wartebereich beschäftigen, bevor sie den Raum betreten, in dem die MFT stattfindet.

09:15 Uhr: Die Kinder sind in ihre eigenen Spiele vertieft, immer am selben Ort oder im selben Raum, während die Eltern darüber sprechen, wie sie die vergangene Woche gemeistert haben. Die Eltern helfen sich gegenseitig, nicht automatisch auf augenscheinlich unangemessene Forderungen ihrer Kinder zu reagieren. Beim allerersten Treffen stehen die Eltern und ihre Kinder im Kreis und stellen sich kurz vor. Die MFT-Praktiker:innen geben dann jedem Elternteil ein Blatt Papier mit fünf Fragen, die es zu beantworten gilt, während sie von einem Elternteil zum nächsten gehen: *»Wie heißt mein Kind? Wie alt ist es? Was ist vielleicht seine Lieblingsbeschäftigung? Was ist vielleicht sein seltsamstes Verhalten? Was fühle ich vielleicht, wenn ich etwas nicht verstehe?«* Während die ersten beiden Fragen meist bereits bei der Einführung beantwortet wurden, sollen die restlichen drei Fragen das Mentalisieren stimulieren. Diese Aktivität kann in einigen der nachfolgenden Treffen wiederholt werden.

09:30 Uhr: Das Anfangsritual findet immer im Gruppenraum statt, wobei die Kinder nacheinander mit demselben Lied begrüßt werden. Die Eltern werden gebeten, genau zu beobachten, wie andere Eltern versuchen, sich ihren Kindern verständlich zu machen. Der Fokus liegt auf der nonverbalen Kommunikation.

09:45 Uhr: Kinder und Eltern werden in zwei Gruppen aufgeteilt, die in getrennte Räume gehen. Die Eltern nehmen an der spezifischen Aktivität teil, die entsprechend dem Thema des Vormittags ausgesucht wird. Hier können beispielsweise psychoedukative Materialien mit Filmmaterial von Interaktionen zwischen Kindern und Eltern präsentiert werden. Sie können sich Videos ansehen, die Problematiken bei der Interpretation von Gesten zeigen, oder Sequenzen nonverbaler Kommunikation oder solche, in denen Erwachsene das Verhalten autistischer Kinder imitieren, um eine Beziehung zu ihnen aufzubauen. Die gleichzeitig stattfindende Kindergruppenarbeit folgt dem sozial-pragmatischen Entwicklungsmodell *(Developmental Social-Pragmatic Model [DSP])*, einem naturalistischen Interventionsansatz zum Erlernen sozialer Kommunikationsfähigkeiten (Binns a. Cardy 2019).

10:30 Uhr: Pause

10:45 Uhr: Die Eltern setzen mit ihren Kindern in die Praxis um, woran sie während der vorhergehenden Elterngruppe gearbeitet haben. Gelegentlich kann das *Pflegefamilienverfahren* (siehe Kap. 3.11) genutzt werden: Die Eltern beobachten durch einen Einwegspiegel oder per Videoverbindung, wie ihr Kind von einem anderen Elternteil betreut wird. Gemeinsam identifizieren die Eltern, welche ihrer Kommunikationen von den Kindern am besten verstanden werden, und entwickeln dann zusammen einen benutzer:innenfreundlichen »Kommunikationsleitfaden« für das Verständnis von und den Umgang mit Kindern mit schwerem Autismus.

11:15 Uhr: Die Eltern reflektieren in ihrer Gruppe über ihre Beobachtungen; das kann per Videofeedback, Mini-Rollenspiele oder

Speed-Dating geschehen, immer mit dem Hauptfokus darauf, wie typische Probleme gelöst wurden oder werden können. Die Kinder bekommen einen Snack und sollen sich bei geringer Stimulation so weit wie möglich entspannen.

12:45 Uhr: Das Endritual besteht jedes Mal aus demselben Abschiedslied, bei dem die Kinder nacheinander angesprochen werden, gefolgt von einem 5–10-minütigen Zeitabschnitt, den die Kinder mit ihren jeweiligen Eltern verbringen, ohne dass die MFT-Praktiker:innen anwesend sind.

12:00 Uhr: Ende

8.3 Kampf gegen Magersucht

Ende der 1990er-Jahre begannen Teams für Essstörungen in Dresden (Universitätsklinikum Carl Gustav Carus) und London (Maudsley Hospital), intensive MFT-Ansätze für Jugendliche zu entwickeln, die an Anorexia nervosa litten (Scholz a. Asen 2001; Dare a. Eisler 2000). Diese Behandlungsprogramme sind seitdem ausgebaut und manualisiert worden (siehe Scholz et al. 2003; Lock a. Le Grange 2013; Rix u. Scholz 2017; Simic et al. 2023) und finden viel Verwendung in Europa und Nordamerika. Das MFT-Programm besteht aus zehn bis zwölf Treffen von jeweils 7 bis 8 Stunden, die über einen Zeitraum von sechs bis neun Monaten durchgeführt werden. Es wird oft von Fachdiensten organisiert, die auch pädiatrische Nachsorge sowie Individual- und Einzelfamilientherapie anbieten. MFT-Ansätze zur Behandlung von Essstörungen wurden auch für Erwachsene entwickelt, jedoch sind diese tendenziell weniger wirksam, nicht zuletzt aufgrund der sehr chronischen Natur der Krankheit und der tief verwurzelten Muster (Baudinet et al. 2021).

Das hier beschriebene Modell, »Kampf gegen Magersucht«, das die Arbeit der Dresdner und Londoner Teams reflektiert, beginnt mit einer Schnupperveranstaltung, die einige Wochen (oder manchmal nur wenige Tage) vor Beginn des formellen Programms stattfindet. Ziel ist es, den Familien einen ersten Eindruck davon zu vermitteln, worum es bei MFT geht, und ihnen die Möglichkeit zu geben, in letzter Minute zu entscheiden, ob sie teilnehmen möchten oder nicht. Das Programm beginnt mit vier Tagen (Montag bis Donnerstag) von 9:00 bis 16:30 Uhr, gefolgt von zwei weiteren Tagen in Folge etwa zwei Wochen später, zwei weiteren Tagen in Folge etwa drei bis vier Wochen später und den verbleibenden Treffen an einem Tag pro Monat. Alle Treffen sind ähnlich aufgebaut (siehe Abb. 5).

9:00 Uhr	Informelle Begrüßung der Familien, Verstauen der mitgebrachten Mahlzeiten und Wiegen der Jugendlichen
9:30 Uhr	Kennenlernspiel und Aktivitäten für einzelne Familien
10:30 Uhr	Vormittagssnack
11:00 Uhr	Zweite Aktivität
12:30 Uhr	Gemeinsames Essen, gefolgt von einer 30-minütigen Pause
13:45 Uhr	Dritte Aktivität
15:15 Uhr	Nachmittagssnack
15:45 Uhr	Letzte Aktivität und Besprechung der Transferaufgabe
16:30 Uhr	Ende des Treffens

Abb. 5: Tagesstruktur der MFT-Treffen

Die drei Mahlzeiten während jedes Treffens sind von zentraler Bedeutung, da sich problematische Ess- und Fütterungsmuster auf natürliche Weise entfalten und von allen beobachtet werden können; alle Familien sitzen nebeneinander an einem großen Tisch. Die MFT-Praktiker:innen sind Zeug:innen des Stresses, den sowohl die Jugendlichen als auch ihre Eltern erleben, und dies ermöglicht es ihnen, spezifische Interventionen mit Hilfe des 5-Schritte-Modells und der Mentalisierungsspirale (siehe Kap. 3.4 und 4.7) in Betracht zu ziehen. Die gemeinsamen Mahlzeiten bieten den Eltern und Jugendlichen viele Gelegenheiten, einander zu beobachten und zusammenzuarbeiten, um eingefahrene Essverhaltensdynamiken infrage zu stellen.

Überblick über die einzelnen Treffen

Treffen 1: Schnuppertreffen

Der 3-stündige Abend beginnt mit einer formellen Präsentation der MFT, ihrer Konzepte und ihrer Wirksamkeit. Darauf folgt eine Reihe von Kennenlernaktivitäten (z. B. *Fang den Ball!, Speed-Dating*); anschließend wird ein gemeinschaftliches Psychoedukationstreffen einberufen, bei dem die Familien aufgefordert werden, alles aufzulisten, was sie über Anorexie wissen. Die Familien treffen dann auf »Absolvent:innen-Familien«, die Fragen zu MFT als »Expert:innen aus Erfahrung« beantworten können. Im letzten Teil des Schnuppertreffens werden kleine Untergruppen gebildet, in denen Mitglieder verschiedener Familien miteinander sprechen und über das Gehörte und Erlebte nachdenken. An einem Schnuppertreffen können bis zu 15 Familien teilnehmen. Wenn sich alle Familien anschließend für die Teilnahme am MFT-Programm entscheiden, können zwei parallele Gruppen gleichzeitig beginnen, sofern genügend MFT-Praktiker:innen zur Verfügung stehen. Alternativ kann eine Wartelistengruppe gebildet werden, da es nicht mehr als sechs oder sieben Familienwerden sollten.

Treffen 2: Magersucht kennenlernen

Aktivität 1: Das Treffen beginnt mit der *Geografieskulptur.*

Aktivität 2: Die Familien befragen sich gegenseitig in Zweiergruppen zu ihren Erwartungen und Ängsten. Sie können drei spezifische Fragen erhalten und sich dann vorstellen, dass sie Journalist:innen sind, wenn sie diese stellen. Typische Fragen sind: »*Wann hat die Magersucht Ihre Familie zum ersten Mal heimgesucht, und was ist passiert? Welche Ängste hatten Sie, wenn überhaupt, vor der Teilnahme an MFT? Was erhoffen sich die einzelnen Familienmitglieder?*« Nachdem die Antworten auf diese Fragen gesammelt und auf einem Notizblock notiert wurden, interviewen sich die Familien nacheinander gegenseitig. Wenn der Prozess abgeschlossen ist (nach 10 bis 20 Minuten), wird die Großgruppe erneut einberufen, und jede Familie stellt ihr kurz die Familie vor, die sie interviewt hat: »*Dies ist die Familie Schmidt, und Magersucht trat zum ersten Mal auf, als …*«. Danach gibt es einen Snack (15 Minuten), bei dem die Familien alle um einen großen Tisch sitzen und ihr Kind neben sich haben. Es ist die erste (kleine) Mahlzeit des Tages, und die MFT-Praktiker:innen registrieren die aufkommenden Interaktionsmuster rund um das Essen, ohne einzugreifen.

Aktivität 3: Jede:r Jugendliche wird gebeten, ein *Porträt der Magersucht* zu zeichnen oder zu malen, während die Eltern an ihren Essenszielen für die kommende Woche arbeiten und Ideen austauschen. Danach folgt die Hauptmahlzeit (45 Minuten) und anschließend 15 Minuten ohne vorgegebene Struktur.

Aktivität 4: Die Eltern teilen ihre Erfahrungen über die erste beobachtete Mahlzeit, während die Jugendlichen eine Ausstellung mit den Magersucht-Porträts veranstalten. Die Eltern besuchen die Ausstellung und werden von den Jugendlichen in einem formellen

Interview zu ihren Eindrücken, Gedanken und Gefühlen zu jedem Porträt befragt.

Aktivität 5: Die *Affektschnappschüsse,* die während des Tages aufgenommen wurden, werden auf einem Bildschirm/Laptop angesehen und alle Gruppenmitglieder werden angehalten, über die dargestellten mentalen Zustände zu spekulieren.

Treffen 3: Umgang mit Essdynamiken

Das Treffen beginnt mit einer Aufwärmaktivität (z. B. *Seinen Platz finden*).

Aktivität 1: Die Gruppe wird in Erwachsene und Jugendliche aufgeteilt, und jede Familie soll überlegen, wie ein Festessen bei ihnen aussehen würde. Die Aufgabe für die Jugendlichen ist, ein Essen zusammenzustellen, von dem sie glauben, dass ihre Eltern es ihnen zu einem besonderen Anlass zubereiten würden. Währenddessen stellt in einem anderen Teil des Raums jedes Elternpaar das Essen zusammen, das sie ihrem Kind zu diesem besonderen Anlass servieren würden. Die Mahlzeiten werden aus Collagen von Essensbildern zusammengestellt und auf Pappteller gelegt. Eltern und Jugendliche vergleichen dann ihre zubereiteten Mahlzeiten.

Aktivität 2: In einem Rollentauschspiel versuchen die Jugendlichen, die ihre Eltern spielen, ihre Eltern, die wiederum in die Rolle ihrer Kinder schlüpfen, davon zu überzeugen, die symbolischen Mahlzeiten zu essen. Die Eltern, in der Rolle ihrer Kinder, werden gebeten, alle Sätze und Wörter zu verwenden, die ihre Kinder gebrauchen, wenn sie sich weigern zu essen. Es wird meist viel gelacht, und nachdem jede Familie fertig ist, können sie ihre Erfahrungen mit anderen Eltern und Jugendlichen austauschen.

Aktivität 3: Die Jugendlichen werden während des (echten) Mittagessens so gesetzt, sodass jede:r Jugendliche neben den Eltern eines bzw. einer anderen Jugendlichen sitzt. Nach dem Mittagessen besprechen die Eltern ihre Erfahrungen in einem Fishbowl-Setting, wobei die Jugendlichen außerhalb des Kreises sitzen und zuhören. Anschließend wird die *Fishbowl* umgekehrt, sodass die Eltern der Nachbesprechung der Jugendlichen zuhören.

Aktivität 4: Es werden Entspannungs- und Achtsamkeitsübungen vorgestellt, und die Familien werden ermutigt, diese zu praktizieren.

Treffen 4: Die Auswirkungen der Krankheit auf die familiären Beziehungen

Zu diesem Treffen werden auch die Geschwister eingeladen. Es beginnt mit einer Aufwärmaktivität, wie z. B. Seifenblasen in der Luft zu halten, eine Aufgabe, die viel Zusammenarbeit erfordert. Dies kann als Wettbewerb zwischen den Familien durchgeführt werden.

Aktivität 1: Jugendliche und Geschwister nehmen zusammen an der folgenden Aktivität teil: *Familienwappen oder -webseite.* In einer parallelen Gruppe werden die Eltern mit Aussagen konfrontiert, die auf eine große Leinwand projiziert werden, wie z. B.: *»Solange es bei meinem Kind nicht Klick macht, wird es trotz unserer Hilfe nicht gesund werden«, »Wenn es um die Pflege unseres kranken Kindes geht, ist es am besten, die Geschwister in Ruhe zu lassen, um sie nicht zu beunruhigen«, »Es ist nicht immer ratsam, streng mit einem magersüchtigen Kind umzugehen, da dies ihm wehtun oder es zu sehr leiden lassen kann«.* Bei jeder Aussage werden die Eltern gebeten, sich entsprechend ihrer Zustimmung räumlich zu positionieren, indem sie näher an den Bildschirm herantreten oder sich weiter davon entfernen. Anschließend diskutieren sie über ihre unterschiedlichen Standpunkte.

Aktivität 2: *Live-Skulptur.* In jeder Familie wird ein:e Bildhauer:in ernannt, die bzw. der die Aufgabe hat, die Familienmitglieder und sich selbst so zu platzieren, dass ihre aktuellen Beziehungen dargestellt werden. Dann wird der Skulptur *»Anorexia«* hinzugefügt, dargestellt durch eine:n maskierte:n MFT-Praktiker:in.

Aktivität 3: Ein Geschwister-Workshop zum Thema »Was wir über Magersucht denken« wird abgehalten. In einer separaten Gruppe schreibt jede:r magersüchtige Jugendliche zwei Briefe an die magersüchtige Person *(»Liebe Ruth, die Magersucht liebt dich, weil …« und »Liebe Ruth, die Magersucht hasst dich, weil …«).* Parallel dazu bereiten die Eltern ein Rollenspiel zum Thema *Tricks der Magersucht* vor.

Aktivität 4: Präsentation der von den Geschwistern erarbeiteten Ideen. Dies kann in Form einer Pseudo-Fernsehshow geschehen.

Treffen 5: Stärken und Unterstützung der Familie

Das Treffen beginnt mit einer Aufwärmaktivität: *Körpergefühle.*

Aktivität 1: Die Jugendlichen und ihre Väter führen die Aktivität *Blindes Vertrauen* durch. Die Mütter verfassen parallel dazu eine *Stellenausschreibung* für die Eltern von magersüchtigen Teenager:innen und stellen sich dann selbst ein *Referenzschreiben* aus. Bei gleichgeschlechtlichen oder alleinerziehenden Eltern können sie selbst entscheiden, wer welche Aktivität durchführt.

Aktivität 2: Die weiblichen Jugendlichen und ihre Mütter nehmen an der Aktivität *Körperposter* teil. (Männliche Jugendliche können dies mit ihren Vätern tun.) Parallel dazu besprechen die Väter ihre Rolle als »zweite Hilfe«, als Unterstützer der Mütter, die in der Regel an vorderster Front stehen. Dadurch wird ihre Rolle in funktionaler Hinsicht neu definiert, anstatt die scheinbare »Distanz« der Väter zu stigmatisieren. In manchen Familien gelten diese traditionelleren Geschlechterrollen nicht. Dies kann exploriert werden, und unterschiedliche Ansichten und Erfahrungen können ausgetauscht werden.

Aktivität 3: Die Jugendlichen stellen einen »Magersucht-Erste-Hilfe-Kasten« zusammen, der von einer schriftlichen Anleitung für Eltern begleitet wird. Parallel dazu entwerfen die Eltern ein »Überlebenshandbuch für das Land der Magersucht«. Wenn die beiden Untergruppen zusammenkommen, werden die schriftlichen Anleitungen für die Eltern von den Jugendlichen vorgelesen.

Aktivität 4: Die MFT-Praktiker:innen bilden ein reflektierendes Team in einem *Fishbowl*-Setting und kommentieren die Beobachtungen, die sie in den ersten vier Tagen gemacht haben.

Treffen 6: Gefühle verstehen

Aktivität 1: In getrennten Gruppen (eine mit Eltern, eine mit Jugendlichen) werden 1, 2 oder 3 positive Ereignisse und 1, 2 oder 3 schwierige Ereignisse, die in den letzten 14 Tagen stattgefunden haben, identifiziert. Für jedes Ereignis wird eine *Zeitungsüberschrift* erstellt, und wenn sich die beiden Gruppen treffen, muss jede Seite mutmaßen, worauf sich die Überschriften beziehen.

Aktivität 2: Die Jugendlichen definieren die Vorteile (alles, wozu die Magersucht sie zwingt und was die Magersucht für sie tut) und die Nachteile der Magersucht (alles, woran die Magersucht sie hindert und was die Magersucht gegen sie tut) in ihrem Leben. Parallel zu dieser Aktivität stellen die Eltern die Handlungen und Einstellungen auf eine imaginäre Waage, die die Jugendlichen ihrer Meinung nach einerseits motivieren, gesund zu werden, und andererseits anspornen, krank zu bleiben.

Aktivität 3: Alle Gruppenmitglieder nehmen an einem *Gehirnscan* teil. Sie erfahren, dass ein neues medizinisches Verfahren entwickelt wurde, mit dem man die Gedanken und Gefühle von Menschen scannen kann. Alle Familienmitglieder werden zu »mentalisierenden Radiolog:innen« ernannt und füllen das Gehirnschaubild (siehe Kap. 6.3) aus, wobei spekuliert wird, was im Kopf jedes Familienmitglieds vor sich gehen könnte. Die Gehirnscans werden dann von den »Radiolog:innen« formell präsentiert und Kommentare und Überlegungen eingeholt.

Aktivität 4: *Fallen und Schätze.* Die MFT-Praktiker:innen erklären, dass die (scheinbaren) Vorteile der Magersucht aus der Sicht der Jugendlichen zu Fallen und die Nachteile zu Schätzen geworden sind. Die Schätze sind durch kleine Zettel repräsentiert, auf denen Situationen stehen, die die Magersucht den Jugendlichen verbietet (z. B. »ins Kino gehen«, »Familienausflüge machen«). Die Fallen wiederum sind durch kleine Zettel repräsentiert, die an Hindernissen befestigt sind und Situationen enthalten, zu denen die Magersüchtigen gezwungen werden (z. B. »Kalorienzählen«, »miteinander streiten«). Es wird ein Hindernisparcours aufgebaut, und die Jugendlichen führen ihre Eltern mit verbundenen Augen durch den Parcours, wobei sie die Fallen umgehen und die Schätze einsammeln müssen. Dann werden die Rollen getauscht. Nach drei oder mehr Runden erfährt jede Familie, welche Schätze sie gewonnen und welche Fallen sie vermieden hat.

Treffen 7: Umgang mit Emotionen und Konflikten

Geschwister sind eingeladen, an diesem Treffen teilzunehmen.

Aktivität 1: Jede Familie nimmt an der Aktivität *Spaghetti & Marshmallows teil.*

Aktivität 2: Parallel zueinander führen Eltern- und Kindergruppen die Aktivität *Pflegeetiketten* durch.

Aktivität 3: Langsames *Speed-Dating,* an dem alle Gruppenmitglieder teilnehmen, um über die verschiedenen *Pflegeetiketten* nachzudenken.

Treffen 8: Umgang mit Unsicherheit

Das Treffen beginnt mit einer Aufwärmaktivität (z. B. *Wer hat schon einmal ...?).*

Aktivität 1: Jede Familie zeichnet eine *Familiennetzwerkkarte,* die nach Fertigstellung den anderen Familien präsentiert wird.

Aktivität 2: Die Jugendlichen nehmen an einem *5-Sinne-Workshop* teil (Lebensmittel werden einzeln und gemeinsam durch Hören, Riechen, Sehen, Fühlen und Schmecken entdeckt). Parallel dazu nehmen die Eltern an einer Aktivität mit dem Titel *Mit Gelassenheit in einer un-*

sicheren Welt vorankommen teil. Der Raum ist entlang zweier Achsen (sicher/unsicher und gewiss/ungewiss) in vier Bereiche unterteilt, und die Eltern positionieren sich entsprechend ihrer eigenen Erfahrungen, wann Veränderungen bedrohlich waren (z. B. Umzug, Jobwechsel, Treffen mit den Schwiegereltern). Anschließend werden sie ersucht, an ihre eigenen Kinder zu denken und sich zu überlegen, wie diese sich in Bezug auf Veränderungen positionieren würden (z. B. erster Tag an einer neuen Schule, Sperrung eines Accounts in den sozialen Medien, einem Freund sagen müssen, dass er die eigenen Gefühle verletzt hat). Die Eltern besprechen dann gemeinsam, wie sie diese Situationen bewältigen konnten.

Aktivität 3: Jede Familie nimmt an der Aktivität *Zeitachsen* teil.

Aktivität 4: Alle Gruppenmitglieder nehmen an der Aktivität *Lügendetektor* teil.

Treffen 9: Auf die eigenen Beziehungsressourcen zurückgreifen

Zu diesem Treffen werden Großeltern, Tanten, Onkel und Freund:innen der Familie eingeladen.

Aktivität 1: Die Eltern treffen sich mit den verschiedenen Verwandten und sammeln Fragen, die sie gerne beantwortet haben möchten. Parallel dazu bereiten die Jugendlichen Antworten auf die wahrscheinlichen Fragen der »Presse« vor.

Aktivität 2: *Pressekonferenz.*

Aktivität 3: Es werden kleine Untergruppen gebildet, die die Aufgabe haben, aufzuzeigen, wie Angehörige dem bzw. der Jugendlichen und der Familie helfen können. Die Jugendlichen schreiben dann jeweils einen *Brief an liebe Verwandte,* in dem sie Ideen für mögliche Hilfestellungen und auch für mögliche Fehler liefern, d. h. sie geben an, was man als Familie und Freund:innen tun und was man besser lassen sollte.

Treffen 10: Selbstbefähigung

Aktivität 1: Die Jugendlichen werden eingeladen, an der Aktivität *Energiesparendes Tanzen* teilzunehmen. Die Eltern werden gebeten, ihr Kind bei einem Tanz anzuleiten und zu begleiten, der Gelassenheit und Sparsamkeit vermitteln soll (ein Kalorienzähler wird in die Tasche des Jugendlichen gesteckt). Die Eltern dürfen ihr Kind nicht berühren.

Aktivität 2: Jede Familie führt die Aktivität *Lebensfluss* durch.

Aktivität 3: Die Väter und die Jugendlichen bauen einen *Überlebenskoffer.* Parallel dazu überlegen die Mütter, was ihre jugendlichen

Kinder in Bezug auf Autonomie erwarten und brauchen und was sie tun können, um dies zu unterstützen.

Aktivität 4: Mütter und Jugendliche nehmen an der Aktivität *Wellnesszentrum* teil. Parallel dazu überlegen die Väter, was ihre heranwachsenden Kinder in Bezug auf Autonomie erwarten und brauchen und was sie tun können, um dies zu unterstützen.

Wie bei anderen Aktivitäten können gleichgeschlechtliche und alleinerziehende Eltern selbst entscheiden, wie sie sich einbringen möchten, ebenso wie Familien, die der festen Überzeugung sind, dass traditionelle Geschlechterrollen für sie nicht gelten.

Treffen 11: Ausblick und Rückfallprävention

Aktivität 1: *Maskenball.*

Aktivität 2: *Fallstudie.* Es wird der (anonymisierte) Fall einer jungen Patientin präsentiert, die sich in der Genesung befindet und zum Studium von zu Hause in eine andere Stadt wegziehen muss. Die Jugendlichen sollen versuchen, die Erwartungen und Ängste von Eltern zu mentalisieren, und die Eltern die Erwartungen und Ängste der Jugendlichen. Anschließend findet eine Debatte mit vertauschten Rollen statt, bei der die Eltern die Jugendlichen spielen und umgekehrt. In der ersten Diskussion geht es um Autonomie und darum, welche Garantien die Eltern den Jugendlichen geben sollten, wenn sie zu Hause bleiben müssen. Die Jugendlichen wiederum befragen die Eltern (die die Jugendlichen spielen), welche Garantien die Jugendlichen ihnen in Bezug auf ihr eigenes Wohlergehen geben sollten.

Aktivität 3: *Was Sie schon immer über die Pubertät wissen wollten, aber bisher nicht zu fragen wagten.* Hier sind die Eltern die Expert:innen für ihre eigenen Kinder und werden von den Jugendlichen, die als Journalist:innen auftreten, interviewt.

Aktivität 4: Die Familien treffen sich ohne die MFT-Praktiker:innen, um die Struktur des letzten Treffens festzulegen.

Treffen 12: Abschluss und Zukunftsplanung

Der gesamte Tag wird von den Familien selbst organisiert und durchgeführt. Die MFT-Praktiker:innen nehmen lediglich eine beobachtende Position ein und geben keine Anleitungen oder Ratschläge.

8.4 Tabubruch: MFT bei Bulimia nervosa

MFT-Projekte für Bulimia nervosa, Binge-Eating-Störungen und andere Essstörungen richten sich vor allem an Jugendliche im Alter von 12 bis 18 Jahren. Das Projekt »Tabubruch« umfasst 14 wöchentliche Treffen von jeweils 2 Stunden. An dem ersten Treffen nehmen sowohl die Jugendlichen als auch ihre Eltern teil. Die Treffen 2 bis 5 sind zweigeteilt: Nach einer kurzen Kennenlernrunde arbeiten Eltern und Jugendliche in getrennten Gruppen, damit die Jugendlichen ohne Scham über ihre Schwierigkeiten sprechen und ein gemeinsames Verständnis für das Problem entwickeln können. Auf der Seite der Eltern besteht das Ziel darin, Feindseligkeiten und Kritik abzubauen und ihnen zu helfen, die Bedürfnisse ihrer Kinder besser zu mentalisieren und empathische Bestätigung zu ermöglichen. Im Treffen 6 erarbeiten die Jugendlichen zunächst eine Präsentation und stellen diese dann den Eltern vor. Die Treffen 7 bis 14 werden gemeinsam von Eltern und Kindern besucht. Diese bestehen aus Entspannungsübungen und themenzentrierten Aktivitäten.

Die Inhalte des Projekts basieren auf dem typischen Zyklus der Emotionsregulation, den man bei jungen Menschen mit Bulimia nervosa meist findet (Byrne a. McLean 2002): Angst > Essanfälle > Schuldgefühle > Erbrechen > Scham > Verstecken > Konflikte > Einsamkeit > Unsicherheit. Eltern durchlaufen ihrem eigenen Angstkreislauf: Hilflosigkeit > Überwachsamkeit > Konflikte > Feindseligkeit > Selbstzweifel > Angst. Diese verbundenen und sich gegenseitig verstärkenden Zyklen bilden die Grundlage der gemeinsamen Arbeit mit diesen Familien.

Überblick über die einzelnen Treffen

Treffen 1: Schnuppertreffen

Die Familien werden mit Erfrischungen begrüßt und erhalten dann eine formelle Einführung in MFT, ihre Theorie und Praxis. Darauf folgt ein *Speed-Dating,* bei dem die Jugendlichen im inneren und die Eltern im äußeren Kreis sitzen. Einige der Fragen konzentrieren sich auf die Erwartungen, Hoffnungen und Ängste aller Beteiligten. Diese werden anschließend von den MFT-Praktiker:innen gesammelt, indem sie die Gruppenmitglieder dazu befragen, was sie von anderen gehört haben.

Dann werden nach dem Zufallsprinzip kleine Untergruppen gebildet. Diese tauschen ihre Erfahrungen aus und machen sich mit dem Konzept des Bulimie-Kreislaufs bekannt. Es kann über die individuellen Merkmale (Gedanken, Verhaltensweisen, Emotionen der Menschen) und die Interaktionen und Situationen gesprochen werden, die zu diesem »seltsamen Kreislauf« beitragen. Wenn Gruppenmitglieder Schwierigkeiten haben, Ideen zu finden, können sie eine »Black Box« zu Rate ziehen, die in der Mitte des Raums aufgestellt ist und Beschreibungen des Ess-Brech-Zyklus und von typischer Konfliktvermeidung enthält. Jede Gruppe berichtet dann, was sie selbst über diesen Kreislauf herausgefunden hat. Gegen Ende des Schnuppertreffens werden mögliche Gruppenregeln in Form einer »MFT-Gruppenverfassung« diskutiert und vereinbart.

Treffen 2: Auf der Achterbahn der Gefühle

Treffen 2 bis 5 beginnen mit einer Aufwärmaktivität, z. B. *Seinen Platz finden, Geplatzte Luftballons* oder *Fang den Ball!* Der Rest der Treffen findet in getrennten Gruppen statt, mit den Eltern auf der einen Seite und den Jugendlichen auf der anderen.

Nach dem ersten Kennenlernspiel werden im zweiten Treffen alle Gruppenmitglieder zu einem langsamen *Speed-Dating* eingeladen, bei dem sie über ihre Gedanken und Gefühle während oder nach dem Schnuppertreffen sprechen können. Während des Speed-Datings machen die MFT-Praktiker:innen Affektschnappschüsse.

Die Gruppe wird dann in zwei geteilt: eine für die Jugendlichen, die andere für die Eltern. In der ***Jugendlichengruppe*** werden Postkarten und Fotos von Personen (jedoch nicht von den Teilnehmenden) präsentiert, und die Gruppenmitglieder werden aufgefordert, über die dargestellten Gemütszustände zu spekulieren und ihre Ansichten über Emotionen und deren Auswirkungen auf Gedanken und Verhalten zu diskutieren. Wenn die MFT-Praktiker:innen es für relevant und machbar halten, schlagen sie vor, auf ähnliche Weise mit den *Affektschnappschüssen* der Eltern zu arbeiten.

In der ***Elterngruppe*** werden in Untergruppen von drei oder vier Personen die Auswirkungen von Bulimia nervosa auf die familiären Beziehungen diskutiert. Anschließend werden die Teilnehmenden gebeten, Beispiele für problematische Interaktionssequenzen mit bulimischen Dynamiken zu nennen, die dann in Form von Mini-Rollenspielen inszeniert werden. Jede Phase der sich entwickelnden Interaktionen wird kurz »eingefroren«, und die Beobachtenden werden aufgefordert, über die möglichen Auswirkungen auf den psychischen Zustand der Eltern nachzudenken.

Treffen 3: Umgang mit Stress

Die Gruppe wird in zwei Gruppen aufgeteilt: eine für die Jugendlichen, die andere für die Eltern. In der ***Jugendlichengruppe*** werden Videos von Stresssituationen gezeigt, z. B. der Erhalt einer beunruhigenden telefonischen Nachricht; die Massenankunft zu Beginn des Schuljahres, das Mobbing eines Mitschülers usw. Dann wir in Zweiergruppen besprochen, welche Emotionen das hervorruft und wie man schafft, sie einzudämmen oder auch nicht. Die Jugendlichen werden ersucht, angemessene und unangebrachte Strategien zur Bewältigung von starken Emotionen aufzulisten.

In der ***Elterngruppe*** sehen sich die Eltern zu zweit eine Videosequenz an, die Interaktionen zwischen einem oder einer Jugendlichen und einem Elternteil beim Essen zeigt. Sie werden ersucht, über den emotionalen Zustand des Kindes und des Elternteils zu spekulieren. Anschließend sollen sie überlegen, was in jeder Phase während der sich entwickelnden Interaktionen noch hätte getan werden können, wobei sie die wahrscheinlichen emotionalen Bedürfnisse der einzelnen Protagonist:innen berücksichtigen. Den Eltern werden dann die *Affektschnappschüsse* präsentiert, die während des zweiten Treffens von ihren Kindern gemacht wurden.

Treffen 4: Validieren oder nicht validieren?

Die Gruppe wird erneut in zwei geteilt: eine für die Jugendlichen, die andere für die Eltern.

Jugendliche: In kollaborativer Psychoedukation wird das Konzept des emotionalen Regulationszyklus untersucht, der hyperphagische oder ungebremste Essanfälle und kompensatorische Verhaltensweisen – Erbrechen, Einschränkung und Hyperaktivität – umfasst. Die Vor- und Nachteile eines solchen Zyklus werden diskutiert. Jede:r Jugendliche erstellt seinen oder ihren persönlichen Zyklus und bespricht ihn mit den anderen Jugendlichen.

Eltern: Es wird ein Rollenspiel durchgeführt, bei dem ein Elternteil einem anderen seine Schwierigkeiten anvertraut, der diese dann herunterspielen und verharmlosen soll. Dies geschieht in einem *Fishbowl*-Setting, wobei die anderen Eltern den Rollenspielen zuschauen, um dann darüber zu reflektieren, wie sich dies auf sie auswirkt und ausgewirkt hat. Das Konzept des Validierens wird in einem gemeinsamen psychoedukativen Treffen präsentiert und kritisch untersucht, mit der Frage: »*Was ist Validieren? Sind Validieren und Zustimmen das Gleiche?*« Die Eltern diskutieren dann in einem *Speed-Dating*, wie und wann sie das potenziell problematische Verhalten ihres Kindes validieren sollten – und wann nicht.

Treffen 5: Aus einem gefährlich nützlichen Kreislauf ausbrechen

Wieder wird die Gruppe in zwei geteilt: eine für die Jugendlichen, die andere für die Eltern.

Jugendliche: In einer Gruppe skizzieren die Jugendlichen einen »allgemeinen Hyperphagie-Kompensationszyklus« (*nicht* den eines bzw. einer der anwesenden Jugendlichen!). In Untergruppen identifizieren sie die Faktoren, die diesen Zyklus beeinflussen, und fügen sie ihrer Skizzierung hinzu. Sie entscheiden dann, wie sie den Zyklus in Form eines Posters, eines Videos, einer PowerPoint-Präsentation oder eines Vortrags präsentieren möchten.

Eltern: In Untergruppen identifizieren die Eltern drei problematische Situationen, die sie in kurzen Rollenspielen darstellen. Die Beobachtenden werden gebeten, über den psychischen Zustand der Jugendlichen zu spekulieren und hilfreiche Validierungsaussagen vorzuschlagen. Die Eltern, die die Jugendlichen spielen, werden gefragt, wie sich die Validierungsaussagen auf sie ausgewirkt haben. Sie besprechen dann paarweise ihre Schwierigkeiten, authentische Validierungsaussagen zu finden, und versuchen, neue und passendere Aussagen zu formulieren.

Treffen 6: Präsentation des Hyperphagie-Kompensationszyklus

Das Treffen beginnt mit einer 15-minütigen Entspannungs- oder Achtsamkeitsübung. Anschließend präsentieren die Jugendlichen ihre Arbeit zum Hyperphagie-Kompensationszyklus. Sie werden angehalten, den Vortrag so didaktisch wie möglich zu gestalten. Die Eltern wiederum werden angeregt, Fragen zu stellen und den einzelnen Aspekten der Präsentation mit Neugier zu begegnen. In einem *Pflegefamilienverfahren* werden die möglichen Vorteile der Betrachtung ihrer Probleme anhand dieses Zyklus diskutiert. Am Ende des Treffens wird jeder Familie die Verantwortung übertragen, sich eine Achtsamkeits- oder Entspannungsaktivität für eins der nachfolgenden Treffen zu überlegen und diese zu leiten.

Treffen 7: Emotionen erkennen und mit ihnen umgehen.

Treffen 7 bis 14: Jedes Treffen beginnt mit einer 10- bis 15-minütigen Achtsamkeits-oder Entspannungsaktivität, die jedes Mal von einer anderen Familie vorgestellt und geleitet wird. Während all dieser Treffen werden Poster und andere erarbeitete Materialien zum Hyperphagie-Kompensationszyklus gut sichtbar im Raum ausgestellt.

In Treffen 7 werden alle Jugendlichen jeweils von »Pflegeeltern« betreut, und diese unterstützen sie bei der Aktivität *Körpergefühle.* Die Poster werden an der Wand aufgehängt, und Untergruppen von Gleichaltrigen gehen von Poster zu Poster und schlagen auf Klebezetteln Ideen zur Selbstregulierung vor. Zu einem späteren Zeitpunkt setzen sich alle wieder in ihrer ursprünglichen Familienkonstellation zusammen und tauschen sich über die auf den Klebezetteln notierten Ideen aus. Am Ende dieses Treffens wird jede Familie gebeten, zum nächsten Treffen einen kleinen Erste-Hilfe-Kasten zur Selbstregulierung in Krisensituationen zusammenzustellen und mitzubringen.

Treffen 8: Krisenbewältigung

Eltern und Kinder identifizieren typische alltägliche Problemsituationen zwischen ihnen. Ein mögliches Szenario kann dann von den MFT-Praktiker:innen vorgestellt werden, z. B.: »*Die Eltern haben ein Abendessen organisiert, die Gäste kommen an, und die Eltern stellen fest, dass alle Chips und die Nachspeise aufgegessen sind. Sie gehen zu ihrer Tochter – was passiert? Bitte spielen Sie es durch.*« Die Gruppenmitglieder mentalisieren dann in kleinen Gruppen von zwei oder drei Personen die psychologischen Zustände der Eltern und Jugendlichen und identifizieren Mentalisierungsblockaden. Anschließend suchen sie nach alternativen Szenarien, die sie erneut durchspielen, um die Auswirkungen zu bewerten. Sie schreiben diese Alternativen auf Karten, und jede Familie wählt aus, welche sie in ihren eigenen Erste-Hilfe-Kasten aufnehmen möchte. Es ist auch möglich auf Krisenbewältigung mittels der Aktivität *Eskalationsuhr* einzugehen.

Treffen 9: Umgang mit sozialen Beziehungen

Die Familien führen die Aktivität *Kreisspiel* durch und reflektieren dann bei einem langsamen *Speed-Dating* über die Vor- und Nachteile sozialer Beziehungen. Anschließend identifizieren Eltern und Jugendliche in kleinen Gruppen die Auswirkungen sozialer Beziehungen auf Emotionen und Gedanken. Die Untergruppen arbeiten dann an individuellen Strategien für den Umgang mit Emotionen und dringenden Bedürfnissen in Beziehungen. Es werden drei Metaphern vorgestellt:

- das »Sieb«, mit dem man herausfiltern kann, was man in eine Beziehung mitnehmen möchte und was man zurücklassen möchte
- der »Buzzer«, der es einem ermöglicht, eine Situation zu verlassen, bevor starke Emotionen überhandnehmen
- und der »Thermostat«, der einem hilft, nicht von starken Emotionen überwältigt zu werden.

Für jedes dieser »Werkzeuge« (Sieb, Buzzer und Thermostat) schreiben die Gruppenmitglieder Überlebenstechniken auf – nach dem Muster: »In diesem Fall kann man ... tun«. Jede Familie entscheidet dann, mit welchen Werkzeugen sie den Erste-Hilfe-Kasten des bzw. der Jugendlichen füllen möchte.

Treffen 10: Um Hilfe bitten und Vertrauen aufbauen

In diesem Treffen wird die Aktivität *Blindes Vertrauen* durchgeführt. Anschließend überlegen die Eltern paarweise, wie man um Hilfe und Unterstützung bitten kann, wenn man in Schwierigkeiten steckt und sich schämt und schuldig fühlt. Die Jugendlichen überlegen, wie Hilfe und Unterstützung so gegeben werden, dass sie diese annehmen können. Jede Familie konzentriert sich dann auf eine Transferaufgabe: Es soll eine Situation mit mittlerem Schwierigkeitsgrad ausfindig gemacht werden, in der Hilfe und Unterstützung geleistet und akzeptiert werden.

Treffen 11: Nutzung familiärer Ressourcen

Die Hauptaktivität in diesem Treffen ist die *Live-Skulptur.* Jede Familie fertigt eine Skulptur an, die die aktuellen familiären Beziehungen ihrer Mitglieder darstellt. Anschließend wird die Skulptur den anderen Familien präsentiert, die frei assoziieren, mentalisieren und kommentieren. Wenn eine Familiensituation besonders festgefahren erscheint, können die Gruppenmitglieder gemeinsam nach Lösungen suchen. Dann wird jede Familie dazu angeleitet, ihre bevorzugte Skulptur der Zukunft zu erstellen und sich dann die Einzel- und Beziehungsschritte vorzustellen, die unternommen werden müssen, um dies zu erreichen.

Treffen 12: Ressourcen in schwierigen Situationen identifizieren
Jede Familie wird ersucht, die Aktivität *Lebensfluss* durchzuführen. Anschließend werden untereinander die Ergebnisse vorgestellt; Kommentare und Fragen sind willkommen. Die anschließende Arbeit in Untergruppen zielt darauf ab, die Ressourcen zu identifizieren, die es ermöglicht haben, die Hindernisse im Leben zu überwinden und mit ihnen fertig zu werden.

Treffen 13: Autonomie erreichen
Jede Familie packt einen *Überlebenskoffer.* Eltern und Kinder denken über Werte und Ressourcen nach, die helfen, unabhängig zu werden und Rückfälle zu vermeiden. Anschließend treffen sich die Familien ohne die MFT-Praktiker:innen, um die Themen und Aktivitäten festzulegen, die sie in ihrem letzten Treffen ansprechen möchten.

Treffen 14: Do it yourself
Die Familien organisieren dieses Treffen, wobei die MFT-Praktiker:innen nur in einer unterstützenden Rolle sind.

8.5 MFT mit suizidgefährdeten und selbstverletzenden Jugendlichen

Dieses klinikbasierte Programm für Jugendliche im Alter von 12 bis 18 Jahren und ihre Familien hat das Ziel, das Risiko von Suizid und Selbstverletzung zu verringern. Die acht Treffen dauern jeweils 3 Stunden, wobei die ersten drei im Abstand von einer Woche und die Treffen 4 bis 8 dann alle zwei Wochen stattfinden. Die unten beschriebene Gruppenstruktur kann je nach den Erwartungen und Themen, die die Familien während des ersten Treffens einbringen, variiert werden.

Überblick über die einzelnen Treffen

Treffen 1: Schnuppertreffen
Die Familien werden begrüßt, und in einer formellen Präsentation werden die Ziele, die Regeln, der Rahmen und der Prozess der MFT vorgestellt. Darauf folgt ein *Speed-Dating* mit Fragen zu Hobbys, den Eigenschaften der Familienmitglieder und ihren größten Sorgen. In parallelen Gruppen erkunden Eltern und Jugendliche dann die gegenseitigen Erwartungen, listen sie auf und gruppieren sie neu. An-

schließend kommen Eltern und Kinder zusammen und versuchen zu erraten, was die jeweils andere Gruppe sich überlegt hat, um dann ihre tatsächlichen Erwartungen mitzuteilen und die wichtigsten Themen zu ordnen. Zum Schluss arbeiten sie zunächst getrennt an den Gruppenregeln, bevor sie ihre Ideen zum Thema »Wie kann Sicherheit und Vertrauen in einer Gruppe gewährleistet werden?« zusammenführen.

Treffen 2: Gewährleistung von Sicherheit und Vertrauen

Das Treffen beginnt mit einer Vorstellungsrunde (Vornamen), gefolgt von *Fang den Ball!*. Anschließend überlegen die Familien, wie man zusammenarbeiten kann, wenn es um spezifische Empfindlichkeiten und Verletzbarkeiten geht. Die nächste Aktivität besteht darin, sich einen Ausschnitt aus einem Spielfilm über einen Familienstreit zwischen einer Mutter und ihrem jugendlichen Kind anzusehen. Die Gruppenmitglieder werden ersucht, sich in die Protagonist:innen hineinzuversetzen und Maßnahmen zu entwickeln, um unterschiedliche Ergebnisse zu erzielen. Anschließend werden die Gruppenmitglieder gebeten, typische Krisensituationen zu beschreiben, in die ihr Kind verwickelt ist. Auf der Grundlage des Beispiels werden Rollenspiele zum Thema Risikobereitschaft durchgeführt (z. B. ein Kind schließt sich plötzlich in seinem Zimmer ein). Die Eltern beginnen mit der Erstellung eines Handbuchs, in dem Präventionspläne für verschiedene Szenarien dargestellt werden.

Treffen 3: Externalisierung von Problemen

Geschwister sind eingeladen, an dem Treffen teilzunehmen, und es beginnt wieder mit einer Aufwärmaktivität, z. B. *Wer hat schon einmal …?*. Die Eltern und Jugendlichen werden dann in zwei Gruppen aufgeteilt. Die Jugendlichen sollen über ihre Probleme sprechen und dabei Folgendes spezifizieren: *»Ist das Problem klein oder groß? Welche Auswirkungen hat es auf dich? Was sind deine/eure Ziele, und wie könntet ihr diese erreichen?«* Die Eltern listen ihrerseits die Probleme auf, die sie bei ihren Kindern feststellen, sowie die ersten Anzeichen für deren Auftreten, und sie reflektieren dann über die Auswirkungen, die das Problem auf sie hat. Die Geschwister haben die gleiche Aufgabe, aber in einer separaten Gruppe. Anschließend kommen die Gruppen zusammen und tauschen sich in kleinen Untergruppen über ihre Überlegungen aus. Danach folgt die Aktivität *Live-Skulptur*, bei der jede Familie ihre Beziehungen rund um das Problem darstellt. Die Gruppenteilnehmenden werden ersucht, während jeder Familienskulptur zu besprechen, welche Emotionen, Denkweisen und Beziehungen ihrer Meinung nach das Problem aufrechterhalten und welche Emotionen, Denkweisen und Beziehungen ein Beweis für die Stärken der Familie sind. Jede Familie überlegt dann, wie sie ihre Stärken und Ressourcen einsetzen kann, um die Auswirkungen des Problems zu verringern.

Treffen 4: Affekte identifizieren

Das Treffen beginnt mit der Aktivität *Wie andere mich sehen,* gefolgt von einer Reflexionsrunde über Ängste im Zusammenhang mit dem, was andere über einen selbst denken. Anschließend machen die Jugendlichen bei der Aktivität *Körpergefühle* mit, gefolgt von einer Diskussion über die verschiedenen Erscheinungsformen von Gefühlen und über die Strategien, die man anwenden kann, um sie zu regulieren. In ihrer eigenen Gruppe beteiligen sich die Eltern an der Aktivität *Affektschnappschüsse,* bei der sie sich auf die Gesichter der Jugendlichen und ihre möglichen Gemütszustände konzentrieren. Sie werden angehalten, über »problematische« und »funktionale« Beispiele für Affekte zu spekulieren, diese mit vergangenen Situationen in Verbindung zu bringen und zu überlegen, wie sie bisher auf bestimmte »Gesichter« reagiert haben – und wie sie in Zukunft anders reagieren könnten. Die Eltern sollen sich dann die Bedürfnisse der Jugendlichen in verschiedenen Szenarien vorstellen. Gegen Ende des Treffens stellen die Jugendlichen ihrer Bilder zu *Körpergefühlen* aus, führen ihre Eltern von Bild zu Bild und fordern sie auf, über das, was in ihnen repräsentiert ist, zu mutmaßen. Der Fokus ist dann darauf gerichtet, wie man komplexe Emotionen erkennt und reguliert, und diese Thematik wird anschließend in kleinen Untergruppen diskutiert. Es werden auch weitere Beispiele für Entspannungs- und Achtsamkeitsübungen vorgestellt.

Treffen 5: Umgang mit emotionalen Krisen

Das Treffen beginnt mit der Aktivität *Blindes Vertrauen,* gefolgt von Reflexionen in Untergruppen zu Fragen des Vertrauens, z. B., wann es gerechtfertigt und wann es fehl am Platz ist. In dem anschließenden *Pflegefamilienverfahren* befragt jeder »Pflegeelternteil« den bzw. die ihm zugeteilte:n Jugendliche:n, um die Dynamiken von emotionalen Krisen richtig zu verstehen: Es geht um die Intensität, das Entwicklungsstadium (Anfangsphase, Höhepunkt, Rückgang) und die diversen Faktoren, die sie beeinflussen können. Der Verlauf einer typischen Krise wird von jedem Elternteil für sein Kind als »Krisenkurve« gezeichnet. Die Eltern besprechen dann, was sie über die jeweiligen Krisen herausgefunden haben, und versuchen, Strategien zu finden, um vor, während und nach der Krise einzugreifen, sowie die Faktoren zu berücksichtigen, die Krisen beeinflussen. Währenddessen befassen sich die Jugendlichen mit der Aktivität *Pflegeetiketten*. Anschließend findet ein *Speed-Dating* statt, bei dem die Eltern (im äußeren Kreis) die Bedürfnisse der Jugendlichen (im inneren Kreis) wahrnehmen. Danach untersucht jede Familie die spezifische Krisenkurve, die der Elternteil gezeichnet hat, und prüft, wie zwischen den Treffen besser darauf eingegangen werden kann.

Treffen 6: Über dunkle Gedanken und Gefühle kommunizieren

Die zentrale Aktivität ist die *Pressekonferenz*. Die Jugendlichen bereiten in ihrer eigenen Gruppe zunächst einmal Expert:innenantworten zum Umgang mit suizidalen Krisen vor. Sie können die relevanten Informationen im Rahmen einer kollaborativen Psychoedukation und unter Verwendung von Erfahrungsberichten von »Überlebenden« sammeln. Die Eltern bereiten in ihrer Parallelgruppe Fragen vor, die sie in ihrer Rolle als »Journalist:innen« den »Expert:innen« stellen werden. Nach der *Pressekonferenz* werden die Eltern dazu angeregt, in ihrer Gruppe darüber nachzudenken, was sie von ihren Kindern gelernt haben, und zu überlegen, ob sie ihr jeweiliges Kind anders sehen, nachdem sie die Beiträge ihrer Kinder während der *Pressekonferenz* gehört haben. Die Jugendlichen wiederum denken in ihrer Gruppe über die notwendigen Bedingungen und Umstände nach, die eine gute und angemessene Kommunikation zwischen Eltern und ihren Kindern über suizidale Krisen ermöglichen, und diskutieren, welche Vor- und Nachteile es hat, mit ihren Eltern über diese zu sprechen.

Treffen 7: Rückfallprävention

Jede Familie beginnt das Treffen mit der Aktivität *Lebensfluss*. Danach stellen sie einander die verschiedenen Entwürfe vor. In den Diskussionen liegt der Schwerpunkt darauf, wie man die Hindernisse und »Stromschnellen« des Lebens überwinden kann. Anschließend werden Untergruppen gebildet, in denen die Mitglieder die Strategien austauschen, wie man mit schwierigen Zeiten zurechtkommen kann. Diese werden auf einem Blatt Papier dokumentiert und vorgelesen, wenn die Großgruppe wieder zusammenkommt. Jede Familie wählt dann einige der Ideen aus, um den Erste-Hilfe-Kasten für ihre:n Jugendliche:n weiter zu vervollständigen. Im letzten Teil des Treffens werden die Familien gebeten zu planen, wie das letzte Treffen strukturiert werden soll. Dabei sollen sie auch über ein Abschiedsritual nachdenken und es entwerfen.

Treffen 8: Abschied und Aufbruch

Die Familien bestimmen Struktur und Inhalt des Treffens, und es wird Zeit für das Abschiedsritual eingeplant.

8.6 MFT bei Psychosen

Die therapeutische Gruppenarbeit mit Familien, in denen ein Mitglied an Schizophrenie oder einer anderen Psychose erkrankt ist, geht auf die Anfänge und die frühe Entwicklung des Ansatzes zurück (siehe Kap. 1.1; Laqueur, Laburt a. Morong 1964, McFarlane et al. 1993). Im Kern psychoedukativ, besteht ein Hauptziel dieser Arbeit darin, Familien zu helfen, tägliche Herausforderungen besser zu bewältigen, den Umgang mit psychotischen Symptomen zu verbessern und Rückfällen vorzubeugen – unter anderem durch die gezielte Reduktion der Expressed Emotion (EE). Bei EE handelt es sich um ein methodisches Konstrukt, das die Zusammenhänge zwischen psychiatrischen Krankheitsverläufen und dem emotionalen Klima innerhalb von Familien empirisch zu erfassen versucht (Vaughn a. Leff 1976). Es sind vor allem die Intensität und Häufigkeit von kritischen, feindseligen, übermäßig emotionalen, intrusiven oder selbst-aufopfernden Bemerkungen und Kommentare von Familienmitgliedern, die sich negativ auf psychotische Symptomatiken auswirken. So ist eine Arbeitshypothese des psychoedukativen MFT-Ansatzes, dass Familien mit einem psychotischen Mitglied dysfunktionale und »kontraintuitive« Strategien entwickeln und dass deshalb »funktionalere« Verhaltensweisen vermittelt werden müssen (McFarlane et al. 1993). Sie sollen gewissermaßen »lernen«, was sie (noch) nicht »wissen«, und Wege entwickeln, mit positiven und negativen Symptomen umzugehen – häufig durch schmerzhaftes *Trial and Error*. Der Ansatz zielt außerdem darauf ab, die Belastung der pflegenden Angehörigen zu verringern, also den Stress und Druck, der mit der Betreuung eines chronisch kranken Familienmitglieds einhergeht. Diese Anforderungen können sehr anstrengend und überwältigend sein. Der psychoedukative Ansatz geht davon aus, dass Familien mit einem psychotischen Mitglied über umfassendes Wissen zur Erkrankung verfügen sollten, wobei die behandelnden Psychiater:innen und andere Fachkräfte als Hauptinformationsquelle gesehen werden.

Ein weiterer zentraler Bestandteil ist das Problemlösen. Dabei stehen z. B. der Umgang mit aggressivem oder suizidalem Verhalten, die Bewältigung von Familienkonflikten, die Sicherstellung von Medikamenten-Compliance, die Akzeptanz von medizinischer Beratung sowie der Umgang mit Substanz- und Alkoholmissbrauch im Fokus. In jedem MFT-Treffen wird ein spezifisches Problem ausgewählt, zu dem die Gruppenmitglieder mögliche Lösungen zusammentragen und deren Vor- und Nachteile diskutieren. Schließlich wird die passendste Lösung ausgewählt und ein detaillierter Umsetzungsplan erarbeitet (McFarlane et al. 1993). Die Arbeit von McFarlane und Kolleg:innen verfügt über eine solide Evidenzbasis (siehe Kap. 2), aber sie hat nur teilweise den systemischen MFT-Ansatz beeinflusst, der in diesem Buch vorgestellt wird. Es gibt einige wesentliche Unterschiede – insbesondere die Betonung darauf, die Ressourcen der Familien zu aktivieren und ihr eigenes, oft verschüttetes Wissen und Können zu erschließen. Dank Internet, Büchern, Zeitungen, Fachzeitschriften und anderen Publikationen sind Familien heute viel besser in der Lage, sich selbst relevantes Wissen anzueignen, als noch vor einigen Jahrzehnten. Der systemische MFT-Ansatz legt großen Wert darauf, dass sich Familien gegenseitig inspirieren und kollaborativ Psychoedukation betreiben.

Vor Beginn eines neuen MFT-Projekts benötigen Familien mit psychotischen Mitgliedern gewisse Vorbereitung. Dies kann in Form von zwei bis drei Einzelgesprächen mit jeder Familie geschehen, idealerweise unter Beteiligung einer Fachperson des lokalen Sozialpsychiatrischen Dienstes, die bereits mit der Familie in Kontakt steht. Diese Einzelgespräche fördern das Verständnis für die spezifischen Belastungen jeder Familie und geben den Mitgliedern das Gefühl, gehört und verstanden zu werden. Unsere Erfahrung zeigt, dass durch diese Vorgespräche die spätere Teilnahmebereitschaft an der MFT deutlich erhöht und Abbrüche oder Fernbleiben reduziert werden (Asen a. Schuff 2006). Anschließend kann die eigentliche MFT-Arbeit mit einem ganztägigen »Workshop« beginnen – ein Begriff, der den kollaborativen Charakter dieses sehr strukturierten Tages betont: Es gibt wechselseitige Präsentationen zu spezifischen Themen (z. B. Stigmatisierung, Medikamenten-Compliance, Doppeldiagnosen), gefolgt von Kleingruppendiskussionen. Beim Mittagessen findet informeller Austausch statt, danach eine MFT-Aktivität (z. B. *Brief an das Problem*), und der Tag endet mit einem Abschlussplenum, in dem die Familien zusammentragen, was sie während des Workshops erlebt und entdeckt haben. Auf diesen ersten Tag folgen 2-stündige MFT-Treffen im 2- bis 3-wöchentlichen Rhythmus.

Die Gruppenzusammensetzung muss sich nicht auf eine bestimmte Diagnose beschränken, da die Unterschiede zwischen Schizophrenie, bipolarer oder schizoaffektiver Störung im Hinblick auf die familiären Herausforderungen meist nicht sehr groß sind; alle müssen mit radikalen Veränderungen in ihrem Leben zurechtkommen. Außerdem ist Flexibilität wichtig: Die Familien können andere Mitglieder oder Freund:innen in die Gruppe mitbringen oder eine vertraute Fachperson einladen (z. B. den Psychiatriepfleger oder die Sozialarbeiterin). Die Gruppen können geschlossen oder halboffen organisiert sein – in psychiatrischen Kliniken kann beispielsweise eine halboffene Gruppe sinnvoll sein, bei der neue Familien aufgenommen werden, wenn andere ausscheiden.

Systemische MFT eignet sich besonders für die Arbeit mit Familien in der frühen Phase einer psychotischen Erkrankung, da die Angehörigen zu diesem Zeitpunkt in der Regel besonders stark eingebunden und generell offener für eine Teilnahme sind. Das bedeutet in der Praxis, dass systemische MFT effektiver in der Arbeit mit Familien mit Jugendlichen und jüngeren Erwachsenen ist. Akut psychotische Patient:innen lassen sich nur schwer in eine MFT-Gruppe integrieren, und wenn sie rückfällig werden, pausiert ihre Teilnahme, bis sich ihr Zustand stabilisiert hat. Bei chronisch erkrankten und institutionalisierten Patient:innen gestaltet sich die Aktivierung der Angehörigen oft schwieriger – nicht selten haben diese schon vor vielen Jahren die gesamte Versorgung an die Klinik abgegeben.

Die MFT-Treffen bestehen aus Gruppendiskussionen, in denen positive und negative Erfahrungen ausgetauscht werden. Dabei kann ein breites Spektrum an Themen behandelt werden, wobei sich ein Fokus auf jeweils ein Thema pro Treffen als hilfreich erwiesen hat (siehe nachfolgendes Beispiel). MFT-Aktivitäten, wie *Körpergefühle, Tonskulpturen, Stimmungsbarometer* oder *Brief an das Problem*, sollten

Teil eines jeden Treffens sein, damit nicht zu viel repetitives Sprechen dominiert.

Es ist sehr wichtig, dass MFT-Projekte in den größeren Kontext eingebettet sind, auch wenn das Modell davon ausgeht, dass die Familie die Hauptverantwortung für die Pflege übernimmt – oder wieder übernimmt. Lokale sozialpsychiatrische Teams sind häufig beteiligt, und da MFT eine kooperative und transparente Kommunikation zwischen Praktiker:innen, Patient:innen und Angehörigen fördert, wird die Gruppe ermutigt, sich aktiv in die Gestaltung der Versorgung und Behandlung einzubringen.

Die Arbeit mit einer solchen Gruppe von Familien kann herausfordernd sein. Wenn beispielsweise ein Gruppenmitglied – ob Angehörige:r oder Patient:in – das Gespräch dominiert, ist es für die MFT-Praktiker:innen meist leichter, angemessene Grenzen zu setzen, als für die Gruppenmitglieder. In einigen Situationen kann es vorkommen, dass ein:e Patient:in mit einer Psychose durch den Gruppenprozess überfordert oder verwirrt ist – dann ist es Aufgabe der MFT-Praktiker:innen, geeignete Arbeitskontexte zu schaffen, um die Reiz- und Emotionsmenge zu reduzieren. Dies kann zur Einrichtung einer kleinen Untergruppe führen, die der betroffenen Person mehr Raum bietet. Gelegentlich ist es auch notwendig, instabile Patient:innen vor übermäßiger EE oder konflikthaften Interaktionen – sei es durch eigene Angehörige oder durch andere Familien – zu schützen. Solche Situationen sind jedoch selten, da Multifamiliengruppen im Laufe der Zeit eigene Regeln für ein »gutes Miteinander« entwickeln.

Ein Projekt kann sechs bis acht Familien mit einem psychotischen Mitglied im Alter zwischen 16 und 25 Jahren aufnehmen. Zunächst finden Einzelgespräche mit jeder Familie statt, gefolgt von einem »Schnupperabend«. Anschließend beginnt die eigentliche Arbeit mit einem ganztägigen Workshop, dem sich 2-stündige Treffen in 2- bis 3-wöchentlichen Abständen über ein Jahr hinweg anschließen. Jedes dieser Treffen hat ein festes Thema, das den inhaltlichen Schwerpunkt bildet (siehe S. 232). Weitere Themen können im Verlauf ergänzt werden. Wenn ein Familienmitglied einen psychotischen Schub erlebt, wird seine Teilnahme vorübergehend ausgesetzt, bis sich sein Zustand stabilisiert hat. Die wichtigsten Angehörigen können in der Zwischenzeit weiterhin an den Treffen teilnehmen.

Überblick über die einzelnen Treffen

Treffen 1: Ganztägiger Workshop

10:00 Uhr: Eintreffen der Familien und Kennenlernen
10:30 Uhr: Kollaborative Psychoedukation über Psychosen und Diagnosen, alternative Therapien, Expressed Emotion (EE) und die Auswirkungen der Krankenhauseinweisung auf die Familie
11:30 Uhr: Kleine Gruppendiskussion zu den zuvor genannten Themen
12:00 Uhr: Plenumsdiskussion und Zwischenbewertung des Workshops
12:30 Uhr: Gemeinsames Mittagessen
13:30 Uhr: MFT-Aktivität *Tonskulpturen*, gefolgt von einer Diskussion darüber, wie die Skulptur ausgesehen hätte, bevor die Psychose in die Familie kam; Sammeln von Ideen wie die *Tonskulptur* in einem Jahr aussehen sollte oder könnte
15:00 Uhr: Tee-/Kaffeepause, Familien knüpfen Kontakte
15:30 Uhr: Problemlösungstreffen: Die Gruppenmitglieder einigen sich auf drei gemeinsame oder ähnliche Probleme, mit denen sie im Zusammenhang mit Psychosen konfrontiert sind, und erarbeiten dann in Untergruppen, wie sie jedes einzelne bewältigen können.
16:30 Uhr: Plenumsdiskussion und Abschlussbewertung des Workshops
17:00 Uhr: Ende

Themen für nachfolgende Treffen

Alle Treffen sind ähnlich aufgebaut. Sie beginnen mit einer Aufwärmaktivität (z. B. *Speed-Dating*):

- Treffen 2: Die Krankheit, ihr Verlauf und typische Krisen
- Treffen 3: Medikamenteneinnahme, Alkohol- und Drogenmissbrauch
- Treffen 4: Trennungsprobleme und das Verlassen des Elternhauses
- Treffen 5: Probleme mit Partner:innen und Freund:innen
- Treffen 6: Elterliche Bedenken hinsichtlich intrusivem Verhalten und Überbehütung

- Treffen 7: Ausdruck von Emotionen reduzieren
- Treffen 8: Arbeiten oder nicht arbeiten?
- Treffen 9: Umgang mit starken Emotionen
- Treffen 10: Einbeziehung des sozialen Netzwerks
- Treffen 11: Grenzen setzen
- Treffen 12: Frühe Anzeichen für einen Rückfall und Rückfallprävention.

8.7 Wartelisten-MFT

Die meisten Kinder- und Jugendpsychiatrischen Dienste sind restlos mit neuen Zu- und Einweisungen überlastet, sodass betroffene Familien in der Regel viele Monate auf einen ersten Termin warten müssen. Das Angebot von MFT-Gruppen für diese Familien hat sich als eine Möglichkeit erwiesen, übermäßige Wartezeiten zu verkürzen. Nach einer kurzen Triage werden die Familien einer MFT-Wartelistengruppe zugewiesen, deren Treffen 4- bis 8-wöchentlich stattfinden, manchmal auch einmal alle 14 Tage, und jeweils 2 Stunden dauern. Diese schnelle Reaktion, wie sie von Eltern oft gewünscht wird, erlaubt MFT-Praktiker:innen, Kinder und Eltern in einer interaktiven Umgebung zu beobachten, spezifische Erziehungskompetenzen und -schwierigkeiten zu identifizieren, Kinder und ihre Symptomatiken informell zu begutachten und vielleicht zu etwaigen Diagnose beizutragen. Das nachfolgend beschriebene Projekt ist ein Beispiel für MFT, die sich mit problematischem Verhalten von Kindern befasst.

Wartelistenprojekt »Problemverhalten«

Dieses Projekt besteht aus acht Treffen von je 2 Stunden, die in wöchentlichen Abständen stattfinden. Es richtet sich an Familien mit einem Kind im Alter von 6 bis 11 Jahren, das Verhaltensauffälligkeiten zeigt, z. B. oppositionelles Verhalten, Impulsivität oder die Neigung, schnell frustriert oder wütend zu werden.

Treffen 1: Aufeinander hören

Das Treffen beginnt mit der Aktivität *Fang den Ball!*, damit sich die Familien kennenlernen. Darauf folgt die Aktivität *Familienfernbedienung*. Jede Familie experimentiert mit ihrem eigenen Kind. Anschließend werden die Rollen getauscht, und die Kinder versuchen, ihre Eltern fernzusteuern. Nachdem jede:r einmal an der Reihe war, werden getrennte Gruppen aus Eltern und Kindern gebildet, die beide die gleiche Aufgabe haben: Sie sollen fünf Knöpfe erstellen, die das Familienleben verbessern würden. Erwachsene und Kinder vergleichen dann ihre jeweiligen Fernbedienungen, und jede Familie einigt sich auf drei Knöpfe, die sie zwischen den Treffen zu Hause verwenden werden.

Treffen 2: Konzentration!

Die Familien werden begrüßt und nehmen an der Aktivität *Wer hat schon einmal …?* teil. Anschließend bauen Eltern und Kinder gemeinsam ein LEGO®-Modell. Sie sitzen sich an einem Tisch gegenüber und haben jeweils einen Satz LEGO®-Steine vor sich. Zwischen ihnen steht eine kleine Wand aus aufgestellten Büchern, sodass keine der beiden Parteien sehen kann, wie das Modell auf der anderen Seite entsteht. Der Elternteil beginnt mit dem Bau seines eigenen Modells und erklärt seinem Kind, welche Farbe und Form das LEGO®-Teil hat und wie es positioniert wird. Da das Kind nicht sehen kann, was der Elternteil baut, muss es sich konzentrieren und genau zuhören. Es kann sich nur auf das verlassen, was es hört, wenn es versucht, die für es unsichtbare Struktur, die der Elternteil baut, nachzubilden. Nach 3 Minuten wird die Bücherwand angehoben, und Eltern und Kind vergleichen ihre jeweiligen Strukturen und besprechen Gemeinsamkeiten und Unterschiede – und wie man diese erklären kann. Dann wird gewechselt, und die Kinder weisen ihre Eltern an, neue Konstruktionen zu bauen. Während dieser Aktivität versuchen die MFT-Praktiker:innen, Eltern und Kinder abzulenken (mit Geräuschen, Licht und Gesten), um die Konzentration der Teilnehmenden zu stören. Anschließend werden die Kinder im *Pflegefamilienverfahren* anderen Eltern zugeteilt, mit der Aufgabe, Konzentrationstechniken zu identifizieren, die ihnen geholfen haben. Die Eltern werden dann angewiesen, die Aktivität mit ihren eigenen Kindern zu wiederholen und die Konzentrationstechniken zu üben.

Treffen 3: Was für eine Aufregung!

Das Treffen beginnt mit einem *Speed-Dating*, bei dem die Gruppenmitglieder erfahren, wie die vergangene Woche für alle verlaufen ist. Anschließend wird am Unterbein jedes Kindes ein Luftballon befestigt, und die Aufgabe lautet, so viele Luftballons anderer Kinder wie möglich zum Platzen bringen und den eigenen zu schützen. Nach 3 bis 5 Minuten allgemeiner Aufregung erfolgt ein sehr schneller Übergang zur Konzentration auf eine Aufgabe, also ein Gesellschaftsspiel, das hohe Konzentration erfordert, oder eine Mathematikaufgabe, bei der die Erregung heruntergeregelt werden muss. Die Eltern werden angehalten, ihrem Kind zu helfen, sich zu beruhigen und die Aufgabe zu erledigen. Darauf folgt ein kollaborativer psychoedukativer Workshop, der sich auf die körperlichen Manifestationen der Erregung und deren Regulierung konzentriert.

Treffen 4: Eine Frage von Vertrauen

Die Familien versammeln sich bei einem Snack, um die Entwicklungen seit dem vorherigen Treffen zu besprechen. Eltern und Kinder nehmen dann an der Aktivität *Blindes Vertrauen* teil, bei der sie sich abwechselnd gegenseitig anleiten. Anschließend ermitteln die Gruppenmitglieder in kleinen, zufällig zusammengestellten Untergruppen die besten Möglichkeiten, jemandem mit Verhaltensauffälligkeiten zu helfen und ihn anzuleiten.

Treffen 5: Tägliche Vulkanausbrüche

Die Gruppenmitglieder identifizieren Alltagssituationen, die ein Problem darstellen (z. B. ins Bett gehen, Videospiele beenden, das Essen nicht mögen, aufstehen und sich für die Schule fertig machen, Hausaufgaben machen, ständig am Handy sein). Typische Szenarien werden in einem Rollenspiel mit Rollentausch durchgespielt. Dabei werden bestimmte Szenen »eingefroren«, und die Gruppenmitglieder werden gebeten, sich in die Gemütszustände der Protagonist:innen hineinzuversetzen. Es folgt eine Reflexionsphase darüber, wie künftige Ausbrüche erkannt und verhindert werden können. Die Aktivität *Vulkanausbruch* kann hier eingesetzt werden.

Treffen 6: Wer ist der oder die Beste?

Jedes Kind wird in einem *Pflegefamilienverfahren* betreut und nimmt in relativ schneller Folge an mehreren Lernspielen teil, die an unterschiedlichen Tischen stattfinden und Konzentration erfordern, z. B. puzzeln, Schiffe versenken, Schach, Scrabble. Alle 5 Minuten wechseln die Kinder. Danach folgt das *Amöbenspiel.* In der anschließenden Reflexionszeit geht es darum, wie man Momente des Albernseins teilt, sowie um Themen im Zusammenhang mit Gewinnen, Verlieren und Betrügen.

Treffen 7: Familienstärken

In dem vorherigen Treffen wurde jede Familie ersucht, 10 Fotos auszuwählen, die die Geschichte ihrer aktuellen Familie und ihrer Herkunftsfamilien erzählen. Jede Familie erstellt mithilfe der Fotos sowie mit Filzstiften, Klebstoff und Scheren eine *Familienwebseite*. Dann präsentieren sich die Familien gegenseitig ihre Arbeit und laden zu Kommentaren und Fragen ein. Anschließend werden Kinder und Eltern in zwei separate Gruppen aufgeteilt, und jedes Familienmitglied zeichnet eine Stärke oder Kompetenz, die es seiner Meinung nach von seiner Herkunftsfamilie erhalten hat.

Treffen 8: Was für ein super Team!

Die Gruppe beginnt mit einer Aufwärmaktivität. Anschließend nehmen die Familien gemeinsam an einem Videoabenteuerspiel teil und identifizieren danach in kleinen Gruppen die Fertigkeiten, die man für eine gute Zusammenarbeit benötigt. Dann werden alle ersucht, Feedback zum Wartelisten-MFT-Projekt zu geben, und die MFT-Praktiker:innen können ihre anfängliche Beurteilung, basierend auf ihrem Verständnis der Bedürfnisse der Familien, nach dem Treffen aktualisieren. Wartelisten-MFT-Gruppen können auch für Kinder und Familien mit anderen Schwierigkeiten zusammengestellt werden. MFT-Projekte mit Kindern, die beispielsweise überwiegend emotionalen Symptomatiken aufweisen, können ein ähnliches Format wie das zuvor beschriebene haben, wobei die Inhalte auf die spezifischen Bedürfnisse der Gruppe zugeschnitten werden.

9 MFT-Projekte in Einrichtungen des Sozialwesens

9.1 Kinder- und Jugendschutz und MFT

Eine primäre Aufgabe der Kinder- und Jugendhilfe besteht darin, sicherzustellen, dass junge Menschen in Sicherheit sind, angemessen betreut werden und vor jeglicher Form von Misshandlung und Vernachlässigung geschützt sind. Diese Dienste stellen eine tragende Säule der Kinder- und Jugendschutzsysteme dar. Um gefährdete Kinder und Jugendliche wirksam zu schützen, ist es erforderlich, dass Sozialarbeiter:innen einen kindzentrierten Ansatz verfolgen, der zugleich die Familie in den Hilfeprozess einbezieht. Trotz unterschiedlicher Aufgabenbereiche gehören zu den zentralen Tätigkeiten der Sozialarbeit in der Regel die Abschätzung von Gefährdungsindikatoren, Beratung, Stärkung der Ressourcen und Unterstützungsnetzwerke von Familien sowie das Eingreifen in Krisensituationen. Sozialarbeiter:innen führen diese Aufgaben in verschiedenen Handlungsfeldern durch, etwa im Gemeinwesen, in Schulen, Krankenhäusern oder staatlichen Einrichtungen. Die in diesem Kapitel dargestellten MFT-Projekte wurden und werden in unterschiedlichen Einrichtungen entwickelt und richten sich überwiegend an Familien, in denen das Kindeswohl wegen emotionaler und/oder körperlicher Vernachlässigung und Missbrauch gefährdet ist. Einige der hier beschriebenen Projekte wurden zudem in Einrichtungen der kinder- und jugendpsychiatrischen Versorgung konzipiert und implementiert.

9.2 Early Days: MFT mit ganz jungen Familien

Dieses MFT-Projekt (Morris 2017), bestehend aus acht 2-stündigen Treffen, kann in wöchentlichen Abständen stattfinden, wobei jedes Treffen von zwei MFT-Praktiker:innen geleitet wird. Hier geht es um junge Eltern, die nach der Geburt ihres Kindes unter Angstzuständen, Depressionen oder anderen Schwierigkeiten leiden, welche sich auf ihre Elternschaft auswirken. Sie haben möglicherweise mit spezifischen Problemen im Zusammenhang mit ihren Säuglingen oder Babys (Neugeborene bis 12 Monate) zu kämpfen, darunter Schlafstörungen, Ernährungsprobleme, Einschlafschwierigkeiten und so weiter. Die erste Kontaktaufnahme erfolgt oft durch einen Hausbesuch, bei dem MFT vorgestellt und Fragen beantwortet werden. Gegebenenfalls kann eine im Sozialdienst tätige Pflegefachkraft oder eine andere Vertrauensperson auch teilnehmen. Der Schwerpunkt der Arbeit liegt darauf, das Stigma zu verringern, mit dem junge Eltern mit psychischen Problemen oft konfrontiert sind, und die Fähigkeit der Eltern zu fördern, ihr Kind und sich selbst zu mentalisieren und so die besten Chancen für eine sichere Bindung des Babys zu seinen primären Bezugspersonen aufzubauen. Nicht selten werden dabei aktuelle Schwierigkeiten mit den teilweise traumatischen Kindheitserfahrungen und den eigenen Eltern in Verbindung gebracht.

Der Gruppenraum bei den MFT-Treffen ist so eingerichtet, dass die Stühle an die Seiten geschoben und mehrere große, saubere, bunte Babymatten in der Mitte des Raums verteilt sind. Ein paar einfache Babyspielzeuge wie Rasseln und Stofftiere liegen auf dem Boden verstreut. Es gibt einen Tisch mit Wasser, Tee und Kaffee sowie warmes Wasser zum Erwärmen von Flaschen. Feuchttücher und Taschentücher sowie Kissen zum Stillen sind ebenfalls im Raum vorhanden. Wenn die Eltern den Raum betreten, ziehen sie ihre Schuhe aus und setzen sich auf den Boden. Während des Stillens oder des Fläschchengebens können sie auf einem Stuhl sitzen, wenn sie dies bevorzugen. In der Regel nehmen Mütter und Babys an dieser Gruppe teil, wobei die Möglichkeit besteht, zusätzliche Treffen zu planen, zu denen die Partner:innen eingeladen werden. Häufig sind auch Dolmetscher:innen und Mitglieder der erweiterten Familie, z. B. Großmütter mütterlicherseits, anwesend. Die Treffen folgen jede Woche demselben Aufbau, wobei Zeit und Themen je nach den selbst definierten Prioritäten der Gruppe unterschiedlich gewählt werden:

1) **Akklimatisierung** (ca. 10 Minuten): Die Eltern sorgen dafür, dass sich ihre Babys wohlfühlen. Das Mittagessen wird bestellt.
2) **Singen eines Willkommensliedes für die Babys** (ca. 10 Minuten): Dies dient vielen Zwecken: Es ist ein Signal für den Beginn des Treffens und zur Begrüßung der Babys als eigenständige Wesen; es soll den Unterschied zwischen Betreuer:in und Baby hervorheben; es trägt zur Enthemmung der Eltern bei; es dient dem Aufbau des elterlichen Selbstvertrauens. Zu den Begrüßungsliedern gehört das Singen von »Hallo« als Gruppe für

jedes Baby der Reihe nach, zum Beispiel: »Hallo Anna, hallo Anna, hallo Anna, schön, dich hier zu sehen!«

3) **Wochenrückblick** (ca. 20 Minuten): Dies ist eine Gelegenheit für die Eltern, Erfahrungen auszutauschen, miteinander über spezifische Herausforderungen zu sprechen und sich auf allgemeinere Zielsetzungen zuzubewegen, wie z. B. die Unterstützung der Großfamilie in Anspruch zu nehmen oder die Zeit mit ihrem Kind anders zu genießen. Während die Eltern sich unterhalten, können die MFT-Praktiker:innen auf bestimmte Interaktionen zwischen Eltern und Säuglingen aufmerksam machen und gegebenenfalls Verbindungen zwischen früheren und aktuellen Problemen im Leben der Eltern herstellen sowie positive Bewältigungsstrategien hervorheben.
4) **MFT-Aktivität** (ca. 30 Minuten): Dieser Teil des Treffens ist strukturierter und verfolgt spezifische therapeutische Ziele, vor allem die Verbesserung der Fähigkeit, sich in das Baby hineinzuversetzen. Die Aktivitäten helfen den Eltern auch, sich von der Fixierung auf ihre eigenen inneren Erfahrungen zu lösen. Nachfolgend sind einige Beispiele für geeignete MFT-Aktivitäten aufgelistet:

Baby-Speed-Dating

Die Eltern werden angehalten, mit ihren Babys auf dem Schoß einen inneren und einen äußeren Kreis zu bilden, und sie werden aufgefordert, mit ihrem Gegenüber für einen festgelegten Zeitraum über ein Thema zu sprechen, bevor sie einen Platz weiterrücken, sodass sie einem anderen Elternteil gegenübersitzen. Anstatt sich jedoch gegenseitig zu interviewen, interviewen die Eltern die Babys der anderen Familien, wobei der betroffene Elternteil im Namen des Babys spricht: *»Wir möchten, dass Sie das Baby vor sich 2 Minuten lang zu seinen besonderen Vorlieben und Abneigungen interviewen.«* Der Elternteil des Babys, das gerade interviewt wird, muss alle Frage im Namen des Babys beantworten. Die beiden Eltern tauschen dann die Rollen, bevor sie rotieren und gebeten werden, dieselben Fragen zu beantworten. Die Dauer dieser Aktivität kann mit jeder Runde verkürzt werden, von 2 Minuten auf eine Minute, dann wieder auf 30 Sekunden und zuletzt auf 10 Sekunden. Dies führt in der Regel zu viel Gelächter und erhöht das Energielevel. Diese Aktivität hilft Eltern, das Mentalisieren zu üben und auch zwischen den Vorlieben und Abneigungen des Babys und ihren eigenen zu differenzieren.

Wundertüte

Die MFT-Praktiker:innen erklären, dass sie eine Reihe verschiedener Aussagen auf einzelne Zettel geschrieben haben. Diese werden in eine Schachtel mit einem Loch im Deckel gelegt. Die Babys werden gebeten, mit Hilfe ihrer Eltern ein Blatt aus der Schachtel zu ziehen. Die darauf befindliche Aussage wird dem Elternteil neben ihnen vorgelesen, der »Weiter« sagen kann, wenn er die darin implizierten Fragen und Themen nicht beantworten möchte. Diese beziehen sich entweder auf den Übergang zur Elternschaft (z. B. *»Bevor ich ein Baby bekam, verbrachte ich den größten Teil meines Tages mit ...«; »Das Wichtigste, was sich in meinem Leben seit der Geburt meines Babys geändert hat, ist ...«)* oder auf die Probleme, die dazu geführt haben, dass sie in die Gruppe gekommen sind (z. B. *»Mir wurde zum ersten Mal klar, dass ich Schwierigkeiten hatte, als ...«; »Meine größte Hoffnung bei der Teilnahme an dieser Gruppe ist, dass ...«)*. Es können auch weniger belastete und neutralere Aussagen gemacht werden, auf die die Eltern reagieren sollen, z. B. zu Vorlieben und Abneigungen. Diese MFT-Aktivität fördert den Gruppenzusammenhalt und den Austausch von Erfahrungen auf eine nicht beunruhigende Art und Weise.

Baby als Filmregisseur:in

Die Eltern werden gebeten, ein Storyboard für einen Film über das Leben ihres Babys aus dessen Perspektive zu entwerfen. Der Film sollte im Mutterleib beginnen und mit dem Baby als Erwachsenen enden. Die Storyboards werden dann mit der Gruppe geteilt. Die Gruppendiskussion kann sich darauf konzentrieren, was kurz- und langfristig geschehen muss, um dem Kind bei der Verwirklichung dieser Träume zu helfen. Die Übung kann auch eine Diskussion darüber anregen, wie viel Einfluss ein Elternteil auf die Zukunft eines Kindes hat.

Behalten oder wegwerfen?

Diese Aktivität fördert die Handlungs- und Reflexionsfähigkeit. Auf Klebezettel schreiben die Eltern drei Dinge über die Art und Weise, wie sie erzogen wurden, und die sie an ihr Kind weitergeben möchten, und drei Dinge, die sie nicht weitergeben möchten. Diese teilen sie dann mit der Gruppe. Sie nehmen die Klebezettel mit den Erziehungspraktiken, die sie »beibehalten« möchten, mit nach Hause und können die Klebezettel mit den Aspekten, die sie hinter sich lassen möchten, in eine Schachtel in der Mitte des Raums werfen oder sie im Raum zurücklassen, wenn sie gehen.

Babymassage/-stimulation

Ein Anleitungsvideo zur Babymassage wird angesehen und verschiedene sensorische Spielzeuge, wie z. B. Licht- und Geräuschspielzeug und Federn, werden in den Raum gebracht. Die Eltern werden angewiesen, mit ihren Babys durch Licht, Geräusche und Berührung zu interagieren und der Gruppe zu berichten, was ihrem Baby gefallen hat und was nicht. Die MFT-Praktiker:innen machen Videoaufnahmen von einigen Interaktionen zur späteren Ansicht und Reflexion.

Gehirnscan

Dies ist eine Aktivität für beide Elternteile. Die Mütter und ihre Partner:innen werden in separate Gruppen aufgeteilt. Jede Gruppe führt die Aktivität *Gehirnscan* (siehe Kap. 6.3) für den bzw. die jeweilige:n Partner:in durch. Anschließend präsentiert jedes Elternpaar der gesamten Gruppe seine Gehirnscans, und der bzw. die Partner:in reflektiert, was zutreffend und was weniger zutreffend ist. Es wird besprochen, was sie gelernt haben und was sie mit dem neuen Wissen anfangen werden.

5) **Reflexionszeit** (ca. 10 Minuten): Die MFT-Praktiker:innen führen vor den Familien ein Gespräch, in dem sie über ihre Beobachtungen und Ideen reflektieren, ihre unterschiedlichen Perspektiven einbringen und Verbindungen herstellen, auf die die Gruppenmitglieder auf Wunsch eingehen können. Videoaufnahmen der Gruppen bei der Arbeit und der Interaktionen zwischen Eltern und Säuglingen können gemeinsam angeschaut und in die Reflexionszeit integriert werden (dieser Abschnitt muss oft etwas erweitert werden, wenn Videofeedback verwendet wird).
6) **Singen eines Abschiedsliedes für die Babys** (ca. 5 Minuten): Dies signalisiert das Ende des Treffens und baut auf den zuvor beschriebenen Vorteilen auf.
7) **Eltern und Babys essen zu Mittag:** Dieser Teil des Programms findet ohne Anwesenheit der MFT-Praktiker:innen statt und ermöglicht es den Eltern, Beziehungen aufzubauen und gegenseitige Unterstützung auf weniger formelle Weise zu nutzen. In der Abwesenheit der MFT-Praktiker:innen entstehen verschiedene Arten von Gesprächen, und hier kommt es auch oft dazu, dass Eltern Kontaktdaten austauschen, um soziale Beziehungen und Freundschaften außerhalb des Gruppenkontexts zu knüpfen.

9.3 Kidstime-Workshops

Eine weitere MFT-Anwendung, die sowohl in der Jugendhilfe als auch im Gesundheitswesen eingesetzt wird, sind die »Mental Health Matters Workshops«, die später in »Kidstime-Workshops« umbenannt wurden. Alan Cooklin und seine Kolleg:innen (Bishop et al. 2002; Cooklin 2006) entwickelten dieses Projekt, das jetzt auch als »Our Time« bekannt sind. Es handelt sich um eine soziale Intervention für minderjährige Kinder psychisch kranker Eltern und deren Familien und verfolgt ganz bestimmte Ziele (Cooklin et al. 2011):

- den Kindern und Jugendlichen verständliche Erklärungen für die psychische Erkrankung ihrer Eltern und das damit möglicherweise verbundene Verhalten der Eltern zu vermitteln – unter Berücksichtigung dessen, was das Kind über den Zustand der Eltern weiß
- den Kindern zu helfen, mehr Verständnis und Wissen über psychische Erkrankungen und deren Behandlung zu erlangen
- den Kindern die Möglichkeit zu geben, ihre Ängste anzusprechen, z. B. dass sie sich an der elterlichen Krankheit »infizieren«, dass sie die Krankheit verursacht haben, dass die Eltern an der Krankheit sterben oder dass sie ihre Eltern nie wiedersehen werden
- die soziale Isolation der Kinder zu verringern, indem sie erfahren, dass sie nicht »die Einzigen« mit dem Problem sind, und andere junge Menschen mit ähnlichen Erfahrungen kennenlernen
- Eltern, die an einer psychischen Erkrankung leiden, dabei zu helfen, ein Medium zu finden, in dem die Krankheit und ihre Auswirkungen zwischen ihnen und ihren Kindern besprochen werden können
- die umgedrehte Rolle der Kinder als Betreuer:innen innerhalb der Familie wieder ins Gleichgewicht zu bringen
- den Kindern zu ermöglichen, die Last der Verantwortung mit einem oder mehreren Erwachsenen zu teilen
- den Kindern Möglichkeiten zu bieten, sich an altersgerechten Freizeitaktivitäten zu beteiligen und mit anderen jungen Menschen Spaß zu haben

- den Eltern dabei zu helfen, ihren Stolz, ihr Selbstvertrauen und ihre Kompetenzen als Eltern zu entdecken oder wiederzuentdecken
- den Kindern dabei zu helfen zu erleben, dass ihre Eltern positiver reagieren.

Ein Hauptziel des Ansatzes besteht darin, Kindern dabei zu helfen, ihre Resilienz zu verbessern, ebenso wie ihre Fähigkeit, ihre eigene psychische Gesundheit zu schützen. Resilienzstudien haben gezeigt, dass Kinder sich besser an eine Reihe von Stresssituationen anpassen können, wenn sie sich weniger isoliert fühlen und sich ein mentales Bild von den Ursachen ihrer Ängste oder ihres eigenen Leidens machen können. Viele psychisch kranke Eltern versuchen jedoch, ihre Kinder davor zu schützen, über ihre Krankheit zu sprechen, und die Kidstime-Workshops stellen diese Haltung ausdrücklich infrage: Hier werden sie dabei unterstützt, psychische Probleme mit ihren Kindern zu besprechen, die durch Diskussionen, Rollenspiele und andere Aktivitäten etwas über psychische Erkrankungen lernen; Mythen und Ängste in Bezug auf psychische Erkrankungen der Eltern werden erkundet und Stigmatisierung bekämpft (Cooklin et al. 2011; Spierling 2017). Die Workshops ermöglichen es den Kindern, »einfach nur Kinder« zu sein und keine Verantwortung für Erwachsene zu übernehmen.

Die Workshops, die einmal im Monat stattfinden, umfassen mehrere Elemente: Sie bringen Kinder und Eltern zum Thema psychische Erkrankungen *zusammen*, anstatt dass die MFT-Praktiker:innen sich getrennt mit ihnen befassen, wie es so oft der Fall ist. In der gemeinsamen Kidstime-Umgebung können die gegenseitigen Einflüsse der psychischen Erkrankung der Eltern auf die Kinder und umgekehrt der Reaktionen der Kinder auf die Eltern diskutiert und angegangen werden. Die Intervention wird nicht als »Therapie« bezeichnet, um zu vermeiden, dass Kinder das Gefühl haben, eine Therapie zu benötigen. Im Gegensatz dazu suggeriert der Begriff »Workshop« ein entspanntes und nicht-wertendes Setting, in dem Familien zusammenkommen, um mehr über psychische Erkrankungen zu lernen und zu sprechen, ohne Angst vor Scham, Schuldgefühlen oder Stigmatisierung zu haben. Ein wichtiges Ziel ist es, die soziale Isolation, die Kinder von psychisch kranken Eltern oft erleben, zu verringern.

Struktur der Treffen

Die Workshops bestehen aus monatlichen 2,5-stündigen Treffen für bis zu 15 Familien. Kreative Aktivitäten, Rollenspiele und Diskussionen werden eingesetzt, um das mangelnde Wissen und die Verwirrung der Kinder über psychische Probleme anzusprechen und die Kommunikation zwischen Eltern und Kindern zu fördern. Die Workshops bieten auch einen Raum, in dem Eltern Kontakte knüpfen und sich gegenseitig unterstützen können. Jeder Workshop hat ein Thema, wie z. B. »Diagnose«, »Behandlung«, »Stimmenhören«, »Young Carers« usw. Für die Leitung der Workshops sind mindestens zwei MFT-Praktiker:innen erforderlich, je nach Größe der Gruppe und Alter der Kinder auch mehr. Wenn Kinder unter 3 Jahren anwesend sind, müssen mindestens zwei MFT-Praktiker:innen die Kindergruppe leiten. Ein Beispiel für einen möglichen Zeitplan für einen Kidstime-Workshop ist in Abbildung 6 dargestellt.

17:00 Uhr	Eintreffen der Familien – informelle Begegnungen
17:15 Uhr	Kennenlernspiel
17:30 Uhr	Parallele Gruppen für Eltern und Kinder
18:30 Uhr	Pizzaessen
18:50 Uhr	Eltern betrachten die Arbeiten der Kinder
19:15 Uhr	Gemeinsame Reflexion
19:30 Uhr	Ende

Abb. 6: Zeitplan für den Kidstime-Workshop

Nach einer Kennenlernaktivität werden Kinder und Eltern zunächst getrennt. Die Eltern nehmen an einer Diskussionsgruppe teil und sprechen miteinander über verschiedene Themen, wie ihre Krankheit und deren Auswirkungen, auch auf ihre Kinder. Sie tauschen Erfahrungen aus und diskutieren über ihre Rolle als Eltern und nicht als Patient:innen. Während die Eltern sich unterhalten, erstellen die Kinder mit Hilfe der MFT-Praktiker:innen einen kleinen Film oder schreiben Rollenspiele zu bestimmten Themen wie »Leben mit der Krankheit«, »Wenn Hilfe nicht hilft«, »Wenn niemand zuhört«, »Ängste und Sorgen«. Sie können auch Bilder, Collagen oder andere Kunstformen erschaffen, die zum Ausdruck bringen, was sie beschäftigt. Für diese kreativen Aktivitäten sollten etwa 60 bis 90 Minuten eingeplant werden, einschließlich der Zeit für die Proben, da die Arbeitsergebnisse der Kinder anschließend den Eltern präsentiert werden. Gegen Ende des Workshops versammeln sich alle, um gemeinsam Pizza zu essen, was bei Kindern und Eltern gleichermaßen beliebt ist. Die Rollenspiele werden dann vor den Eltern aufgeführt, oder falls ein kleiner Film oder andere Kunstwerke erstellt wurden, werden diese den Eltern gezeigt. Anschließend folgt eine allgemeine Diskussion, in der die verschiedenen Themen untersucht und mit dem in Verbindung gebracht werden, was die Elterngruppe besprochen hat, während die Kinder mit ihren kreativen Aktivitäten beschäftigt waren. Manchmal stellen Familien offensichtliche Verbindungen zwischen den im Theaterstück oder Film dargestellten Themen und der Realität zu Hause her. In anderen Fällen wird es einfach jeder Person selbst überlassen, eigene Schlussfolgerungen zu ziehen.

9.4 MFT für Adoptivfamilien

Dieses Projekt wurde für Adoptivfamilien mit Kindern im Alter von 5 bis 11 Jahren entwickelt, die ein frühes Bindungstrauma erlitten haben. Ein solches kann erhebliche Auswirkungen auf Bindungsrepräsentationen und Mentalisierungskompetenzen haben, wie auch auf die Aufmerksamkeitssteuerung, die Emotionsregulation und die Fähigkeit, anderen Menschen zu vertrauen. Adoptiveltern können ihre Kinder als kontrollierend, unberechenbar und/oder distanziert erleben, was die familiären Beziehungen erheblich belasten kann. Sie können sich aufgrund des Verhaltens ihrer Kinder oft überfordert, hoffnungslos und verurteilt fühlen. Adoptivkinder fühlen sich oft ähnlich unsicher, unverstanden und stigmatisiert. Dieses Projekt bringt Familien zusammen, damit sie ihre Erfahrungen austauschen, soziale Unterstützung aufbauen und an Aktivitäten teilnehmen können, die das Mentalisieren, die familiären Beziehungen und die Identitätsfindung fördern. Ein Großteil der Arbeit mit den Kindern findet auf einer impliziten Ebene statt, während es bei der Arbeit mit den Eltern die Möglichkeit gibt, auf eine reflektierende Ebene zu wechseln. Aus diesem Grund werden bei einigen der MFT-Projekte separate Räume für Eltern und Kinder angeboten. Die Arbeit beginnt mit einem 1-stündigen Schnuppertreffen. Familien, die anschließend weitermachen möchten, nehmen dann an sieben 2-stündigen MFT-Treffen teil, die alle zwei Wochen stattfinden. Sie können auch mit der erweiterten Familie oder anderen eng eingebundenen Mitgliedern ihres Unterstützungsnetzwerks teilnehmen. Jedes Treffen beginnt mit einer 15-minütigen, unstrukturierten »Snack-Zeit«. Anschließend findet eine kurze gemeinsame Aktivität statt, und die Großgruppe bleibt dann entweder zusammen oder trennt sich in parallele Eltern- und Kindergruppen, um sich am Ende immer zu einer 10-minütigen Großgruppenaktivität erneut zusammenzufinden. Der Prozess des Getrenntwerdens und Zusammenkommens von Eltern und Kindern wird explizit und implizit als therapeutisches Instrument eingesetzt. Im Laufe jedes Treffens werden *Affektschnappschüsse* erstellt, die dazu dienen, das Mentalisieren während des gesamten MFT-Projekts zu fördern und am Ende mit Hilfe einer Fotogalerie auf die Arbeit zurückzublicken.

Überblick über die einzelnen Treffen

Treffen 1: Schnuppertreffen

Vorstellungsrunde und Aufwärmaktivität: *Seinen Platz finden.* Die Familien werden gebeten, sich in der Reihenfolge ihrer Größe aufzustellen, ohne zu sprechen.

Aktivität: *»Wir möchten, dass Sie ein Poster erstellen, um für diese Gruppe zu werben. Stellen Sie sich vor, dies wäre das beste und hilfreichste Projekt, an dem Sie je teilgenommen haben. Was würde auf dem Poster stehen?«* Eltern und Kinder werden in verschiedene Räume aufgeteilt. Nach 40 Minuten werden Eltern und Kinder wieder zusammengeführt und stellen einander ihre Poster vor. Es wird klargestellt, dass ein Elternteil, dessen Kind während der Gruppenarbeit Unterstützung benötigt, sich der Kindergruppe anschließen kann, aber nicht umgekehrt. So können sich die Eltern ein wenig entspannen und ungezwungen plaudern.

Abschluss: Die letzten 10 Minuten der Gruppenarbeit werden mit der Aktivität *Wer hat schon einmal …?* abgeschlossen.

Hausaufgabe: Die Familien sollen sich auf dem Heimweg darüber unterhalten, was ihnen an dem Treffen gefallen hat und was nicht und ob sie wiederkommen möchten.

Treffen 2: Fischgefühle

Begrüßung und Gruppenregeln: Jede Familie hat 10 Minuten Zeit, um vier Regeln festzulegen, nach denen die Gruppe arbeiten soll, und wird dann aufgefordert, diese mit dem Rest der Gruppe zu teilen, der entscheidet, welche davon beibehalten werden sollen.

***Aktivität:** Fischgefühle.* Die MFT-Praktiker:innen haben bei dieser Aktivität auch die Möglichkeit, auf individueller Familienebene zu arbeiten. Nach 20 Minuten Arbeit in der eigenen Familie wird die Gruppe aufgefordert, aufzustehen und sich zu bewegen, um ein anderes Gruppenmitglied aus einer anderen Familie zu finden und sich über die Fische der anderen zu informieren. Dies wird noch einmal wiederholt, bevor die MFT-Praktiker:innen die Fische vorsichtig einsammeln und erklären, dass sie beim nächsten Mal darauf zurückkommen werden.

***Abschluss:** Musikalische Stühle.* Alle Gruppenmitglieder gehen bei Musik um einen Kreis aus Stühlen. Wenn die Musik stoppt, versucht jede:r, sich auf einen Stuhl zu setzen. Da es bei jeder Runde immer einen Stuhl weniger als Teilnehmende gibt, scheidet die Person aus, die keinen Platz findet.

Hausaufgabe: Jede Familie soll darauf achten, wann sich jede:r zu Hause wie sein bzw. ihr Fisch fühlt.

Treffen 3: Rauchzeichen

***Aufwärmaktivität:** Rauchzeichen.*

***Aktivität:** Fischgefühle / Variante Meereslandschaft.* Ein großes Bild an der Wand mit bunten Korallen, gefährlichen Brandungen, einem großen offenen Meer, langem dichtem Schilf, Höhlen zum Verstecken und so weiter. Die Gruppe wird aufgefordert, in Zweiergruppen (ein:e Erwachsene:r und ein Kind) herauszufinden, wo die Fische (bezogen auf die vorherige Woche) gerne leben und warum. Sind sie dort glücklich oder möchten sie lieber woanders leben? Wie würden sie dorthin gelangen? Die Kinder sollen eine:n Erwachsene:n auswählen, der bzw. die nicht ihr Elternteil ist und dann anderen Gruppenmitgliedern etwas über den Fisch erzählt.

***Abschluss des Spiels:** Haiangriff!* Die Kinder sitzen mit ausgestreckten Beinen unter einem Fallschirm (oder einer großen Decke, ohne Schuhe). Sie werden gefragt, wer gerne ein »Hai« sein möchte. Die Haie gehen unter den Fallschirm in die Mitte und müssen »angreifen«, indem sie jemanden an den Zehen ziehen. Die Eltern werden gebeten, zwei »Rettungsschwimmer:innen« zu benennen. Ihre Aufgabe ist es, den Bereich zu überwachen und den Haiangriff vorherzusehen, um die Person zu retten, bevor sie unter Wasser gezogen wird. Die übrigen

Eltern beobachten und versuchen, die Rettungsschwimmer:innen zu alarmieren, wenn sie einen möglichen Angriff sehen. Den Kindern wird gesagt, dass sie, wenn sie nicht erwischt werden möchten, mit gekreuzten Beinen sitzen können.

Hausaufgabe: zu Hause darüber sprechen, wie es sich angefühlt hat, sich in Sicherheit zu wägen, gerettet zu werden oder anzugreifen bzw. angegriffen zu werden.

Treffen 4: Zeit getrennt

Aufwärmaktivität: *Zwinkermord.*

Elterngruppe: Die Erwachsenen werden zusammengebracht, um über ihre bisherigen Erfahrungen in der Gruppe nachzudenken. Sie werden ermutigt, sich und ihre Kinder zu mentalisieren und darüber nachzudenken, wie sie ihr Verständnis auf die häusliche Umgebung übertragen können. Es können Videoaufnahmen verwendet werden.

Kindergruppe: *Talentshow.* Den Kindern wird gesagt, dass sie beim nächsten Treffen Zeit haben werden, um die Proben vor der eigentlichen Aufführung abzuschließen. Diese Aktivität fördert das Selbstbewusstsein und die Handlungsfähigkeit der Kinder. Sie feiert ihre Stärken und ermöglicht es, den Fokus auf etwas anderes zu legen als auf die Tatsache, dass sie adoptiert sind.

Abschluss: Die Gruppe wird gebeten, eines der Spiele auszuwählen, die in den bisherigen Treffen gespielt wurden, oder ein eigenes Spiel zu entwickeln.

Hausaufgabe: Ziele verwirklichen, die in der Elterngruppe festgelegt wurden.

Treffen 5: Talentshow

Hier gilt das gleiche Format wie in Treffen 4. Die Eltern werden ermutigt, der Gruppe über die von ihnen vorgenommenen Änderungen zu berichten und über Dinge zu entscheiden, die sie in den nächsten zwei Wochen ausprobieren möchten. Die Eltern beginnen, auf Flipchart-Papier eine »Pinnwand für Unterstützungshinweise« zu erstellen, auf der sie Einzelheiten zu Unterstützungsangeboten und Ressourcen mitteilen, die sie als hilfreich empfunden haben. Diese Liste wird zu allen nachfolgenden Treffen mitgebracht, damit sie weiter ergänzt werden kann, und alle Eltern werden gebeten, bei dem letzten Treffen ein Foto der Pinnwand mit ihrem Handy zu machen. Das Treffen endet mit der Talentshow der Kinder. Allen wird die gleiche Zeit gegeben, und die Leistung jedes Kindes wird von der ganzen Gruppe bejubelt.

Hausaufgabe: gemeinsam überlegen, wie jedes Kind seine Talente öfter zeigen kann.

Treffen 6: Gestrandet auf einer Insel!

Aufwärmaktivität: *Ente, Ente, Gans.*

Aktivität: *Familienrucksack.* Bei dieser Variante der Aktivität erhalten alle Gruppenmitglieder eine A3-Fotokopie eines leeren Rucksacks. Die Kinder werden gebeten, Bilder in den Rucksack zu zeichnen, die die fünf wichtigsten Dinge zeigen, die ihre Eltern mitnehmen würden, wenn sie wüssten, dass sie einen Monat lang auf einer einsamen Insel gestrandet sein würden. Die Eltern werden gebeten, dasselbe für ihre Kinder zu tun. Auch hier arbeiten sie in getrennten Räumen.

Abschluss: Die Gruppe wird aufgefordert, eines der bisher gespielten Spiele zu wählen, um das Treffen zu beenden, oder ein neues zu erfinden.

Hausaufgabe: als Familie über Reisen sprechen, die man unternommen hat, gegenwärtig oder in der Vergangenheit, und über Reisen, die man in Zukunft unternehmen möchte.

Treffen 7: Tierfamilien

Aktivität: *Tierfamilien im Zauberwald.* Für diese Aktivität sollte insbesondere in den Phasen Zeit eingeplant werden, in denen die Themen Zugehörigkeit und Unterschiede in Familien besonders relevant sind. Die Familien planen dann das Abschlusstreffen.

Abschluss: Die Gruppenteilnehmenden sollen eines der bisher gespielten Spiele auswählen oder ein neues erfinden.

Hausaufgabe: Familienbilder finden, auf denen alle sehr glücklich sind und über diese Erinnerungen sprechen – wie kann mehr positive Erinnerungen schaffen?

Treffen 8: Abschiedsfeier

Aktivität: *Geplatzte Luftballons* (für diejenigen, die keinen Knall mögen, kann die Luft langsam abgelassen werden). Die Familien fahren dann mit der Abschlussfeier des Treffens fort, wie sie es geplant haben. Irgendwann zeigen die MFT-Praktiker:innen eine Diashow mit einer Fotogalerie, die die Reise der Familien durch alle Treffen zeigt. Wenn sich die Familien an ihre gemeinsam verbrachte Zeit erinnern, fördert dies die Integration und die Bildung eines kohärenten Narrativs.

9.5 Familientageskliniken und andere Formen von intensiver MFT

Familientageskliniken erlauben eine besonders intensive Form der MFT, da die Familien über Monate hinweg den ganzen Tag anwesend sind. Die erste Multifamilientagesklinik, ein öffentlich finanziertes Projekt des britischen National Health Service (NHS), wurde in den 1980er-Jahren beim Marlborough Family Service in London eingeführt (Asen et al. 1982; Asen 1992) und teilweise inspiriert vom strukturellen Familientherapieansatz (Minuchin 1977). Es diente als Modell für ähnliche Projekte, die seitdem in mehreren Ländern entwickelt wurden und von denen einige in psychiatrischen Einrichtungen und andere in Sozialdiensten angesiedelt sind. Multifamilientageskliniken haben sich als hilfreich für die Arbeit mit sog. »Multiproblemfamilien« erwiesen, ein Begriff, der vielfach benachteiligte und ausgegrenzte Familien mit schwerwiegenden Beziehungsproblemen beschreibt. Soziale Isolation, schlechte oder mangelnde Bildung, Alkohol- und Drogenmissbrauch, innerfamiliäre Gewalt und schwere psychische Störungen in mehr als einer Generation treten in der Regel alle gleichzeitig auf. Die Kinder dieser Familien werden meist vom Sozialdienst, dem Jugendamt und Kinder- und Jugendpsychiater:innen aufgegriffen, wobei Letztere oft vermeiden, sich einzubringen, weil die Familien als »behandlungsresistent« oder sogar als »hoffnungslose Fälle« angesehen werden. Nicht selten werden Familiengerichte eingeschaltet, die eine Beurteilung der elterlichen Erziehungsfähigkeit verlangen. Multifamilientageskliniken sind sinnvolle Einrichtungen, um umfassende Beurteilungen durchzuführen, die vom Jugendamt und/oder vom Gericht in Auftrag gegeben werden, da Intensität und Dauer des Aufenthalts eine genaue Beobachtung der Familiendynamiken und der elterlichen Erziehungsfähigkeiten sowie deren Änderungspotenzial ermöglichen.

Das Zusammenkommen von sechs bis acht dieser Familien unter einem Dach, für ganze Tage über einen Zeitraum von mehreren Monaten, in einer Tageseinrichtung für Familien, einer Art »therapeutischen Gemeinschaft dysfunktionaler Familien« (Cooklin, Miller a. McHugh 1983), schien vor all den Jahren ein Weg nach vorn zu sein. Der sehr strukturierte Tagesablauf soll dem oft chaotisch anmutenden Alltag von Familien mit mehreren Problemen entgegenwirken. Die vielen schnellen Kontextwechsel im Laufe des Tages, von der Teilnahme an einer Großgruppe bis hin zur Teilnahme an einer

Einzelarbeit, von der Teilnahme an kleinen Diskussionsgruppen bis hin zur Teilnahme an einer Gruppe nur für Väter, vom *Speed-Dating* bis hin zur Mitgliedschaft in einem reflektierenden Team – all dies erfordert, dass Familien und ihre Mitglieder innerhalb weniger Stunden unterschiedliche Positionen und Rollen einnehmen. Dies wiederum veranlasst viele Eltern, mehr Verantwortung für die Bewältigung der alltäglichen Aufgaben des täglichen Lebens zu übernehmen – wie das Zubereiten von Mahlzeiten, das Essen ihrer Kinder, das anschließende Aufräumen und das ständige Beobachten ihrer Kinder. Die Struktur des Programms spiegelt das wider, indem die Bewältigung des normalen Familienlebens bewusst in den Mittelpunkt der Arbeit gestellt wird. Ein typischer Tagesablauf in einer Familientageseinrichtung ist in Abbildung 7 beschrieben.

9:00 Uhr	Ankunft der Familien
9:15 Uhr	*Speed-Dating*
9:40 Uhr	Planungstreffen und Auswahl einer Aktivität
10:00 Uhr	MFT-Aktivität *(z. B. Tonskulpturen, Lebensfluss)*
11:00 Uhr	Pause
11:15 Uhr	Parallele Gruppen für Eltern und Kinder (z. B. Diskussion über die Auswirkungen von Krankheit/Alkohol auf die Familie, Umgang mit Wut und Frustration, Schaffung angemessener Grenzsetzungen)
12:00 Uhr	Vorbereitung des Mittagessens, Essen und Aufräumen
13:30 Uhr	Aufwärmspiel *(z. B. Amöbenspiel, Tauziehen)*
13:45 Uhr	Gruppenaktivität *(z. B. Wie andere mich sehen, Fischgefühle, Selbstbeschreibung)*
15:00 Uhr	Reflexionstreffen
15:30 Uhr	Ende

Abb. 7: Zeitplan für eine Multifamilientagesklinik

Ganztägige MFT mit ihren häufigen Übergängen von einem Arbeitskontext zum nächsten, von einer Aktivität zur nächsten ist eine ziemliche Herausforderung – nicht nur für Familien, sondern auch für die MFT-Praktiker:innen! Wenn die Familien morgens in der Tageseinrichtung ankommen, müssen die Kinder von den Eltern beruhigt werden, und dies ermöglicht die Beobachtung ihrer Fähigkeit, die Bedürfnisse ihrer Kinder über ihre eigenen zu stellen. Bei Kindern, die in die Obhut der örtlichen Behörde gegeben wurden, sind es ihre Pflegeeltern, die sie zur Tageseinrichtung bringen und sie ihren leiblichen Eltern übergeben. Dies kann zu sehr ergreifenden Begegnungen zwischen Eltern und Pflegeeltern führen, wobei die Kinder manchmal direkt solchen Konflikten ausgesetzt sind. In diesem Fall ermutigen die MFT-Praktiker:innen die Erwachsenen dazu, sich in die Lage ihrer Kinder zu versetzen und sich gegenseitig zu mentalisieren. In den Planungstreffen zu Beginn des Tages wird jede Familie ersucht zu besprechen und zu planen, wie sie den Tag nutzen wollen, um die Probleme anzugehen, an denen sie arbeiten möchten. Familien, die angeben, dass sie »unschuldige Opfer fehlgeleiteter Sozialarbeiter:innen« sind, werden veranlasst, sich mit den von den Sozialarbeiter:innen identifizierten Problemen zu befassen. Anschließend wird von den Familien und den MFT-Praktiker:innen gemeinsam ein Tagesplan erstellt, der sich häufig um bestimmte Themen wie »Ausgrenzung«, »jede:n und alle dominieren«, »niemandem vertrauen«, »nie richtig verstanden werden« oder »sich allein und missverstanden fühlen« dreht.

Sobald ein bestimmtes Thema für den Tag vereinbart ist, wird in der Regel von den MFT-Praktiker:innen eine spezifische MFT-Aktivität ausgewählt. Diese kann darin bestehen, ein Brettspiel zu spielen, ein Familienbild oder eine Collage zu erstellen, die von der Schule gestellten Hausaufgaben zu erledigen oder eine andere geeignete Aktivität aus den in Kapitel 6 beschriebenen auszuwählen. Bei all diesen Aktivitäten sollen die Familienmitglieder zusammenarbeiten, und jemand sollte die Aktivität oder das Spiel leiten und dafür sorgen, dass alle Spieler:innen nacheinander an der Reihe sind. Während dieses Zeitabschnitts befinden sich die MFT-Praktiker:innen in der »Adlerposition« und können sich kurz einer Familie nähern, um eine Beobachtung zu teilen oder einen Vorschlag zu machen, sich dann aber wieder zurückziehen und die Familie sich selbst überlassen. In einer anschließenden Reflexionsrunde erzählen sich die Familien gegenseitig, was sie getan und möglicherweise beobachtet haben, aber nicht nur bzgl. ihrer eigenen Interaktionen, sondern auch bzgl. derjenigen der anderen Familien. Oftmals kristallisiert sich ein Thema heraus, das dann in einer anschließenden Aktivität mit mehreren Familien vertieft werden kann. Typische Themen sind: »ausgeschlossen werden«, »von anderen dominiert werden«, »niemand hat die Kontrolle«, »niemand hört jemals zu«, »das Zusammensein genießen«. Wenn die experimentelle Phase der Aktivität vorbei ist, werden die Familien in kleinen Untergruppen ermutigt, über das Erlebte und vielleicht sogar Erreichte nachzudenken. Danach folgt eine kurze Pause, in der die Eltern sich um ihre Kinder kümmern müssen, die zu diesem Zeitpunkt oft ziemlich erregt und möglicherweise außer Kontrolle sind, sodass ihre Eltern die Kontrolle übernehmen müssen. Nach der Pause kann die Gruppe geteilt werden. Während die Eltern über Aspekte rund um das Tagesthema sprechen, erhalten die Kinder oft kreative Aufgaben, die sich ebenfalls auf dasselbe Thema beziehen.

Die Familien bringen ihr eigenes Essen mit, und gegen Mittag beginnt jede Familie, dieses zuzubereiten. Die eigentliche Zubereitung und das Kochen unter Einbeziehung oder Beaufsichtigung von Kindern kann für Eltern herausfordernd sein und schwierige häusliche Situationen nachstellen. Die Eltern – und oft auch ihre Kinder – sind ebenfalls für das anschließende Abwaschen und Aufräumen verantwortlich, was zu potenziell angespannten Interaktionen zwischen Mitgliedern verschiedener Familien führen kann, wenn Küchengeräte gemeinsam benutzt werden oder darüber gestritten wird, wessen Aufgabe es ist, aufzuräumen. Am Nachmittag besteht die Möglichkeit, weitere Aktivitäten einzubauen, an denen in der Regel alle Familien gemeinsam teilnehmen. Es ist auch möglich, mit allen Familien einen Ausflug zu unternehmen, sei es in einen örtlichen Park oder ein Einkaufszentrum, sodass die MFT-Praktiker:innen beobachten können, wie Eltern mit ihren manchmal sehr herausfordernden Kindern in der Öffentlichkeit umgehen. Dabei tauchen typische problematische Familienszenarien spontan auf, und falls diese gefilmt werden, können sie zu einem späteren Zeitpunkt am selben Tag in einer Videofeedback-Runde angesehen und besprochen werden. Am Tagesende gibt es eine kurze Reflexionsrunde, in der Erfahrungen und Beobachtungen ausgetauscht und Ziele für die nächsten Tage festgelegt werden, einschließlich der Frage, wie die »gelernten Lektionen« auf das eigene Zuhause übertragen werden können.

Familien nehmen oft vier bis sechs Monate lang an Familientageskliniken teil, gelegentlich auch länger. Nicht selten geben sie zu Beginn an, dass sie »unfreiwillig mitmachen müssen« und dass die MFT-Teilnahme für sie ein »Zwangskontext« ist. Interessanterweise fällt es vielen dieser Familien schwer, die Gruppe zu verlassen, wenn ihre Zeit abgelaufen ist. Sie berichten oft, dass diese intensive Erfahrung ihnen geholfen hat, ihre soziale Isolation zu überwinden und neue Freundschaften zu schließen. Viele berichten auch, dass die Erfahrung, anderen Eltern und Kindern zu helfen, ihnen bewusst gemacht hat, dass sie über Ressourcen verfügen, die in der eigenen Familie möglicherweise nur schwer einzusetzen sind, aber für andere von Nutzen sein können.

Die intensive spezialisierte Multifamilientherapie (ISMFT) ist eine verwandte Interventionsmethode für Multiproblemfamilien. ISMFT kann als »letztes Mittel« beschrieben werden, bevor Entscheidungen über die Entziehung von Kindern aus der Obhut ihrer Eltern in Betracht gezogen werden (Overbeek et al. 2023). Es handelt sich um eine integrierte Therapie, die auf dem oben beschriebenen Ansatz der Familientagesklinik basiert, mit zusätzlichen lösungsorientierten Interventionen. ISMFT besteht aus einer 6-stündigen Tagesbehandlung, die sieben Wochen lang an drei Tagen pro Woche stattfindet. Dies summiert sich auf insgesamt 21 Tage für Eltern und 18 Tage für Kinder. Diese Form der Intervention hat sich als förderlich für das Funktionieren von Familien erwiesen (van Beek et al. 2023).

9.6 Das MFT-Leuchtturmprojekt

Das »Leuchtturm-Elternprogramm« (Byrne et al. 2019) wurde entwickelt, um das Mentalisieren in Hochrisikofamilien zu fördern, so dass Eltern ein besseres Verständnis für die Bedürfnisse ihrer Kinder aufbringen und positivere Erziehungskompetenzen entwickeln können – denn nicht selten droht ein Sorgerechtentzug. Die Verbesserung der Mentalisierungsfähigkeit von Eltern, insbesondere in Bezug auf ihre Kinder, kann Bindungen stärken und Desorganisation reduzieren. Auch zielt das Programm darauf ab, das Risiko von Misshandlung und Vernachlässigung und die generationenübergreifende Übertragung von pathologischen Verhaltensmustern zu verringern. Das Leuchtturm-Elternprogramm besteht aus einem manualisierten 20-wöchigen Kurs nur für Eltern, mit einer Kombination von Gruppen- und Einzeltreffen (Byrne et al. 2019; Volkert et al. 2022). Das Programm eignet sich für Familien, die Kinder bis zum Alter von 10 Jahren haben und bei denen es detaillierte Kinderschutzpläne und -maßnahmen und/oder familiengerichtliche Verfahren gibt. Viele dieser Kinder haben frühe Entwicklungstraumata erlebt, oft im Zusammenhang mit desorganisierten Bindungsbeziehungen. Das Programm befasst sich mit der Komplexität, eine sinnvolle Beziehung zu Eltern aufzubauen, die kein Vertrauen in andere Menschen und schon gar nicht in Behörden und Institutionen haben. Es basiert auf der Trauma- und Bindungsforschung und verfolgt einen mentalisierenden Interventionsansatz, um Eltern dabei zu helfen, ihre eigenen Gefühle und Gedanken besser zu managen und zu regulieren und sie dabei zu unterstützen, ihr Kind klarer zu sehen. Die Kernmetapher ist die des Elternteils als »Leuchtturm«, dessen Licht der Aufmerksamkeit ein Kind in die Wärme seiner Neugier eintauchen und zuverlässig den Geist des Kindes »finden« kann, um sensibel auf seine Bedürfnisse zu reagieren und das Kind so oft wie nötig in einen »sicheren Hafen« zu bringen – sowie immer auf das Wohlergehen des Kindes bedacht zu sein. Die eingehenden visuellen Metaphern helfen Eltern und Kindern, wichtige Erkenntnisse über ihre Beziehung zum Kind und über Faktoren zu gewinnen, die ihre Erziehung beeinflussen.

Das Leuchtturm-Elternprogramm unterstützt Eltern dabei, ihrem Kind mit einer wohlwollend neugierigen, wissbegierigen Mentalisierungshaltung, dem »erhellenden Strahl«, zu begegnen. Dies hilft ihnen zu erkennen, wo ihre eigene Mentalisierung als Eltern versagen kann und wann zu viel Gewissheit über die innere Welt ihres Kindes – die anfällig für Verzerrungen ist – die Neugier ersetzt, ein Phänomen, das als »projizierender Strahl« bezeichnet werden kann. Das Leuchtturm-Elternprogramm vermittelt Eltern die Fähigkeit, solche Momente zu identifizieren und, wenn sie eintreten, zu versuchen, ihre eigene Mentalisierungsfähigkeit wiederherzustellen, um einen klareren Blick auf das Kind zu gewinnen.

Das MFT-Leuchtturmprojekt ist insofern eine Adaption des Originalansatzes, als die Kinder in einige der Treffen einbezogen werden. Es handelt sich um eine teilstandardisierte Intervention, die aus zwölf Treffen besteht, von denen acht nur für Eltern und vier für die ganze Familie sind. Auf zwei Treffen mit nur den Eltern, in denen bestimmte Themen und deren mögliche Relevanz für die Erziehung ihrer Kinder untersucht werden, folgt eine Multifamiliengruppe, an der die Kinder teilnehmen, sodass die Eltern das, was sie in den ersten beiden Treffen gelernt haben, in die Praxis umsetzen können. Dieser Prozess wird im Laufe der MFT dreimal wiederholt. Die Treffen nur für Eltern dauern 2 Stunden, während die Multifamilientreffen 3 Stunden dauern. Insgesamt finden die Treffen in Abständen von zwei Wochen statt und haben jeweils einen bestimmten Schwerpunkt, mit Themen und Inhalten für die Elterntreffen.

Überblick über die einzelnen Treffen

Treffen 1

Nur Eltern: *Einführung in das Modell und Überblick*

Treffen 2

Nur Eltern: *Das Konzept des »sicheren Hafens« und wie Eltern einen solchen für ihr Kind schaffen können*

In den ersten beiden Treffen werden die wichtigsten Konzepte des Leuchtturmprogramms vorgestellt, darunter der Elternteil als Leuchtturm, der das Kind durch erhellende und scannende Strahlen im Auge behält. Konzepte wie die »Haltung des Nichtwissens« und auch die »Haltung des Wissenwollens« werden erklärt und untersucht, wobei der Schwerpunkt auf Wachsamkeit und Schutz liegt. Schwache und fehlende Lichtstrahlen und ihre Folgen werden ebenfalls diskutiert.

Treffen 3

Eltern und Kinder: *Erkundung der Leuchtturm-Metaphern*

Die Familien lernen sich bei einem Aufwärmspiel kennen, gefolgt von einem *Speed-Dating*. Anschließend zeigen die Eltern den Kindern die vorgefertigten farbenfrohen Leuchtturmbilder[2] und fragen sie nach ihren Ideen und Asssoziationen zu jedem Bild. Die Eltern nutzen die Bilder, um ihrem Kind die Idee eines sicheren Hafens (einer sicheren Basis) zu erklären. Jeder Elternteil bastelt mit seinem Kind ein Leuchtturmarmband und legt es an, um zu symbolisieren, dass er der Leuchtturm seines Kindes ist. Es werden Geschichten über Leuchttürme, raue See und sichere Häfen erzählt und kurz nachgespielt. Die Eltern erklären, was sie denken und fühlen, wenn ein Boot, das die Kinder befördert, außer Sichtweite ist. Und sie spekulieren, was die Kinder denken und fühlen könnten, wenn sie ihre Eltern nicht mehr sehen können. Ein Sturm auf dem Meer wird in einem Rollenspiel dargestellt, und Eltern und Kinder mentalisieren sich gegenseitig und überlegen, wie sie Hilfe bekommen können und was sie brauchen,

2 In diesem Programm werden ganz spezifische Bilder genutzt, die von Byrne et al. (2019) entwickelt wurden.

um sich sicher zu fühlen. Gegen Ende überlegen sowohl Kinder als auch Eltern, wen sie für die Zeit zwischen den Treffen in ihre »Crew« aufnehmen möchten, und denken gemeinsam über ein Seetagebuch nach, in dem sie ihre Erfahrungen und das Gelernte dokumentieren und das sie zu Hause, beispielsweise jeden Abend vor dem Schlafengehen, weiterführen können. Schlüsselthemen und Interaktionen werden für spätere Überlegungen »markiert«. Es können auch Videoaufnahmen für einen späteren Zeitpunkt gemacht werden.

Treffen 4

Nur Eltern: *Überlegungen zum vorherigen MFT-Treffen und Spekulationen über die Gefühle und Bedürfnisse der Kinder*

Treffen 5

Nur Eltern: *Verwirrung und andere Formen der Nicht-Mentalisierens*

Treffen 6

Eltern und Kinder: *Verlassen des sicheren Hafens und Rückkehr*

In Rollenspielen wird vorbereitet, was auf die Schiffsreise mitgenommen werden soll (bspw. wird ein Überlebensrucksack für alle Eventualitäten gepackt), und es wird entschieden, was für wen und warum wichtig ist. Dies erfordert, dass Eltern und Kinder sich gegenseitig mentalisieren. Anschließend bauen die Familien gemeinsam ein (imaginäres) Boot für die Reise, wobei sie einige Requisiten verwenden. Allen »an Bord« werden Rollen zugewiesen. Die Reise beginnt, und Sicherheitsmaßnahmen werden besprochen, wobei der Schwerpunkt auf den potenziellen Ängsten von Eltern und Kindern liegt. Die Familien entscheiden über den Verlauf der Reise und darüber, welche Herausforderungen auftreten: raue See, Seeungeheuer, fremde Länder. Sie arbeiten zusammen, um diese Herausforderungen zu meistern, und kehren schließlich sicher und wohlbehalten in den Hafen zurück. Schlüsselmomente und Interaktionen werden wieder »markiert«, und evtl. gibt es auch Videoaufzeichnungen, die beim nächsten Elterntreffen besprochen werden können. Eltern und Kinder werden dann für eine kurze Zeit getrennt, hauptsächlich damit die Eltern gemeinsam nachdenken können. Die Familien kommen anschließend erneut zusammen, um über ihren Tag zu sprechen. Die MFT-Praktiker:innen können diese Diskussion erleichtern, indem sie sich Schlüsselfragen überlegen und einen spielerischen Kontext schaffen, in dem diese gestellt werden können. Am Ende des Treffens berichten die Familien aus ihren jeweiligen Seetagebüchern und überlegen, welche Abenteuer in den kommenden Wochen auf sie warten.

Treffen 7

Nur Eltern: *Reflexionen über das vorherige MFT-Treffen sowie Erinnerungen und Bedürfnisse*

Treffen 8

Nur Eltern: *Sich verloren fühlen und nicht gefunden werden wollen*

Treffen 9

Eltern und Kinder: *Auf einem Floß treiben*

Das Treffen beginnt mit der Aktivität *Rauchzeichen*. Die Eltern erklären den Kindern dann, was ein Floß ist, und jede Familie baut ihr eigenes Floß und denkt sich eine Geschichte aus, die vorzugsweise auf persönlichen Erfahrungen basiert. In getrennten Gruppen für Kinder und Eltern werden die durch die Aktivität hervorgerufenen Gedanken und Gefühle diskutiert und dann gemeinsam in der großen Gruppe geteilt. Die MFT-Praktiker:innen stellen sicher, dass die Eltern den Kindern zuhören und auf das, was sie sagen, eingehen. Anschließend werden die Kinder im *Pflegefamilienverfahren* anderen Eltern zugeteilt. Die Pflegefamilien führen die Aktivität *Fischgefühle* durch und präsentieren ihre Arbeit der gesamten Gruppe. Zum Schluss tauscht die Gruppe die Einträge aus ihren Seetagebüchern aus. Erneut werden wichtige Themen und Interaktionen für spätere Reflexionen »markiert«, und vor diesem Hintergrund werden auch Videoaufnahmen gemacht. Die Hausaufgabe besteht darin, dass jedes Kind vorgibt, an einem Tag zwischen den Treffen auf einem Floß zu sein. Die Eltern müssen erraten, wann das der Fall ist, und dann auf die Bedürfnisse des Kindes eingehen und dies dokumentieren.

Treffen 10

Nur Eltern: *Reflexionen über das vorherige MFT-Treffen und Umgang mit internen und externen Konflikten*

Treffen 11

Nur Eltern: *Mit Verunsicherung und Verwirrung umgehen*

Treffen 12

Eltern und Kinder: *Vertrauen entwickeln*

Eltern und Kinder spielen im Rollenspiel durch, was passiert, wenn ihr Schiff auf eine Nebelbank trifft. Anschließend besprechen die Familien, was man tun kann, wenn man verwirrt ist. Wer kann einen führen, wenn es kein Licht gibt? Darauf folgt die Aktivität *Blindes Vertrauen*. Nach einer Reflexion über ihre jeweiligen Erfahrungen werden eine Eltern- und eine Kindergruppe gebildet. Die Eltern sprechen über ihre Erfahrungen, dass ihre Kinder ihnen nicht vertrauen – und umgekehrt. Es werden dann Strategien zur Vertrauensbildung besprochen. Jedes Kind zeichnet eine Vertrauenspyramide, wobei es diejenigen, denen es am meisten vertraut, unten und diejenigen, denen es am wenigsten vertraut, oben in der Pyramide platziert. Wenn die Aktivität beendet ist, gibt es erneut ein *Pflegefamilienverfahren*, und die Kinder zeigen und erklären ihre Vertrauenspyramide ihren Pflegeelternteilen. Das Treffen endet mit einem Ritual, bei dem alle Leuchtturmarmbänder, die Ergebnisse der Aktivität *Fischgefühle* und die Seetagebücher ausgestellt werden und alle nacheinander etwas über die Gegenstände sagen sowie darüber, was ihnen an ihrer Reise am besten gefallen hat.

9.7 MFT für hochstrittige Familien

Chronische und ungelöste Konflikte zwischen den Eltern können sich negativ auf das Wohlbefinden der Kinder auswirken. In den letzten 10 Jahren wurden mehrere Ein- und Multifamilienprojekte für diese Kinder und ihre getrennten Eltern entwickelt. Die Trennung der Eltern selbst schadet Kindern nicht unbedingt, aber eine wiederholte und langfristige Exposition der Kinder gegenüber massiven elterlichen Konflikten kann zu schwerem emotionalem Missbrauch und Vernachlässigung führen, wodurch sie dem Risiko ausgesetzt sind, psychische Erkrankungen zu entwickeln und in Zukunft nur erschwert vertrauensvolle Beziehungen aufbauen und aufrechterhalten zu können (Asen a. Morris 2020). In solchen Szenarien bleiben Kinder buchstäblich zwischen den sich streitenden Elternteilen gefangen und können sich durch die dämonisierende Erzählung des einen Elternteils über den anderen so sehr in Konflikt und Verwirrung gebracht fühlen, dass sie sich für eine Seite entscheiden, eine starke Allianz mit einem Elternteil eingehen und immer weniger Zeit mit dem anderen verbringen wollen.

Das MFT-Programm »Kinder aus der Klemme«

»No Kids in the Middle« (NKM) oder die deutsche Version »Kinder aus der Klemme« ist ein halbstrukturiertes Multifamilienprogramm, das getrenntlebenden Eltern mit hohem Konfliktpotenzial dabei helfen soll, sich von ihren polarisierten Streitigkeiten zu lösen und neue Wege der Kommunikation zu finden, bei denen das Wohl ihres Kindes im Mittelpunkt steht (van Lawick a. Visser 2015; van Lawick u. Schöne 2017; Visser a. van Lawick 2021). Es kann als eigenständige Intervention, als Vorläufer oder als Nachbereitung der individuellen Familienarbeit angeboten werden, je nach den Bedürfnissen der jeweiligen Familie. Die Intervention ist für Kinder im Alter von 4 bis 12 Jahren konzipiert, aus praktischen Gründen ist es jedoch manchmal notwendig, dass auch ältere oder jüngere Geschwister teilnehmen.

Die Familien werden vor dem ersten Zusammenkommen der Großgruppe zu zwei »Aufnahmetreffen« eingeladen, bei denen sie Informationen über das Programm erhalten und einen »Vorgeschmack« auf dessen Inhalte bekommen. Die Familie wird dabei auf ihre Eignung hin geprüft und entscheidet auch, ob das Programm für sie geeignet ist. Ungefähr sechs Familien arbeiten dann in einem MFT-Format über acht wöchentliche Treffen zusammen; jedes Treffen dauert 2 Stunden. Eltern und Kinder arbeiten parallel in zwei getrennten Gruppen im selben Gebäude und kommen nach der Hälfte jedes Treffens für eine kurze Pause zusammen. Zwei MFT-Praktiker:innen leiten gemeinsam eine Gruppe.

Arbeit mit den Eltern

Der Ansatz konzentriert sich auf die folgenden Grundprinzipien:

- das Kind immer im Hinterkopf behalten
- die Einbeziehung der sozialen Netzwerke der Familien
- Loslassen und Akzeptanz (z. B. indem Eltern akzeptieren, dass sie den anderen Elternteil nicht kontrollieren können)
- Erkennen destruktiver Kommunikationsmuster und ihrer Auswirkungen
- Erkennen und Bewältigen von Traumata, Trauer und Stress
- Toleranz von Ambivalenz.

Wenn die Eltern das Erleben des Kindes aus den Augen verlieren, ist es die Aufgabe der MFT-Praktiker:innen, das Kind behutsam wieder in den Mittelpunkt zu rücken. Zu diesem Zweck wird das Kind durch einen kleinen Stuhl in der Mitte des Raumes während der gesamten Arbeit in der Elterngruppe repräsentiert. Die Teilnahme an der Gruppe beinhaltet, dass sich die Eltern an Aktivitäten beteiligen, die darauf abzielen, Gefühle und Perspektiven zu ermitteln und sicher mit neuen Interaktionen und kreativen Ausdrucksformen zu experimentieren. Bei Paaren mit hohem Konfliktpotenzial nach der Trennung kann es vorkommen, dass therapeutische Gespräche es den Eltern nicht ermöglichen, vollständig zu verstehen, wie es für ihr Kind ist, im »Kreuzfeuer« des Konflikts zu stehen (Asen u. Morris 2021). Obwohl Eltern oft glauben »bereits zu wissen«, dass Konflikte ihrem Kind schaden können, sind sie dennoch so sehr mit intensiven Gefühlen gegenüber ihrem Ex-Partner bzw. ihrer Ex-Partnerin beschäftigt, dass sie nicht im Blick behalten können, wie es dem Kind mit der Situation geht (Hertzmann et al. 2016). Vor diesem Hintergrund kann die Arbeit auf der Erfahrungsebene dort erfolgreich sein, wo Gespräche gescheitert sind. Am Ende jedes Treffens erhalten die Eltern Hausaufgaben, die sie in der Regel mit Unterstützung ihres sozialen Netzwerks erledigen sollen.

Kindergruppenarbeit

In der Kindergruppe besteht ein wesentlicher Teil des Ansatzes darin, den Kindern einen spielerischen Umgang mit dem Thema zu vermitteln. Sie werden dabei unterstützt, über verschiedene relevante Themen (z. B. »geteilte Loyalität« oder »zwei Zuhause haben«) zu sprechen oder Spiele in Bezug dazu zu spielen und kreativ zu sein. Zu Beginn der Treffen werden die Kinder mit der Idee vertraut gemacht, an einem Projekt zu arbeiten, das sie alleine oder gemeinsam in beliebiger Form gestalten können und das etwas über ihre Erfahrung, »in der Klemme« zu sein, widerspiegelt (dies kann beispielsweise ein Gedicht oder ein Kunstwerk sein). Sie haben die Möglichkeit, dies am Ende der Intervention mit der Elterngruppe zu teilen, wenn sie möchten, aber es besteht keine Verpflichtung dazu. Den Kindern wird klargemacht, dass es in der Verantwortung der Erwachsenen liegt, »die Arbeit zu machen«. Die Kinder können sich auch gegenseitig unterstützen.

Arbeit mit dem sozialen Netzwerk

Eine Herausforderung bei der Arbeit mit hochkonflikthaften Eltern ist die Notwendigkeit, das soziale Netzwerk der Familien »mit ins

Boot zu holen«. Geschieht dies nicht, können Veränderungen, die die Eltern vornehmen, durch das breitere Unterstützungsnetzwerk untergraben werden, das polarisierte Sichtweisen beibehalten kann, sich weigern kann, Verfehlungen zu vergeben, und wenig hilfreiche Kommunikationsmuster aufrechterhalten kann (Visser et al. 2017). Ein wichtiger Bestandteil des Modells ist, dass das soziale Netzwerk der Eltern (neue Partner:innen, Familie, Freund:innen) von Anfang an in die Intervention einbezogen wird. Zu diesem Zweck findet zu Beginn des Programms ein Treffen des sozialen Netzwerks statt, zu dem jeder Elternteil zwei bis fünf Personen einladen kann. Das Netzwerk wird nach der Hälfte des Programms erneut eingeladen, diesmal ohne die Eltern, um den Fortschritt zu besprechen und Erfahrungen auszutauschen.

Überblick über die einzelnen Treffen

Erstes Treffen des sozialen Netzwerks

Beide Elternteile nehmen daran teil, allerdings ohne ihre Kinder.

Treffen 1

Thema der Eltern: Liebesmuster und destruktive Muster

Thema der Kinder: Vorstellung in der Gruppe

Treffen 2

Thema der Eltern: Kinder im Mittelpunkt; Eltern spielen das Kind, das mitten in einem Konflikt steckt

Thema der Kinder: Wie es früher war, wie es jetzt ist und wie sie es gerne hätten

Treffen 3

Thema der Eltern: Eltern schreiben gemeinsam eine nicht-dämonisierende Geschichte über ihre Trennung, die sie dann mit ihren Kindern teilen

Thema der Kinder: Was bedeutet Konflikt für dich, und wie sieht er in deinem Leben aus?

Treffen 4

Thema der Eltern: Neue Lösungen für alte Probleme (Jeder Elternteil bringt ein aktuelles Problem bei der gemeinsamen Erziehung mit, bei dessen Lösung die anderen Eltern helfen.)

Thema der Kinder: geteilte Loyalität

Treffen 5

Thema der Eltern: Neue Lösungen für alte Probleme (Fortsetzung)

Thema der Kinder: Planung/Proben für die Präsentationen

Zweites Treffen des sozialen Netzwerks

Dieselben Personen, die am ersten Netzwerktreffen teilgenommen haben, treffen sich ohne die Eltern erneut, um den Fortschritt zu überprüfen.

Treffen 6

Die Kinder präsentieren ihre Arbeit den Eltern und/oder geben ihren Eltern eine Botschaft (z.B. mit Hilfe einer Flaschenpost) über das, was sie während ihrer Gruppenarbeit getan und empfunden haben.

Treffen 7

Die Eltern präsentieren ihre Arbeit den Kindern und/oder geben ihren Kindern eine Botschaft über das, was sie in der Gruppe gelernt haben.

Treffen 8

Abschiedsparty

10 MFT-Projekte in Schulen

Der Einsatz von Multifamiliengruppenarbeit in Schulen soll Kindern und Jugendlichen mit Lernschwierigkeiten helfen, die aufgrund emotionaler und/oder verhaltensbezogener Probleme vom Kernunterricht und dem Lernen, das für einen erfolgreichen Schulbesuch erforderlich ist, abgelenkt werden (Dawson a. McHugh 1994; Asen, Dawson a. McHugh 2001; McHugh u. Dawson 2012). Typische Merkmale sind Schwierigkeiten der Kinder im Umgang mit anderen Schüler:innen sowie besonders problematische Beziehungen im Klassenzimmer und auf dem Pausenhof, wo schnell Dysregulation und Wut auftauchen, was wiederum zu zunehmender sozialer Isolation führt. Oft haben sie nur wenige oder keine Freund:innen. Das Schulpersonal sieht sich in Bezug auf diese Schüler:innen mit schwierigen Situationen konfrontiert und fühlt sich verpflichtet, sie ständig zu beaufsichtigen, um störende Auswirkungen auf andere Kinder zu minimieren und die Sicherheit aller zu gewährleisten. Dies führt häufig dazu, dass diesen Schüler:innen qualifizierte Erwachsene wie Schulassistent:innen zugewiesen werden, nicht nur für einzelne oder alle Unterrichtsstunden, sondern auch während der Pausen und Spielzeiten.

Es kann auch dazu führen, dass einige Schüler:innen viel Zeit außerhalb des Klassenzimmers verbringen, beispielsweise in sog. »Inklusionsräumen«. Eine derart intensive Aufsicht und Unterstützung kann sie jedoch noch stärker von ihren Mitschüler:innen isolieren und sie noch »andersartiger« erscheinen und sich fühlen lassen. Dies beeinträchtigt zusätzlich die Fähigkeit der betroffenen Schüler:innen, sich aktiv am Unterricht zu beteiligen, und nimmt ihnen die Gelegenheit, soziale Kompetenzen zu entwickeln, die für Unabhängigkeit und Autonomie notwendig sind. Verhaltens- und Integrationsschwierigkeiten können auch die Kommunikation und Beziehung zwischen Elternhaus und Schule erheblich belasten. Eltern fühlen sich häufig von Lehrkräften beschuldigt, missverstanden oder nicht unterstützt. Lehrkräfte wiederum sind frustriert über das, was sie als mangelnde Beteiligung oder hapernde Kooperation der Eltern wahrnehmen. Und die Schüler:innen können dadurch widersprüchliche oder verwirrende Botschaften über die problematische Situation erhalten, was zu weiterer Affektdysregulation führen kann.

Schulbasierte MFT soll dazu beitragen, dass »schwierige« Schüler:innen nicht mehr den ganzen Tag auf die Unterstützung und Aufsicht vonseiten des Schulpersonals angewiesen sind und dass Schulausschlüsse oder Auszeiten vermieden werden. Diese Projekte setzen nicht voraus, dass Kinder oder andere Familienmitglieder eine Diagnose haben, und vermeiden bewusst die »Medikalisierung« von typischen schulischen und familiären Alltagsproblemen. Die Eltern nehmen deshalb an der schulbasierten MFT teil, weil sie ihren Kindern helfen wollen, sich besser auf das Lernen und die Schulsozialisierung einlassen zu können. Man sieht häufig, dass die Teilnahme an schulbasierter MFT auch Beziehungen und Verhalten im Elternhaus verbessert, selbst wenn dies zu Beginn normalerweise nicht im Mittelpunkt der Arbeit steht. Schulbasierte MFT zielt auch darauf ab, gegenseitigen Respekt und Zusammenarbeit zwischen Eltern und Lehrkräfte zu entwickeln, um bessere Outcomes für die Schüler:innen zu erreichen.

Schulbasierte MFT soll unterschiedlichen Unterstützungsbedarfen gerecht werden, etwa bei Schüler:innen, die aufgrund von Angstzuständen und depressiven Verstimmungen Schwierigkeiten haben, sich auf das Lernen zu konzentrieren – zusätzlich zu Verhaltens- und Beziehungsproblemen. Seit der COVID-19-Pandemie ist die Zahl der Schüler:innen, die nicht zur Schule gehen, deutlich gestiegen. So galten im Schuljahr 2021/22 in Großbritannien 22,5 % der Schüler:innen als »chronisch abwesend«. Häufig sind zusätzliche Bedürfnisse, einschließlich Neurodivergenz, ein wesentlicher Faktor, der die Fähigkeit eines Schülers oder einer Schülerin beeinflusst, sich auf den Schulalltag einzulassen – z. B. aufgrund sensorischer Überforderung oder der Schwierigkeit, soziale Beziehungen in einer neurotypischen Umgebung zu navigieren. Neurodivergente Kinder sind zudem häufig Ziel von Mobbing und haben das Gefühl, ihre Schwierigkeiten verstecken zu müssen, was ihre langfristige emotionale Entwicklung beeinträchtigen kann. Soziale Benachteiligung, familiäre Belastungen (einschließlich elterlicher Konflikte, psychischer Erkrankungen oder Substanzmissbrauch) sowie kulturelle Faktoren (wie Diskriminierung aufgrund der Zugehörigkeit zu einer minorisierten Gruppe) haben ebenfalls einen erheblichen Einfluss auf die schulische Teilhabe von Kindern und Jugendlichen.

Ein in den letzten Jahren zunehmender Fokus, die Schule auch als ein »trauma-informiertes Arbeitsumfeld« (Thomas, Crosby a. Vanderhaar 2019) zu verstehen, beruht auf dem Befund, dass Kinder, die frühkindliche Beziehungstraumata erlebt haben, Informationen anders verarbeiten als nicht-traumatisierte Kinder und Jugendliche. Ihr Gehirn hat sich als Reaktion auf missbräuchliche und/oder vernachlässigende Erfahrungen entwickelt: Um sich zu schützen, neigen diese Kinder dazu, bei Bedrohungen hypervigilant zu sein; sie sind es nicht gewohnt, für »gutes« Verhalten belohnt zu werden, und erwarten daher kein positives Feedback; sie sind stark darauf fokussiert, keine Fehler zu machen, was ihre exekutiven Funktionen beeinträchtigt; sie vermeiden negative Emotionen, wodurch wiederum ihre Emotionsregulation geschwächt wird; und sie erinnern positive Erfahrungen oft nicht und integrieren diese daher nicht in ein kohärentes Selbstnarrativ (McCrory a. Viding 2015). Obschon solche Strategien für einige dieser Kinder in ihrer frühen Kindheit durchaus adaptiv gewesen sein mögen, führen sie in einer Regelschule oft zu erheblichen sozialen und schulischen Herausforderungen und manifestieren sich in geringem epistemischem Vertrauen. Zwar wird die Teilnahme an MFT-Gruppen im schulischen Kontext nicht durch offizielle Diagnosen bestimmt, jedoch achten die MFT-Praktiker:innen sorgfältig darauf, dass individuelle Schwierigkeiten und Bedürfnisse jedes Kindes vom Lehrpersonal »gesehen« und verstanden – also mentalisiert – werden.

Seit den 1980er-Jahren ist ein breites Spektrum von Multifamilieninterventionen in schulischen Kontexten entwickelt worden, um den Bedürfnissen von Schüler:innen und ihren Familien gerecht zu werden (Behme-Matthiessen u. Pletsch 2012; Dawson, McHugh u. Asen 2020). Diese können je nach Intensität der Intervention gruppiert werden: Eine Intervention mit geringer Intensität ist das »Familienklassenzimmer«, das einmal pro Woche für 2 bis 3 Stunden stattfindet. Familienklassenzimmer mit mittlerer Intensität erfolgen an zwei bis drei Vormittagen pro Woche für 2 bis 3 Stunden. Hochintensive Familienklassenzimmer finden in der Regel in einer spezialisierten Einrichtung für psychische Gesundheit oder Bildung statt und bestehen aus vier bis fünf Vormittagen pro Woche mit einer Dauer von bis zu 3 Stunden. Die intensivste Intervention ist schließlich die »Familienschule«, die an fünf Tagen in der Woche von 9:00 bis 15:00 Uhr stattfindet. Die Projekte »Familienklassenzimmer« und »Familienschule« werden nicht nach Diagnosen organisiert, sondern bestehen darauf, dass die individuellen Lernbarrieren eines jedes Kindes mentalisiert und berücksichtigt werden, einschließlich möglicher Barrieren, die mit der Diagnose einer neurologischen Entwicklungsstörung und/oder sozialen, kulturellen und umweltbedingten Faktoren verbunden sind.

10.1 Familienklassenzimmer

Das Konzept des Familienklassenzimmers wurde vor Jahrzehnten in London entwickelt (Dawson a. McHugh 1994; Asen, Dawson a. McHugh 2001) und wird seitdem in vielen europäischen Ländern und anderswo umgesetzt. In der Regel werden sechs bis acht Kinder oder Jugendliche und ihre Familien ausgewählt, um zusammen mit einer Lehrkraft oder einem anderen Mitglied des Schulpersonals und einer MFT-Praktiker:in daran teilzunehmen. Die Einbeziehung des Schulpersonals erleichtert die Zusammenarbeit zwischen Eltern und Schule in Bezug auf das Verständnis und die Unterstützung der Kinder. Sie bringt auch den Vorteil mit sich, dass die MFT-Prinzipien und das Mentalisierungskonzept in den breiteren Schulkontext integriert werden. Ein Familienklassenzimmer findet in der Regel über zunächst drei Monate statt, und zwar einmal wöchentlich mit einer jeweiligen Dauer von 90 Minuten bis zu 2, 3 oder manchmal sogar 5 Stunden. Es kann während der normalen Schulzeit oder nach Schulschluss in den Räumlichkeiten einer Grund- oder weiterführenden Schule durchgeführt werden (Dawson a. McHugh 1994; Hauel 2017; Behme-Matthiessen u. Pletsch 2012). Schul- oder Klassenleiter:innen wählen alle drei Monate zwischen sechs und acht »schwierige« oder »problematische« Schüler:innen aus verschiedenen Jahrgängen und Klassen ihrer jeweiligen Schule aus und ersuchen sie und ihre Eltern, für zehn bis zwölf Wochen an einem Familienklassenzimmer teilzunehmen. Es ist möglich, dass einige Schüler:innen weitere drei Monate in einem Familienklassenzimmer verbringen können.

Bei einem ersten Gespräch mit den Eltern wird das Modell erklärt und die Eltern oder andere primäre Bezugspersonen werden motiviert, sich für die Teilnahme an einem Familienklassenzimmer über einen Zeitraum von drei Monaten zu verpflichten. Nicht selten wird den Eltern mitgeteilt, dass dem bzw. der Schüler:in bei ausbleibender Verhaltensänderung ein dauerhafter Schulausschluss droht. Vor dem Besuch des Familienklassenzimmers treffen sich die Schüler:innen gemeinsam mit mindestens einem erwachsenen Familienmitglied und den Leiter:innen des Familienklassenzimmers. Dabei werden für jede:n Schüler:in Ziele im Bereich Verhalten, Bildung und emotionales Wohlbefinden festgelegt. Das Vereinbaren dieser Ziele stellt den ersten Schritt zur Förderung der Beziehung zwischen Elternhaus und Schule dar, da die Zielsetzung gemeinsam von Eltern, Schüler:innen und Schule erarbeitet und überwacht wird. Die Ziele können von konkreten Verhaltensänderungen bis hin zu verbesserten schulischen Leistungen reichen:

- Hausaufgaben rechtzeitig zu erledigen und abzugeben
- Hände und Füße bei sich zu behalten
- zuerst die Hand zu heben, bevor eine Frage beantwortet wird
- in den Pausen respektvoll mit dem Schulpersonal zu sprechen
- einem behinderten Kind zu helfen, von einem Klassenzimmer in ein anderes zu gelangen
- Klassenlehrer:innen wissen zu lassen, wenn der Stress zu Hause das Lernen beeinträchtigt
- pünktlich zur Schule zu kommen und am morgendlichen Unterricht teilzunehmen.

Für jede:n Schüler:in werden nicht mehr als drei oder vier Ziele festgelegt, und diese werden von Lehrkräften und anderem Schulpersonal täglich oder wöchentlich auf einer Skala von 1 bis 4 bewertet, wobei 1 die Bestnote für die konsequente Erfüllung des spezifischen Ziels ist. Die Eltern werden gebeten, die Ergebnisse täglich oder wöchentlich anzuschauen und mit den Lehrkräften zu klären, ob und welche Schwierigkeiten ihr Kind hat und hatte. Auf diese Weise wird eine tägliche oder wöchentliche Feedbackschleife zwischen Familie und Schule eingerichtet, und die Kinder sind dieser Zusammenarbeit gewahr. Die Ergebnisse der Ziele werden in jedem Familienklassenzimmertreffen besprochen. Sobald ein Kind bei einem Ziel durchgehend zufriedenstellende Ergebnisse erzielt, kann ein neues Ziel festgelegt werden. Die kontinuierliche Verbesserung der Verhaltens- und Lernziele ist ein klarer Indikator dafür, dass eine Veränderung stattgefunden hat. Wenn Schüler:innen außerdem anfangen, durchweg positive Noten zu erhalten, ist es weniger schwer, ihren negativen Ruf in der Schule zu ändern. Zunächst konzentrieren sich die Ziele hauptsächlich auf das Verhalten in der Schule, aber die meisten Eltern entscheiden sich schon bald dafür, dasselbe auch zu Hause einzuführen: So werden spezifische Ziele für zu Hause in Kooperation mit Kind und Eltern aufgestellt, die sich beispielsweise auf das Essen, die Schlafenszeiten, die Nutzung von Mobiltelefonen oder auf das Lesen und Spielen konzentrieren. Die Kinder können oft der Versuchung nicht widerstehen, dann auch ihren Eltern Ziele zu setzen, wie z. B. nicht zu schreien, zu Hause zu sein, wenn das Kind von der Schule zurückkommt, eine Gutenachtgeschichte mit dem Kind zu lesen oder das Handy für bestimmte Zeiträume am Nachmittag oder Abend nicht zu benutzen.

Struktur und Organisation des Familienklassenzimmers spiegeln den kombinierten pädagogischen und therapeutischen Kontext wider, einschließlich der physischen Gestaltung des Klassenzimmers, des Lehrplans, des Stundenplans und der verschiedenen durchgeführten Aktivitäten. Es handelt sich um eine konkrete Schulsituation, die durch die Anwesenheit und Beteiligung der Eltern bereichert wird. Während der Familienklassenzimmerarbeit entwickeln sich in der Regel Verhaltensweisen, die normalerweise Schwierigkeiten im Unterricht verursachen, oft spontan und für die Eltern sichtbar. Aus diesem Grund ist eine der Komponenten des Familienklassenprogramms eine formelle Unterrichtsstunde, die von einer qualifizierten Lehrkraft durchgeführt wird, während die Eltern die Interaktionen zwischen Schüler:innen und Lehrkraft vom hinteren Teil des Klassenzimmers aus beobachten. Ein Elternteil bemerkt vielleicht, dass sein Kind sehr frustriert ist, weil es eine Aufgabe nicht lösen kann, und sich gegenüber einer Lehrkraft unhöflich benimmt, seinen Stuhl umstößt und dann den Raum verlässt. Die Eltern können dann angehalten werden, sich in das Kind und die Lehrkraft hineinzuversetzen und zu mutmaßen, wie und warum sich diese Interaktionen entwickelt haben. Ein Standard-Stundenplan für ein Familienklassenzimmer ist in Abbildung 8 aufgeführt.

9:00 Uhr	Kennenlernspiel
9:15 Uhr	Besprechung der schulischen Ziele der Schüler:innen (Die Ziele der Eltern können ebenfalls besprochen werden.)
9:45 Uhr	Pause
10:00 Uhr	Formeller Unterricht, bei dem die Eltern zuschauen
10:45 Uhr	Die Eltern reflektieren ihre Beobachtungen.
11:00 Uhr	MFT-Aktivität
11:45 Uhr	Reflexion und Bewertung des Schultages, Vorschau auf die kommende Woche

Abb. 8: Stundenplan für das Familienklassenzimmer

Typische Themen, die behandelt werden, beziehen sich auf den Umgang mit Regeln und Grenzen, wie auch mit Affektregulierung, Mobbing, Ausgrenzung und Diskriminierung sowie auf Erlebnisse, die Eltern selbst gemacht haben, als sie noch zur Schule gingen. Die am häufigsten in diesem Kontext verwendeten MFT-Aktivitäten spiegeln diese Themen wider:

- *Wer hat schon einmal ...?*
- *Mobber:in, Mobbingopfer, Zuschauer:in*
- *Pressekonferenz*
- *Eskalationsuhr*
- *Lebensfluss*
- *Familienverfassung*
- *Stimmungsbarometer*
- *Geplatzte Luftballons*
- *Schreiben mit der falschen Hand.*

Familienklassenzimmer funktionieren am besten, wenn sie während der drei Monate als geschlossene Gruppe stattfinden, so dass im darauffolgenden 3-Monatszeitraum fast alle Schüler:innen das Familienklassenzimmer verlassen haben und neue Schüler:innen hinzukommen können. »Ehemalige« Eltern und Schüler:innen, die bereits an früheren Familienklassenzimmern teilgenommen haben, können bei der Anwerbung und Einbindung helfen. Bei schulbasierter MFT ist es außerdem wichtig, von Anfang an Regeln für Vertraulichkeit und Respekt festzulegen, da die Eltern, insbesondere in der Grundschule, sich wahrscheinlich häufig außerhalb der Gruppe sehen und gemeinsame Bekannte haben.

10.2 Familienschulen

Seit den 2000er-Jahren sind in verschiedenen Regionen Europas etliche Familienschulprojekte entwickelt worden, die einen Multifamilienansatz in einer teil- oder vollzeitlichen Schulumgebung verfolgen. Das erste derartige Projekt wurde in den 1990er-Jahren im Londoner Marlborough Family Service ins Leben gerufen. Es wurde gemeinsam von den örtlichen Gesundheits- und Bildungsbehörden finanziert und erhielt den Namen »Family Education Centre« – (Familienerziehungszentrum; Asen, Dawson a. McHugh 2001), da der Begriff »Familienschule« zu dieser Zeit rechtlich nicht zulässig war.

Das Projekt wurde ins Leben gerufen, als festgestellt wurde, dass die Bedürfnisse einer beträchtlichen Anzahl von Schüler:innen durch den Besuch von Familienklassenzimmern nicht gedeckt werden konnten: Sie schienen einfach mehr zu brauchen. Darüber hinaus benötigten auch Schüler:innen, die permanent von jeder lokalen Regelschule ausgeschlossen waren, eine schulische Einrichtung. Somit schien eine sog. »Familienschule« eine weitere sinnvolle Entwicklung zu sein, um Eltern in Schulen einzuladen und sie dazu zu bewegen, Partner:innen für Lernfortschritte ihrer Kinder zu werden. Durch ihre Anwesenheit in der Schule über einen längeren Zeitraum hinweg konnten sie aus erster Hand etwas über ihre Kinder in einem Bildungskontext erfahren und erleben, wie familiäre Probleme manchmal in der Schule nachgestellt werden (Dawson a. McHugh 1994). Das Hauptziel für die Schüler:innen, die das »Familienerziehungszentrum« besuchten, bestand darin, sie schließlich wieder in eine Regelschule zu integrieren, sobald sich ihr Verhalten und ihre Affektkontrolle verbessert hatten. Dies bedeutete, dass sie auf der Liste einer Regelschule stehen *mussten*. Wenn ein:e Schüler:in dauerhaft Schulverweis hatte, musste die örtliche Bildungsbehörde eine Schule finden, die er oder sie in Zukunft besuchen konnte, sobald die erforderlichen Änderungen vorgenommen worden waren. Der Grund, warum man auf eine bestimmte Schule bestand, war, um zu verhindern, dass das »Familienerziehungszentrum« sozusagen zu einer »Endstation« wurde, in der die ausgegrenzten und unerwünschten Schüler:innen der Gesellschaft landeten. Daher wurde vereinbart, dass die Schüler:innen besser früher als später parallel eine Regelschule besuchen sollten – wenn auch zunächst nur für eine Stunde pro Woche und sobald sich ihr Verhalten und Lernen verbesserten für immer längere Zeiträume. Zwischen 1995 und 2013 konnte das Marlborougher Familienerziehungszentrum jederzeit 10 Schüler:innen im Alter von 5 bis 14 Jahren und ihre Betreuer:innen aufnehmen.

Im Jahr 2014 wurde das Familienerziehungszentrum in das Londoner Anna Freud Centre integriert und war zunächst als »The Family School London« bekannt, ein einzigartiges alternatives Angebot für bis zu 48 Schüler:innen im Alter von 5 bis 14 Jahren, die von allen Londoner Regel- und Sonderschulen permanent verwiesen wurden. Um die erforderliche Akkreditierung als staatlich anerkannte Schule zu erhalten, musste das Modell so angepasst werden, dass die Schüler:innen über den Zeitraum eines ganzen Schuljahres an fünf Tagen pro Woche teilnehmen können. Die Eltern müssen nicht jeden Tag anwesend sein, aber mindestens einen ganzen Tag pro Woche. Die Londoner Familienschule bietet qualitativ hochwertigen Unterricht und Lernen mit einem vollständig integrierten Lehrplan für psychische Gesundheit in einer nicht stigmatisierenden Umgebung. Das Hauptziel ist nach wie vor die Wiedereingliederung der Schüler:innen in Regelschulen. Wenn Familien – und deren Kinder – einen ganzen Tag lang anwesend sind, können typische Situationen, die in Schulen auftreten, zwischen Lehrkräften und Schüler:innen, zwischen Schüler:innen und Schüler:innen, zwischen Eltern und Lehrkräften und vieles mehr, beobachtet werden. Durch die Verwendung von Videoaufzeichnungen lassen sich diese Situationen anschließend betrachten – eben dann, wenn die anfängliche Erregung abgeklungen ist und effektives Mentalisieren wieder eingesetzt hat.

Die Teilnahme der Eltern an mindestens einem Tag pro Woche ist obligatorisch. Die Kinder beginnen den Tag mit dem Besuch der jeweiligen Klassen. Die Eltern treffen sich um 9:30 Uhr zum gemeinsamen Frühstück und tauschen sich informell darüber aus, wie die Woche für sie und ihre Kinder verlaufen ist. Um 10:00 Uhr beginnt ein Elternlernprogramm, maßgeschneidert mit einem speziell zusammen mit den Eltern erstellten Lehr- und Lernplan, der sich mit Themen befasst, die für sie und ihre Kinder wichtig sind. Das Elternlernprogramm wird wöchentlich durchgeführt, mit einem 20-wöchigen Lehrplan, der es neu hinzukommenden Eltern ermöglicht, zu verschiedenen Zeitpunkten im Laufe des Schuljahres einzusteigen. Ziel ist es, den Eltern dabei zu helfen, ein besseres Verständnis für ihre eigene Gefühlswelt und die ihrer Kinder sowie die damit verbundenen psychischen Probleme zu erlangen. Außerdem werden verschiedene andere Themen behandelt, die für das Familienleben wichtig sind. Ein weiteres Ziel besteht darin, das Selbstwertgefühl der Eltern zu stärken, während sie sich durch das Material arbeiten, da viele der Eltern, die die Londoner Familienschule besuchen, selbst in der Schule nicht erfolgreich waren. Sie werden gefragt, worüber sie etwas lernen möchten, und sie gestalten den Lehrplan mit. Ihr wichtigstes Anliegen scheinen meist der Umfang und die Grenzen der medizinischen Diagnose ihrer Kinder und der Umgang mit ihrem schwierigen Verhalten zu sein. Das Gelernte wird dann später am Tag durch die verschiedenen MFT-Aktivitäten in die Tat umgesetzt. Zum Beispiel folgt auf eine formelle Präsentation über verschiedene Diagnosen oft eine lebhafte Debatte darüber, wie sich die aktuellen Diagnosen auf die Kinder und andere Familienmitglieder auswirken können. In der Regel gibt es unterschiedliche Ansichten darüber, ob es von Vorteil ist, wenn ein Kind eine Diagnose erhält, und wie man eine Diagnose erhalten kann, wenn man der Meinung ist, dass eine benötigt wird. Die Themen sind anfangs sehr kindzentriert, können aber allmählich beziehungsorientierter werden, wenn beispielsweise die Aktivität *Neues Drehbuch für Familienstreitigkeiten* zum Einsatz kommt.

Die Londoner Familienschule legt jeden Monat ein bestimmtes Thema fest, das als Grundlage zur Gestaltung des Unterrichts und anderer Aspekte des Schultages dient. So wurde vor ein paar Jahren beispielsweise festgelegt, dass im Dezember das Thema »Rücksichtnahme auf andere« im Vordergrund stehen sollte. Dies eignete sich gut für eine auf das Mentalisieren ausgerichtete Lernveranstaltung für Eltern, bei der mithilfe von passenden Materialien Möglichkeiten aufgezeigt wurden, wie Menschen Rücksicht auf andere nehmen können oder eben nicht. Die Eltern erkundeten das Thema zunächst eigenständig und diskutierten dann darüber, wie sich ihre Ideen auf ihre Kinder und Familien anwenden lassen könnten. Während des anschließenden MFT-Treffens fragten die Eltern ihre Kinder, was sie unter »Rücksicht auf andere nehmen« verstehen würden, und entfachten damit erneut eine lebhafte Diskussion. Anschließend beschlossen die Familien selbst, einen Ausflug zu einem örtlichen Markt zu unternehmen, bei dem die Kinder die »Rücksichtnahme auf andere« konkret demonstrieren sollten, indem sie die Aufgabe erhielten, einen günstigen Artikel für eine andere Person zu kaufen, der das Konzept illustrieren sollte.

Andere Familienschulen haben andersgeartete Programme. So werden die Schüler:innen der Familienschule in Cuxhaven (Norddeutschland) an drei Wochentagen von einem Elternteil oder einer nahestehenden erwachsenen Betreuungsperson begleitet (siehe Abb. 9, Föhl u. Tietjen 2017). Ein typischer Tag besteht aus einem Unterrichtsprogramm in den Kernfächern (z. B. Mathematik, Geschichte) sowie MFT-Aktivitäten. Die Eltern begleiten den Unterricht auf unterschiedliche Weise, manchmal an der Seite ihrer Kinder, manchmal beobachtend und manchmal durch *Pflegefamilienverfahren* (siehe Kap. 3.11). Während die Schüler:innen im Unterricht sind, finden zum Teil auch parallel Treffen der Elterngruppen zu spezifischen Erziehungsthemen statt. Zusätzlich zu ihren schulischen Zielen arbeiten die Kinder immer an Tageszielen, die ihre aktuellen Schwierigkeiten berücksichtigen. Am vierten Tag besuchen die Schüler:innen die Familienschule allein, ohne ihre Eltern; sie haben formellen Unterricht und üben zudem in gemeinsamen Kooperationsübungen angemessenes prosoziales Verhalten. Am fünften Tag besuchen die Schüler:innen ihre Regelschule, um dort an ihren Zielen zu arbeiten und Feedback aus ihrem normalen schulischen Umfeld zu erhalten. Dadurch wird der Regelschulklasse und der Lehrkraft deutlich gemacht, dass die Schüler:innen weiterhin zur Schule gehören und dort (weiterhin) willkommen sind.

Der Tagesablauf in der Familienschule Cuxhaven

Uhrzeit:	Themen:
08:30–08:50	• Start mit der »Gefühlsmonsterrunde« (wie sind wir heute Morgen in der Familienschule angekommen?) • Festlegung der Tagesziele • Punkte aus der Stammschule verlesen
08:50–09:35	1. Unterrichtsstunde – Deutsch • Eltern beobachten Kinder im Unterricht
09:35–09:45	Pause
09:45–10:30	2. Unterrichtsstunde – Mathematik • Elternrunde (parallel)
10:30–10:45	Pause
10:45–12:00	Multifamilienarbeit
12:00–12:30	Abschlussrunde mit dem Verlesen der gesammelten Punkte (Zielemappen und Tagesziele)

Montag	Dienstag	Mittwoch	Donnerstag	Freitag
Schüler & Eltern	Schüler & Eltern	Schüler & Eltern	Schüler	Stammschule

Abb. 9: Stundenplan der Familienschule Cuxhaven (Föhl u. Tietjen 2017, S. 320f.)

Die Familienschule in Berlin bietet 10 Plätze für Schüler:innen mit ihren Familien. Das Projekt wird von den örtlichen Sozial- und Bildungsbehörden mitfinanziert (Beuth u. Adolf 2017). Sie ist Teil einer Regelschule, getrennt davon, aber auf deren Schulgelände gelegen, sodass die Schüler:innen der Familienschule denselben Schulhof wie alle Schüler:innen der Regelschule nutzen. Eingebettet in den Alltag einer Regelschule, ist die Berliner Familienschule ein komplexer, aber »realistischer« Arbeitskontext, der auch den Eltern hilft, mit der Schulrealität in Kontakt zu bleiben. Kommen neue Familien hinzu, besichtigen sie die Familienschule zunächst ohne die MFT-Praktiker:innen, wobei sie mit anderen Familien über ihre Erfahrungen in und mit der Familienschule sprechen. Anschließend wird ein Schulnetzwerktreffen einberufen, bei dem klare Verhaltensziele für das Kind sowie Ziele für die Eltern festgelegt werden. Wichtig ist von Anfang an die enge und verbindliche Einbindung der Regelschule, da das Kind dort weiterhin Schüler:in ist und diese einen ganzen Tag pro Woche besucht (siehe Abb. 10), wodurch der Kontakt zum vertrauten Netzwerk von Freund:innen und Lehrkräften erhalten bleibt.

Wochenplan Berliner Familienschule (FAN)

Zeit	Montag	Dienstag	Mittwoch	Donnerstag	Freitag
8:00–8:45	Spiel, Wochenzielfindung	Unterricht*		Unterricht*	Unterricht*
8:55–9:40	Unterricht*	Unterricht*		Unterricht*	Unterricht*
	Hofpause		Kinder in der Stammschule	Hofpause	
10:00–10:45	Unterricht*				Unterricht*
10:00–11:15		MFT	Teamsitzung	Musiktherapie	
			Supervision		
10:55–12:10	MFT		Kontextarbeit		MFT
11:25–12:10		Unterricht*	Aufsuchende Arbeit	Unterricht*	
	Mittag			Mittag	
12:30–13:30	Förderunterricht, Heilpädagogik, Familiengespräche			Förderunterricht, Heilpädagogik, Familiengespräche	

* Unterricht = Eltern und Kinder gemeinsam

Abb. 10: Wochenplan der Familienschule Berlin (Beuth u. Adolf 2017, S. 331)

In einem anderen Familienschulprojekt, diesmal in Dänemark (Hjordt et al. 2017), arbeitete das Team mit insgesamt 15 Familien, bestehend aus Schüler:innen im Alter von 6 bis 15 Jahren und ihren Eltern. Eltern und Kinder nahmen an zwei Tagen pro Woche von 8:30 bis 12:00 Uhr gemeinsam teil, und an einem Tag pro Woche waren nur die Eltern von 8:30 bis 12:30 Uhr anwesend.

Herausforderungen für MFT im schulischen Umfeld

Es ist eine traurige Tatsache, dass sozial benachteiligte Kinder häufiger schulische Schwierigkeiten haben. Ebenso ist es bedauerlich, dass berufstätige Eltern dieser Kinder seltener flexible Arbeitsbedingungen haben, die es ihnen ermöglichen, einmal wöchentlich über drei Monate hinweg an einem Familienklassenzimmer teilzunehmen – und noch seltener ist es ihnen möglich, jede Woche einen ganzen Tag oder öfter in einer Familienschule zu verbringen. Sozial marginalisierte Familien verfügen zudem seltener über eine Betreuung für Vorschulkinder, was die Teilnahme an Familienklassenzimmern oder -schulen erheblich erschwert. In Familien mit zwei Eltern können sich diese bei der Teilnahme abwechseln, aber für Alleinerziehende ist dies natürlich nicht möglich. In solchen Fällen kann mitunter ein Großelternteil oder eine Tante bzw. ein Onkel anstelle der Eltern teilnehmen. Obwohl Schüler:innen die Teilnahme an einem Familienklassenzimmer in einer Regelschule als stigmatisierend empfinden könnten, zeigt unsere Erfahrung, dass dies selten der Fall ist. Tatsächlich kommt es dagegen häufig vor, dass andere Schüler:innen neugierig auf das Projekt werden und selbst teilnehmen möchten. Allerdings gestaltet es sich oft schwierig, auch deren Eltern für eine Teilnahme zu gewinnen.

11 Problemecke: Was tun, wenn … und wann?

11.1 Umgang mit typischen Problemszenarien

MFT-Praktiker:innen begegnen in einem Multifamiliensetting regelmäßig typischen, wenn nicht sogar vorhersehbaren, Problemen. Mögliche Wege zum Umgang mit diesen Problemen werden in diesem Kapitel beschrieben. Wenn angehende MFT-Praktiker:innen beginnen, MFT anzuwenden und sich mit einer neuen therapeutischen Methodik vertraut machen, stehen zunächst Fragen rund um die Beherrschung der Technik selbst im Vordergrund. Nach einiger Zeit fühlen sie sich sicherer im Umgang mit dem Modell und beginnen, etwas flexibler zu arbeiten. MFT-Trainees durchlaufen in der Regel fünf Phasen ihrer sogenannten »professionellen Reise«, die voller Fallstricke ist, wenn es darum geht, MFT zu verstehen. In der ersten Phase experimentieren angehende MFT-Praktiker:innen mit einer Vielzahl von MFT-Aktivitäten, ohne genau zu wissen, warum sie manche wählen und andere nicht. In der zweiten Phase versuchen sie, die MFT-Aktivitäten an das anzupassen, was sie für die Bedürfnisse der Familien halten, und ziehen daher eine Reihe alternativer Aktivitäten in Betracht. Die dritte Phase ist dadurch gekennzeichnet, dass eine Form der Reflexion eingeführt wird, um festgefahrene Muster zu hinterfragen. Erst in der vierten Phase erwägen sie, wie man wesentliche Aspekte der MFT-Prinzipien und -techniken in den Familienalltag exportieren kann. In der fünften Phase wird darüber nachgedacht, während der Treffen mit unterschiedlichen Kontexten zu experimentieren, einschließlich Einzelfamilien-, Elternpaar- oder sogar Einzelgesprächen. Während die Trainees diese Phasen durchlaufen, konzentrieren sie sich zunehmend weniger auf die eigentliche Technik, sondern mehr darauf, Gelegenheiten für Familien zu schaffen, die unterschiedlichen therapeutischen Kontexte selbstständig zu gestalten.

Wie bei anderen Therapieformen können jedoch auch in der MFT Probleme auftreten, die Einzelpersonen, Beziehungen oder den Gruppenzusammenhalt betreffen, ebenso wie den MFT-Rahmen selbst. Mehrere Faktoren tragen dazu bei: Gruppendruck, Herausforderungen im Zusammenhang mit den Aktivitäten, Intensivierung der Interaktionen und daraus resultierende hohe Erregungszustände, emotionale Belastung und die Angst, von den wahrgenommenen Problemen und Störungen anderer Familien »angesteckt« zu werden. Den meisten MFT-Praktiker:innen ist bewusst, dass sie in der MFT mit starken Emotionen und Krisensituationen konfrontiert werden können, und sie sind besorgt darüber, wie sie damit umgehen sollen. Ob diese Schwierigkeiten von ihnen behoben werden sollten oder ob die Verantwortung dafür den Gruppenmitgliedern überlassen werden soll, ist ein Dilemma, das häufig auftritt. Wenn MFT-Praktiker:innen ihre ersten MFT-Gruppen beginnen, ist es wichtig, dass sie im Voraus die Aktivitäten festlegen, die im Verlauf des Projekts stattfinden sollen. Es wird Vorbereitungszeit benötigt, um das Projekt zu planen und sowohl den Inhalt als auch den zeitlichen Ablauf der Treffen zu durchdenken. Bei der Projektplanung kann Folgendes beschlossen werden:

1) das Hauptthema und die Unterthemen jedes Treffens
2) der genaue Zeitrahmen für jede Aktivität
3) Titel und Anleitung für jede Aktivität
4) die Art der geplanten Untergruppen
5) die Rolle(n) jedes Teammitglieds, um Verwirrung während der Treffen zu vermeiden.

Es kann durchaus vorkommen, dass die Familien nicht motiviert sind, dass sie sich weder proaktiv noch reaktiv verhalten – oder sich schlicht nicht für die Aktivitäten interessieren. Einige der ersten Aktivitäten, bei denen sie mitmachen, entsprechen möglicherweise nicht ihren aktuellen Bedürfnissen. In diesem Fall ist es sinnvoll, eine kurze Pause einzulegen, gemeinsam mögliche Lösungen für die scheinbare Diskrepanz zu erörtern und ein »Weitermachen um jeden Preis« zu vermeiden. Es gibt dann mehrere Möglichkeiten: Andere Untergruppen können gebildet werden, um eine Aktivität durchzuführen; ein *Speed-Dating*-Format kann verwendet werden, mit einer Frage wie: *»Wie liefert diese Aktivität Denkanstöße für das Thema ...?«*; oder man beginnt einfach mit einer neuen Aktivität. Wenn es den MFT-Praktiker:innen nicht gelingt, sich aus der Situation zu befreien, können sie ihr Dilemma in einer selbstreflexiven Gesprächsrunde vor den Familien thematisieren und um hilfreichen Input bitten.

Abschließende Auswertungen mit allen Teammitgliedern und beteiligten Fachkräften am Ende eines MFT-Projekts sind essenziell. Sie sollten sich sowohl auf positive als auch auf problematische Situationen beziehen und die behandelten Themen und Aktivitäten sowie frühere Planungen erneut überprüfen. Rückmeldungen von Familien können durch Fokusgruppen eingeholt werden, um deren Einschätzung darüber zu erfahren, was hilfreich war oder eben nicht. Mit der Zeit fügen MFT-Praktiker:innen ihrem Plan für die einzelnen Treffen häufig einen »Alternativen-Ordner« hinzu, um in Zukunft flexibler auf unvorhergesehene Situationen reagieren zu können. Und wenn sie über viel Erfahrung verfügen, wagen sie es vielleicht sogar, ohne festen Plan zu arbeiten und zu improvisieren – irgendwann möglicherweise mit zunehmendem Vertrauen ganz ohne Plan!

Nachfolgend haben wir typische Herausforderungen, die während der MFT auftreten können, in drei Kategorien unterteilt: Beziehungsprobleme, gruppendynamische Probleme und Probleme im Zusammenhang mit Symptomen und Störungen. Auf eine kurze Beschreibung des entsprechenden Problemszenarios folgt ein Vorschlag für einen möglichen Umgang damit. Verweise auf Aktivitäten, die meist in Kapitel 6 beschrieben wurden, sind erneut kursiv geschrieben (z. B. *Kreisspiel*, *Familienfernbedienung*).

11.2 Beziehungsprobleme

Konflikt zwischen zwei (oder mehr) Erwachsenen

Szenario: Zwei Elternteile geraten während einer Aktivität in einen Streit; andere Gruppenmitglieder, darunter auch Kinder, sind verärgert oder durcheinander.

Reaktion: Jeder Konflikt, der zu eskalieren droht, sollte so schnell wie möglich registriert und benannt und dann gestoppt werden. Die MFT-Praktiker:innen können die Bildung von zwei Gruppen vorschlagen: eine für die Kinder und eine für die Erwachsenen. Die Erwachsenengruppe wird in kleine Untergruppen von jeweils drei Erwachsenen aufgeteilt, wobei die beiden (oder mehr) Erwachsenen, die sich im Konflikt befinden, lediglich eine Beobachtungsposition einnehmen und den Untergruppen nacheinander zuhören. Die Untergruppen werden ersucht, ein Brainstorming darüber durchzuführen, wie dieser Konflikt bewältigt und gelöst werden kann, und dabei die Auswirkungen auf die Kinder zu berücksichtigen. Die Ideen jeder Untergruppe werden dann vorgestellt, und sobald alle Erwachsenen zusammensitzen, entwerfen sie gemeinsam eine Botschaft, die sie den Kindern übermitteln, wenn sich beide Gruppen treffen. Die Eltern können auch kurz mit einem der Teammitglieder den Raum verlassen, um eine Nachbesprechung durchzuführen und Wege zu finden, sich wieder auf die Bedürfnisse der Kinder zu konzentrieren.

Konflikt zwischen Kindern

Szenario: Zwei oder mehr Kinder geraten in einen körperlichen oder verbalen Streit.

Reaktion: Die Eltern tragen die Verantwortung dafür, ihr eigenes Kind zuerst zu beruhigen und emotional zu kontrollieren. Die nicht betroffenen Eltern und ihre Kinder werden ermutigt, über ihre Erfahrungen zu sprechen und Strategien zum Umgang mit Konflikten zwischen Kindern auszutauschen, um dann über Beispiele für Wiedergutmachung nachzudenken. Während dieser Diskussionen bleiben die betroffenen Familien in einer Beobachtungsposition.

Drohungen oder körperliche Gewalt von Erwachsenen

Szenario: Ein:e Erwachsene:r ist verbal oder körperlich aggressiv gegenüber einem Kind.

Reaktion: Zum Schutz des Kindes wird sofort eingegriffen (Leitlinie: »Kinderschutz geht vor, Therapie kommt erst an zweiter Stelle«). Eine:r der MFT-Praktiker:innen kann den Raum mit dem aggressiven Elternteil verlassen, während das betroffene Kind in der Obhut der Kolleg:in oder eines geeigneten erwachsenen Gruppenmitglieds bleibt. Es müssen konkrete Maßnahmen zum Schutz des Kindes in Betracht gezogen werden, einschließlich der Einbeziehung von Sozialdiensten oder dem Jugendamt. Auch anderen Eltern muss möglicherweise geholfen werden, ihre Erregung zu dämpfen, damit sie in der Lage sind, die Bedürfnisse ihrer eigenen Kinder zu berücksichtigen.

Verbale Aggressionen

Szenario: Während einer Aktivität kommt es zu einem Vorfall, der zu einem verbalen Schlagabtausch zwischen Erwachsenen und Kindern führt.

Reaktion: Die Erregtheit kann reduziert werden, indem man alle auffordert, »2 Minuten lang völlig still zu sein und die Stille sprechen zu lassen«. Dann können Einfamiliengruppen gebildet werden, und jede wird ersucht, Wege zur Lösung des Konflikts zu finden, der den verbalen Missbrauch ausgelöst hat. Die Familien können dann ihre Ideen austauschen und die Szene, die zu dem Konflikt geführt hat, nachspielen, wobei die Interaktionen an entscheidenden Punkten eingefroren und die Gruppenmitglieder aufgefordert werden können, sich in die Teilnehmenden an jedem dieser Punkte hineinzuversetzen und über mögliche Schritte nachzudenken, die zu einem anderen Ergebnis führen könnten. Wenn die Erregung der Kinder und/oder der Eltern anhält, ist es am besten, den Raum mit ihnen zu verlassen, um eine Herunterregulierung zu ermöglichen, bevor sie sich wieder der Gruppe anschließen.

Diskriminierende Bemerkungen

Szenario: Ein oder mehrere Gruppenmitglied(er) diskriminieren andere aufgrund von Glauben, Behinderung, ethnischer Zugehörigkeit, Geschlecht, Alter usw.

Reaktion: Kleine Untergruppen (drei bis vier Personen) können gebildet werden, die darüber diskutieren, wie es für jemanden im Allgemeinen – und *nicht* für das diskriminierte Gruppenmitglied – sein kann, diskriminiert zu werden. Außerdem sollen sie sich explizit in eine Person hineinversetzen, die Opfer von Diskriminierung ist. Jede Untergruppe gibt ihre Ideen dann an den Rest der Gruppe weiter, und es werden drei »Regeln« aufgestellt, was zu tun ist, wenn vorurteilsbehaftete Äußerungen gemacht oder diskriminierende Verhaltensweisen gezeigt werden.

Hochkonflikthafte Situation nach der Trennung der Eltern

Szenario: Getrennte Eltern, die sich in einer anhaltenden hochkonflikthaften Beziehung befinden, setzen diese in der Gruppe um.

Reaktion: Vor Beginn der MFT sollte mit jedem Elternteil festgestellt werden, ob es für sie emotional und physisch sicher ist, sich im selben Raum aufzuhalten, und ob sie sich auf ihr(e) Kind(er) konzentrieren können, anstatt auf ihre:n Ex-Partner:in oder die anhaltenden Konflikte. Wenn sie dazu nicht in der Lage sind, muss in Erwägung gezogen werden, dass sie die MFT nacheinander (in abwechselnden Treffen) und nicht gemeinsam besuchen. Wenn die Eltern sich darauf einigen, gemeinsam teilzunehmen, muss der Schwerpunkt darauf liegen, das bzw. die Kind(er) vor ihren Konflikten zu schützen und die Zusammenarbeit der Eltern zu fördern. Dies muss möglicherweise während des gesamten MFT-Projekts in regelmäßigen Abständen erneut betont werden. Wenn eine Zusammenarbeit der Eltern als möglich erachtet wird, kann eine Diskussion für Untergruppen von

Eltern zum Thema »Die besten Rezepte für eine erfolgreiche Zusammenarbeit der Eltern« vorgeschlagen werden. Den Eltern im Konflikt kann eine damit zusammenhängende Aufgabe gestellt werden: Sie sollen die wichtigsten Regeln für die elterliche Zusammenarbeit aufstellen, indem sie *»den Stift mit zwei Händen bewegen«*. Dabei halten beide Elternteile denselben Stift und versuchen, die Regeln auf ein Blatt Papier zu schreiben.

Marginalisierung einer Familie

Szenario: Eine Familie wird ausgeschlossen oder grenzt sich selbst ab.

Reaktion: Die Aktivität *Kreisspiel* oder ein langsames *Speed-Dating* kann vorgeschlagen werden, wobei die Teilnehmenden über Erfahrungen sprechen, bei denen sie sich ausgeschlossen gefühlt haben oder bei denen sie nicht Teil von etwas waren, bei dem sie eigentlich dabei sein wollten. Sie können dann ermutigt werden, darüber zu sprechen, welche Gedanken und Gefühle dies in ihnen ausgelöst hat. Abschließend können die Gruppenmitglieder gebeten werden, Geschichten darüber zu erzählen, wie sie ihre Ausgrenzung überwunden haben.

Ein Elternteil untergräbt den anderen

Szenario: Ein Pflegeelternteil oder ein Elternteil untergräbt einen anderen Elternteil bzw. eine andere Betreuungsperson in Bezug auf die Erziehung eines Kindes.

Reaktion: Ein Rollenspiel wird durchgeführt, bei dem Kinder als »Eltern« auftreten, die sich gegenseitig kritisieren, während ein Elternteil, der ein Kind spielt, danebensteht. In einer Nachbesprechung werden die Gruppenmitglieder gefragt, was ihrer Meinung nach im Herzen und im Kopf des Kindes vor sich gehen könnte.

Kindeswohlgefährdung

Szenario: MFT-Praktiker:innen und/oder Gruppenmitglieder sind besorgt über das Risiko des emotionalen Missbrauchs oder der Vernachlässigung eines Kindes.

Reaktion: Die MFT-Praktiker:innen sollten das Kind allein sehen und etwaige körperliche und emotionale Risiken beurteilen. Reale oder potenzielle Kindeswohlgefährdung sollte bei den Eltern angesprochen werden, und in besorgniserregenden Fällen sollte das Jugendamt einbezogen werden. Erwachsene Gruppenmitglieder können sich an den Diskussionen beteiligen und ggf. Ratschläge erteilen.

Geschwisterkonflikt unter dem Radar

Szenario: Körperliche Auseinandersetzungen oder Mobbing zwischen Geschwistern werden ignoriert

Reaktion: Der Konflikt muss registriert und benannt werden, und die Eltern der Geschwister müssen dafür die Verantwortung tragen, ihre Kinder zuerst zu beruhigen und emotional im Zaum zu halten. Andere Familien können ermutigt werden, über ihre Erfahrungen mit Geschwisterkonflikten zu sprechen, sowohl aus ihrer eigenen Kindheit als auch in der Gegenwart, und sie sollen ersucht werden, Strategien zur Bewältigung von Geschwisterkonflikten auszutauschen.

11.3 Gruppendynamische Probleme

Unterschiedliche Prioritäten

Szenario: Bei der Auswahl des ersten zu besprechenden Themas kann keine Einigung zwischen den Familien erzielt werden.

Reaktion: Themen, über die Uneinigkeit herrscht, können auf große Blätter Papier geschrieben und dann im Raum verteilt werden. Die Gruppenmitglieder werden ersucht, sich auf das Blatt ihrer Wahl zu stellen. Man kann dann eine Reihenfolge vorschlagen, in der die Themen behandelt werden sollen, beginnend mit dem Thema, das die Mehrheit der Gruppenmitglieder gewählt hat.

Übermäßiger Geräuschpegel

Szenario: Der Gruppenprozess wird durch sehr laute und unruhige Kinder gestört.

Reaktion: Die Eltern tragen die Verantwortung dafür, ihre Kinder unter Kontrolle zu bringen und für etwas Ruhe zu sorgen. Die Aktivität *Familienfernbedienung* kann hier zum Einsatz kommen. Alternativ kann die Aktivität *Kindeszähmung* verwendet werden: »*Können sich alle Kinder in einer Reihe aufstellen? Wir wollen sehen, welche Familie gewinnt, und deshalb soll jeder Elternteil seinem Kind etwas ins Ohr flüstern. Wer wird gewinnen und am besten darin sein, sein Kind zu zähmen? Und später erzählen Sie uns, was Sie geflüstert haben.*«

Schweigsame Gruppenmitglieder

Szenario: Ein oder mehrere Gruppenmitglied(er) sind nicht in der Lage oder nicht bereit, in großen oder kleinen Gruppentreffen zu sprechen.

Reaktion: Das Schweigen sollte in den ersten zwei bis drei Treffen respektiert werden. Dann kann man eine:n »Dolmetscher:in« oder ein »Sprachrohr« einsetzen, ein freiwilliges Gruppenmitglied, dem die schweigsame Person nur ins Ohr flüstert, wobei dann das Geflüsterte von der Dolmetscher:in verstärkt für die anderen wiedergegeben wird. Man kann die »stumme« Person auch bitten, aufzuschreiben, was sie nicht sagen kann. Um die Situation spielerisch zu gestalten, kann das Blatt Papier zusammen mit Botschaften von anderen Gruppenmitgliedern in eine Flasche gesteckt werden. Die Flasche wird herumgereicht, und die »Post« kann dann herausgezogen und vorgelesen werden, ohne die Autor:innen zu identifizieren.

Ein Mitglied dominiert die Gruppe

Szenario: Ein Gruppenmitglied spricht wiederholt über sein Leben und/oder seine Ansichten und stellt sich in den Mittelpunkt der Gruppe.

Reaktion 1: Eine begrenzte Redezeit für alle kann vorgeschlagen werden, z. B. maximal 2 Minuten, *»damit jede:r eine faire Chance hat«*, wobei in extremen Fällen eine Glocke oder Klingel ertönt, wenn die Zeit abgelaufen ist.

Reaktion 2: Ein Speed-Dating kann durchgeführt werden, um Ideen zu dem Thema zu sammeln, über welches das Gruppenmitglied zuvor so viel gesprochen hat: *»Das Thema, über das Herr Schmidt gesprochen hat, ist sehr emotional. Kann jede Person beim Speed-Dating über eigene Erfahrungen in diesem Zusammenhang sprechen?«* Diese Erfahrungen können anschließend gesammelt und in der größeren Gruppe besprochen werden.

Ständige Zuspätkommende

Szenario: Eine bestimmte oder mehrere Familie(n) kommen fast immer zu spät zum MFT-Treffen.

Reaktion: Das Treffen sollte pünktlich beginnen, damit sich der Rest der Gruppe nicht benachteiligt fühlt. Der Einfluss von Zuspätkommenden kann gemindert werden, indem jedes Treffen mit einer Kennenlernaktivität beginnt, an der Zuspätkommende teilnehmen können, ohne stigmatisiert zu werden. Es kann ein Rotationssystem eingeführt werden, bei dem jede Familie – einschließlich der hartnäckigen Zuspätkommenden – abwechselnd die Aufgabe hat, eine Gruppenaktivität mit einer maximalen Dauer von 15 Minuten einzuführen.

Mobiltelefone und soziale Medien in MFT-Treffen

Szenario: Eltern oder MFT-Praktiker:innen stellen fest, dass Gruppenmitglieder – insbesondere Jugendliche – während der Treffen Mobiltelefone benutzen, Nachrichten versenden oder sich anderweitig in den sozialen Medien betätigen.

Reaktion 1: Ein *Speed-Dating* findet statt, bei dem die Gruppenmitglieder die Vor- und Nachteile der Nutzung von Mobiltelefonen in der Gruppe diskutieren. Ideen werden gesammelt und kleine Arbeitsgruppen gebildet, mit der Aufgabe, Regeln für die Nutzung von Mobiltelefonen und sozialen Medien während der Gruppentreffen aufzustellen. Anschließend soll jede Familie fünf Regeln für die Nutzung von Mobiltelefonen und sozialen Medien in ihrem jeweiligen Haushalt erarbeiten.

Reaktion 2: Drei Untergruppen werden gebildet (wobei Eltern möglichst nicht mit ihren eigenen Kindern zusammen sein sollten), und diese sollen über die drei folgenden Fragen nachdenken: Wie tragen soziale Medien zum Knüpfen und Pflegen von Kontakten und zum Selbstwertgefühl bei? Wie können soziale Medien Probleme schaffen und beseitigen? Wie können soziale Medien genutzt werden, um den Einfluss von Problemen zu bekämpfen? Die drei Untergruppen können jeweils ein Handbuch über die Nutzung sozialer Medien während der MFT-Treffen erstellen.

Nicht zusammenpassende Familien

Szenario: Familien geben an, dass sie sehr wenig gemeinsam haben und einfach zu unterschiedlich sind.

Reaktion: Man kann sich bewusst mit nicht-problematischen Themen befassen, wie die Gemeinsamkeiten verschiedener Familien und ihrer einzelnen Mitglieder in Bezug auf Vorlieben, Interessen, Geschmack und Erfahrungen. Aktivitäten wie *Wer hat schon einmal …?* oder *Seinen Platz finden* können verbindende Funktionen haben. Eine Alternative besteht darin, die Mitglieder einer Familie, die sich sehr anders fühlt, als Co-Moderator:innen oder als offizielle Beobachter:innen der ausgewählten MFT-Aktivität einzusetzen. Sie können dann in einem *Fishbowl*-Setting darüber diskutieren, was sie anders finden und warum, und was ihre Beobachtungen waren.

Unwillige Familienmitglieder

Szenario: Eltern oder Jugendliche nehmen nur ungern an MFT-Treffen teil.

Reaktion: Kleine Untergruppen können gebildet werden, die die Gründe diskutieren, warum Familien oder einige ihrer Mitglieder – aber *nicht die* tatsächliche Familie oder Einzelperson – möglicherweise nur ungern an MFT teilnehmen. Jede Untergruppe kann Strategien vorschlagen, um sie zu motivieren, und es kann gefragt werden, ob sich jemand freiwillig melden möchte, um einige der Strategien umzusetzen. Was den Umgang mit widerstrebenden Jugendlichen betrifft, so kann man diesen gestatten, sich in einem Nebenraum aufzuhalten. Ein:e »Bot:in« kann ernannt werden, mit der Aufgabe, der Großgruppe darüber zu berichten, was im Nebenraum getan oder diskutiert wird, und umgekehrt die unwilligen Gruppenmitglieder über das Geschehen in der großen Gruppe zu informieren.

Nichtteilnahme/Abbruch

Szenario: Eine Familie nimmt nicht mehr teil.

Reaktion: Die Gruppenmitglieder können eine formelle (schriftliche) Nachricht an die betroffene Familie verfassen. Es kann dann überlegt werden, wie und von wem die Nachricht übermittelt wird. Wenn nur ein Familienmitglied ausgestiegen ist, sollten die übrigen Mitglieder dieser Familie angeregt werden, dennoch weiterhin teilzunehmen.

Familie kann eine Aktivität nicht abschließen

Szenario: Familienmitglieder können eine Aktivität (z. B. *Gehirnscan*) nicht beginnen oder abschließen.

Reaktion: Andere Gruppenmitglieder können eingeladen werden, dieser Familie zu helfen und sie zu inspirieren. Familienmitglieder, die Schwierigkeiten haben, können sich auch anzusehen, was andere Familien bei einer bestimmten Aktivität tun. Die Familien sollten eigentlich immer ermutigt werden, ihre Arbeit zu präsentieren, auch wenn sie noch nicht abgeschlossen ist, und sie dann als *Work in progress* zu bezeichnen.

Familienmitglieder weigern sich, an Aktivitäten teilzunehmen

Szenario: Ein oder mehrere Gruppenmitglied(er) finden eine vorgeschlagene Aktivität »blöd«.

Reaktion: Es ist wichtig, sich zunächst die Zweifel anzuhören. Dann können die anderen Gruppenmitglieder aufgefordert werden, in Zweiergruppen zu spekulieren, worum es bei der Aktivität gehen könnte und warum die MFT-Praktiker:innen diese wohl ausgewählt haben mögen. Wenn es unterschiedliche Reaktionen gibt, kann die Gruppe geteilt werden, wobei eine Untergruppe die Aktivität durchführt und die andere (skeptischere) Untergruppe über andere Möglichkeiten nachdenkt, das Thema anzugehen, auf das sich die Aktivität konzentriert. Wenn es sich nur um eine sich weigernde Person handelt, kann man in Betracht ziehen, sie als »Verweiger:in aus Gewissensgründen« in das Team der Betreuer:innen aufzunehmen und indirekt an der Aktivität teilnehmen zu lassen, indem sie mit den MFT-Praktiker:innen reflektiert und anschließend mit deren Unterstützung ein klärendes Interview mit den Untergruppen führt.

Keine Zeit, um eine Aktivität abzuschließen

Szenario: Die Zeit reicht nicht aus, um eine bestimmte Aktivität abzuschließen, und/oder es bleibt keine Zeit zum Nachdenken.

Reaktion: Kurze Stichpunkte zu bestimmten Themen und Problemen werden formuliert, und die Gruppenmitglieder haben die Aufgabe, bis zum nächsten Treffen darüber nachzudenken. Zu Beginn des folgenden MFT-Treffens sollte auf die Stichpunkte Bezug genommen werden. Man kann auch in Erwägung ziehen, die unvollendete Aufgabe in einen Moment der Zusammenarbeit zu verwandeln: In nach dem Zufallsprinzip zusammengestellten Untergruppen haben die Gruppenmitglieder 5 Minuten Zeit, um kreative Wege zu finden, die unvollendete Aktivität zu konservieren, z. B. indem sie ein Foto machen oder entscheiden, ob, wie oder wann sie sie wieder aufgreife – oder sie einfach liegen lassen.

MFT-Praktiker:innen sind zu zentral

Szenario: Die MFT-Prakitiker:innen scheinen die ganze Arbeit zu machen und die Gruppe zu dominieren.

Reaktion: »*Uns fällt auf, dass wir zu viel reden und zu viele Ratschläge erteilen. Das muss sofort aufhören, denn es nimmt Ihnen jegliche Entscheidungsfreiheit. Wir werden den Raum jetzt für 15 Minuten verlassen, und wenn wir zurückkommen, möchten wir uns überraschen lassen, wie Sie sich in unserer Abwesenheit organisiert haben.*« Eine andere Möglichkeit besteht darin, aus den Gruppenmitgliedern ein oder zwei »Mitarbeiter:innen« auszuwählen, die als reflektierendes Team eingesetzt werden und über die zentrale Rolle der MFT-Praktiker:innen auf der

Metaebene kommunizieren. Die neuen »Mitarbeiter:innen« können auch ersucht werden, andere Gruppenmitglieder aktiv zu dieser Thematik zu befragen: *»Können Sie diese Gruppe dort drüben befragen, während ich diese hier befrage?«*

Konkurrierende Bedürfnisse

Szenario: Mehrere Eltern wollen viel und gleichzeitig sprechen.

Reaktion: Die Bedürfnisse werden von den MFT-Praktiker:innen registriert und benannt, und sie laden die Gruppenteilnehmenden ein, Vorschläge zu machen, wie der Sprechraum gerecht geteilt werden kann, z. B. indem man sich an Zeitvorgaben hält und der Beitrag jeder Person auf höchstens 2 oder 3 Minuten beschränkt wird. Es gibt außerdem die Möglichkeit von 10-minütigen Einzeltreffen für einen Elternteil, bei dem Bedarf besteht. Allerdings muss dieser dafür entscheiden, wer sein(e) Kind(er) in der Zwischenzeit betreut.

Unterschiedliches Engagement bei einer Aktivität

Szenario: Einige Eltern sind bei der Gruppenarbeit sehr engagiert, andere nicht.

Reaktion: Motivierte Gruppenmitglieder können den weniger motivierten Mitgliedern helfen.

MFT-Praktiker:innen fühlen sich unsicher oder kommen sich albern vor

Szenario: Bestimmte Gruppendynamiken scheinen die Position der MFT-Praktiker:innen zu untergraben

Reaktion: Man sollte sich auf Aktivitäten beschränken, die machbar und einigermaßen komfortabel für die MFT-Praktiker:innen sind. Sie können außerhalb der Gruppentreffen miteinander sprechen, um mögliche persönliche Probleme oder Sensibilitäten zu identifizieren, die im Zusammenhang mit einer spezifischen Aktivität auftauchen könnten. Wenn man sich unwohl fühlt, kann die Aktivität unterbrochen werden und es können Diskussionen zwischen je zwei Personen oder in kleinen Untergruppen durchgeführt werden, um die Dynamiken zu verstehen. Außerdem ist es ratsam, sich transparent zu verhalten und zuzugeben, dass man möglicherweise die falsche Aktivität für diese Gruppe gewählt hat.

Externe:r Fachkolleg:in möchte an Treffen teilnehmen

Szenario: Eine Familie bittet darum, dass ein Fachkollege, der sich um ihr Kind in einer anderen Einrichtung kümmert, in die Gruppe kommen soll, »um zu verstehen, worum es geht«.

Reaktion: Alle Gruppenmitglieder können ersucht werden, ihre Ansichten bzgl. dieses Anliegens zu äußern. Anschließend kann gefragt werden, ob eine der anderen Familien ebenfalls Fachkräfte einladen möchte, und die Familien sollen die Vor- und Nachteile sowie den Zweck in diesem speziellen Fall erörtern. Wenn auch andere Familien darum bitten, dass Fachleute, die mit ihnen zu tun haben, an der MFT teilnehmen, kann man vorschlagen, dies als einmalige Veranstaltung zu planen und zu organisieren.

Familien haben Schwierigkeiten zu abstrahieren

Szenario: Ein Elternteil oder ein:e Jugendliche:r bleibt bei einer konkreten Beschreibung seines bzw. ihres Problems stecken und findet es schwierig, sich selbst und andere zu mentalisieren.

Reaktion: Mentalisierungsprozesse können durch Requisiten wie weiße Kittel für Jugendliche angeregt werden: »*Nun sind Sie Ärzt:innen und müssen über das Problem dieser Familie nachdenken.*« Große Stifte und Notizbücher können für die Eltern bereitgestellt werden: »*Und Sie sind Journalist:innen, die mitten in Nachforschungen stecken, um zu verstehen, wie diese Familie funktioniert.*« Zwei weitere Gruppenmitglieder können eine Spezialbrille und ein Stethoskop zur Verfügung gestellt bekommen: »*Sie sind Expert:innen, die dieses Problem lösen müssen.*« Die Familienmitglieder werden dann interviewt, während sie in ihren jeweiligen Rollen bleiben.

»Ich weiß nicht«-Antworten

Szenario: Während einer Gruppendiskussion antwortet ein Teenager auf jede Frage mit »Ich weiß nicht« oder einem Achselzucken.

Reaktion: Untergruppen werden gebildet, die sich jeweils mit der Frage befassen: »*Wie viele verschiedenen Bedeutungen können wir ausdrücken, wenn wir nur einen Satz haben?*« Es werden Beispiele bereitgestellt und ausgetauscht. Anschließend können alle an einem Wettbewerb über alle möglichen Bedeutungen von »Ich weiß nicht« (oder Schulterzucken) teilnehmen. Jedes Team besteht aus drei oder vier Personen und muss den Tonfall, die Lautstärke und die Sprechgeschwindigkeit von »Ich weiß nicht« festlegen. Die Bedeutung der verschiedenen »Ich weiß nicht« muss in Untertiteln beschrieben werden, und das Team mit den meisten Untertiteln gewinnt. Auf die Frage, was der Preis ist, können die Betreuer:innen mit »Ich weiß nicht« antworten.

11.4 Probleme im Zusammenhang mit Symptomen oder Störungen

Zurückgezogene Jugendliche

Szenario: Jugendliche nehmen nicht an Aktivitäten teil oder sind abwesend.

Reaktion: Die MFT-Praktiker:innen akzeptieren dies, und den Jugendlichen werden in den ersten MFT-Treffen keine Fragen gestellt. Gleichaltrige können einbezogen werden, um mit dem bzw. der Jugendlichen in einem 1:1-Kontext in Kontakt zu treten. Außerdem kann das *Kreisspiel* eingesetzt werden, oder in Kleingruppen wird darüber reflektiert, was die Teilnahme eines Jugendlichen behindern könnte.

Infektionsängste

Szenario: Eltern haben Befürchtungen, dass die Anwesenheit von Gruppenmitgliedern mit herausforderndem oder »abnormalem« Verhalten ihre eigenen Kinder negativ beeinflussen könnte.

Reaktion: In Untergruppen von drei bis vier Personen kann eine Diskussion darüber stattfinden, wie ein Problem drohen kann, eine ganze Gruppe einzunehmen. Der Fokus liegt dabei auf dem Umgang mit der Bedrohung und dem eigenen Schutz, basierend auf früheren Erfahrungen. Es wird um Feedback gebeten und darum, dass das »Problem« (z. B. Essstörung, aggressives Verhalten, Suizidalität) benannt wird. In den Untergruppen soll dann darüber diskutiert werden, inwiefern die herausfordernden Gruppenmitglieder einerseits einem Virus ähneln und sich andererseits von ihm unterscheiden und wie man dessen Einfluss begrenzen oder ihm entgegenwirken kann, z. B. indem man Warnzeichen identifiziert.

Starke Gefühlsausbrüche und Paniken

Szenario: Ein Elternteil bricht in Tränen aus, hyperventiliert und/oder verlässt den Raum in sichtlicher Not.

Reaktion: Die Gruppenmitglieder sollen sich überlegen, wie sie dem Elternteil helfen können. Eine Aufgabe der MFT-Praktiker:innen ist es, dessen Kind vor dem Ausbruch des Elternteils zu schützen, indem es in ein stressfreies Umfeld gebracht wird, beispielsweise in einen anderen Raum. Untergruppen können gebildet werden, mit der Aufgabe, sich in den Elternteil hineinzuversetzen und dann darüber zu diskutieren, welche Vor- und Nachteile es hat, wenn ein Elternteil seine Gefühle seinem Kind gegenüber zeigt. Schließlich soll jede Untergruppe eine Botschaft entwickeln, die dem Kind und dem Elternteil übermittelt werden könnte.

Selbstmordgedanken und -verhalten

Szenario: Ein:e Jugendliche:r sagt während oder am Ende einer Aktivität, dass sie oder er dem eigenen Leben ein Ende setzen möchte.

Reaktion: Eine kurze formelle Risikobewertung des bzw. der betroffenen Jugendlichen muss erstellt werden, und u. U. braucht es Maßnahmen, um ihn oder sie zu schützen. Parallele Eltern- und Jugendlichengruppen werden gebildet, und die Eltern haben die Aufgabe, sich darüber auszutauschen, wie sie mit einer solchen Ankündigung umgehen können. Die Jugendlichen werden angehalten, *»Träume von einem besseren Leben«* zu äußern und zu mutmaßen, was geschehen müsste, damit solche Träume Wirklichkeit werden können.

Verdacht, dass ein Gruppenmitglied unter dem Einfluss von Alkohol/Drogen steht

Szenario: Ein Gruppenmitglied ist betrunken oder verhält sich wie unter Drogeneinfluss.

Reaktion: Der erste Schritt ist, ein privates Gespräch mit dem betroffenen Gruppenmitglied zu führen und zu erklären, dass er oder sie vorübergehend von der Teilnahme an der MFT an diesem Tag ausgeschlossen wird. Die Gruppe sollte auch informiert werden, dass die betreffende Person an diesem Tag nicht teilnehmen kann und dass es ihr überlassen ist, ihre Abwesenheit zu erklären, wenn sie dies wünscht. Handelt es sich um einen Elternteil, der das alleinige Sorgerecht für sein(e) Kind(er) hat, muss möglicherweise das Jugendamt kontaktiert werden.

Unangemessene Gespräche von Erwachsenen vor Kindern

Szenario: Zwei oder mehr Erwachsene führen ein Gespräch, das für Kinder aufgrund seines Inhalts und/oder ihrer Entwicklungsstufe unangemessen zu sein scheint.

Reaktion: Wenn Inhalt oder Niveau von Gesprächen für Kinder nicht angemessen sind, sollten sofort eine Eltern- und eine Kindergruppe gebildet werden. Der Fokus liegt darauf, das Bewusstsein der Eltern für die Auswirkungen ihres Verhaltens zu schärfen. Die Elterngruppe wird gebeten, darüber nachzudenken, was den Kindern gesagt werden sollte, und dabei die Entwicklungsstufen und Bedürfnisse der Kinder zu berücksichtigen. Ein Vorgehen nach dem 5-Schritte-Interventionsmodell kann in Betracht gezogen werden, das sich an der folgenden Frage orientiert: »Uns ist aufgefallen, dass Sie ein interessantes Gespräch führen, aber Ihre Kinder sich selbst überlassen sind. Was glauben Sie, geht in ihren Köpfen vor?«

Kind beleidigt Eltern wiederholt

Szenario: Ein Kind greift Eltern körperlich und/oder verbal an. Oder: Ein Teenager beleidigt seine Eltern und stößt sie gewaltsam beiseite.

Reaktion: Die Einberufung einer Elterngruppe kann erwogen werden, mit dem Schwerpunkt darauf, warum sich ein Kind so verhalten könnte (und *nicht* das betroffene Kind). Die Eltern sollen ihre jeweiligen Erfahrungen, auch aus der eigenen Herkunftsfamilie, austauschen und werden eingeladen, Strategien für den Umgang mit ähnlichen zukünftigen Situationen zu entwickeln. Gleichzeitig können die Kinder – in einer separaten Gruppe – ersucht werde, sich vorzustellen, wie es sich anfühlt, wenn man sieht, wie ein Elternteil (und *nicht* der betroffene) von einem geliebten Menschen herabgewürdigt oder körperlich verletzt wird.

12 Rückblick und Ausblick

Multifamiliengruppen entstanden ursprünglich informell – in den späten 1940er-Jahren im Wartezimmer einer psychiatrischen Klinik in New York. Familien mit ähnlichen Problemen erkannten sich gegenseitig wieder, kamen ins Gespräch und knüpften Verbindungen, während sie auf die Behandlung der Psychose ihres oder ihrer Angehörigen durch »Expert:innen« warteten. Diese Fachleute erkannten das therapeutische Potenzial darin, Familien mit vergleichbaren Schwierigkeiten zusammenzubringen – und so wurde die Multifamilientherapie geboren. Seitdem wurde MFT weltweit weiterentwickelt und zur Unterstützung von Familien mit einer Vielzahl an Herausforderungen in unterschiedlichsten Versorgungskontexten eingesetzt.

Über die Jahre haben sich zentrale Kernelemente der MFT herauskristallisiert, darunter:

- Dezentralisierung der Therapeut:innenrolle
- Kontextgestaltung
- Solidaritätsförderung
- Anregung neuer Perspektiven
- Stärkung von Reflexionsfähigkeit
- Intensivierung von Interaktionen
- Feedback- und Experimentierprozesse
- sowie das Aufbauen auf vorhandenen Kompetenzen.

Und das MFT-Modell wird kontinuierlich weiterentwickelt – unter anderem durch die Verbindung systemischer Konzepte mit mentalisierungsbasierten Ansätzen. Multifamiliengruppen waren schon immer ein natürlicher Kontext für die Entwicklung und Wiederherstellung von Mentalisierungsfähigkeit, selbst bevor der Begriff »Mentalisieren« existierte. Der heutige gezielte Fokus auf effektives Mentalisieren erweitert das therapeutische Potenzial von MFT durch verfeinerte Kontextgestaltung und zusätzliche Techniken, die gut mit der systemischen Arbeit harmonieren. Zudem hilft der Mentalisierungsfokus den MFT-Praktiker:innen, die therapeutischen Prozesse differenzierter zu verstehen, und schafft einen Raum, in dem sich Familien sicher, verbunden und offen für soziales Lernen fühlen – auch über die Gruppe hinaus.

Die bisherige Forschung zeigt insgesamt positive Ergebnisse zur Wirksamkeit von MFT. Studien belegen zudem einen starken Zusammenhang zwischen sozialer Unterstützung und psychischer Gesundheit (Harandi, Taghinasab a. Nayeri 2017) sowie die Bedeutung der therapeutischen Allianz als verlässlicher Prädiktor für erfolgreiche Therapie (Martin, Garske a. Davis 2000; Baier, Kline a. Feeny 2020). Diese Befunde sind deshalb relevant, weil Verbundenheit und Vertrauen als zentrale Wirkmechanismen der MFT gelten. Allerdings erschweren die große Heterogenität der Zielgruppen, Unterschiede in der Umsetzung und die methodischen Herausforderungen klare Aussagen über die Wirkung von MFT. Die Prozessforschung hebt Faktoren wie Gruppenzusammenhalt und -unterstützung, Gemeinschaftserleben, Lernen durch Beobachtung und Ausprobieren, Einsicht, Hoffnung, Selbstoffenbarung, Zufriedenheit und Therapietreue hervor – alles Wirkfaktoren, die gut mit bestehenden Veränderungstheorien übereinstimmen. Trotzdem: Es besteht weiterhin Forschungsbedarf.

In den letzten Jahren ist ein deutlicher Anstieg an psychischen und zwischenmenschlichen Problemen zu verzeichnen – bei gleichzeitiger Überlastung der Hilfesysteme und steigendem Kostendruck. Frühinterventionen werden versäumt, Probleme verschärfen sich und sind später schwerer behandelbar. Die gesellschaftlichen Folgekosten steigen durch Auswirkungen auf Arbeit, Bildung und Elternschaft. Besonders Minderheiten und benachteiligte Gruppen erhalten am seltensten angemessene Hilfe (Patel et al. 2007, 2018). Viele Kinder und Jugendliche bleiben mit ihren psychischen Problemen unterversorgt. Hier könnte MFT helfen, da sie auf soziale Verbindung als heilende Kraft setzt – mit Fokus auf die Stärkung familiärer Systeme in einem lebendigen, natürlichen und übertragbaren Kontext. Ob als frühe oder ergänzende Intervention, MFT nutzt die Ressourcen der Familien selbst, statt auf externe Fachpersonen zu setzen; sie kann gemeinschaftsbasiert umgesetzt werden; sie ist niederschwellig, auch für nicht-akademisch ausgebildete Fachkräfte geeignet. Das macht MFT zu einer kostengünstigen und skalierbaren Intervention, die bestehende Angebote erweitern und stärken kann. Ihre Vielseitigkeit ist eine ihrer Stärken – aber auch eine Herausforderung, wenn es um die Evidenzlage geht.

Um diese zu verbessern, braucht es systematische, methodisch saubere Studien mit:

- klarer Beschreibung der Interventionen
- Berücksichtigung von Modelltreue
- Erforschung von Wechselwirkungen mit anderen Angeboten.

Ebenso wichtig: Familien systematisch einbeziehen – nicht nur als Teilnehmende, sondern auch bei der Entwicklung und Umsetzung von MFT-Angeboten. Ein möglicher Weg ist, dass sich MFT-Praktiker:innen breit vernetzen, damit sie voneinander lernen – so, wie es auch Familien in der MFT selbst tun. Erfahrene und angehende MFT-Praktiker:innen können sich über die zentrale Plattform *www.multifamilyproject.org* weltweit verbinden, um gemeinsam an der Weiterentwicklung dieses vielversprechenden Ansatzes zu arbeiten.

Literatur

Andersen, T. (1987): The reflecting team. *Family Process* 26 (4): 415–428.

Asen, E. (1992): Tagesklinik für ganze Familien. *TW Neurologie Psychiatrie* 6: 492–499.

Asen, E. (1997): From Milan to Milan: True tales about the structural Milan approach. *Human Systems* 8 (1): 39–42.

Asen, E. (2002): Multiple family therapy: An overview. *Journal of Family Therapy* 24: 3–16.

Asen, E. (2004): Collaborating in promiscuous swamps – the systemic practitioner as context chameleon? *Journal of Family Therapy* 26 (3): 280–285.

Asen, E. (2007): Multi-contextual multiple family therapy. In: L. Mayes, P. Fonagy a. M. Target (eds.): Developmental science and psychoanalysis. London (Karnac).

Asen, E., C. Campbell a. P. Fonagy (2019): Social systems: Beyond the microcosm of the individual and family. In: A. W. Bateman a. P. Fonagy (eds.): Handbook of mentalizing in mental health practice. Washington, DC (American Psychiatric Publishing), 2nd ed., pp. 229–243.

Asen, E., N. Dawson a. B. McHugh (2001): Multiple family therapy. The Marlborough model and its wider applications. London/New York (Karnac).

Asen, E. a. P. Fonagy (2012): Mentalization-based family therapy. In: A. Bateman a. P. Fonagy (eds.): Handbook of mentalizing in mental health practice. Washington/London (American Psychiatric Publishing), pp. 107–128.

Asen, E. u. P. Fonagy (2014): Mentalisierungsbasierte therapeutische Interventionen für Familien. *Familiendynamik* 39 (3): 234–249.

Asen, E. a. P. Fonagy (2021): Mentalization-based treatment with families. New York/London (Guilford Press).

Asen, E. u. P. Fonagy (2023): Mentalisieren in der systemischen Praxis. Eine Einführung in die mentalisierungsinspirierte systemische Therapie. Heidelberg (Carl-Auer).

Asen, E. a. E. Morris (2020): High-conflict parenting post-separation. The making and breaking of family ties. London (Routledge).

Asen, E. u. E. Morris (2021): Kinder im Kreuzfeuer. Systemische Arbeit bei massiven Elternkonflikten. Heidelberg (Carl-Auer).

Asen, E. a. M. Scholz (2010): Multi-family therapy. Concepts and techniques. London (Routledge).

Asen, E. u. M. Scholz (Hrsg.) (2017): Handbuch der Multifamilientherapie. Heidelberg (Carl-Auer).

Asen, E. u. M. Scholz (2019): Praxis der Multifamilientherapie. Heidelberg (Carl-Auer), 4. Aufl.

Asen, E. a. H. Schuff (2006): Psychosis and multiple family group therapy. *Journal of Family Therapy* 28 (1): 58–72.

Asen, E., R. Stein, A. Stevens, B. McHugh, J. Greenwood a. A. Cooklin (1982): A day unit for families. *Journal of Family Therapy* 4 (4): 345–358.

Asnaani, A. (2023): A cultural humility and social justice approach to psychotherapy. Seven Applied guidelines for evidence-based practice. Oxford (Oxford University Press).

Baier, A. L., A. C. Kline a. N. C. Feeny (2020): Therapeutic alliance as a mediator of change: A systematic review and evaluation of research. *Clinical Psychology Review* 82: 101921.

Bansal, N., S. Karlsen, S. P. Sashidharan, R. Cohen, C. A. Chew-Graham a. A. Malpass (2022): Understanding ethnic inequalities in mental healthcare in the UK: A meta-ethnography. *PLoS Medicine* 19 (12): e1004139.

Baudinet, J., I. Eisler, L. Dawson, M. Simic a. U. Schmidt (2021): Multi-family therapy for eating disorders. A systematic scoping review of the quantitative and qualitative findings. *International Journal of Eating Disorders* 54 (12): 2095–2120.

Baudinet, J., I. Eisler, A. Konstantellou, T. Hunt, F. Kassamali, N. McLaughlin, M. Simic a. U. Schmidt (2023): Perceived change mechanisms in multi-family therapy for anorexia nervosa: A qualitative follow-up study of adolescent and parent experiences. *European Eating Disorders Review* 31 (6): 822–836.

Behme-Matthiessen, U. u. T. Pletsch (2012): Handbuch Familienklasse. Aachen (Shaker).

Beuth, S. u. C. Adolf (2017): Familienschule in der Großstadt. In: E. Asen u. M. Scholz (Hrsg.): Handbuch der Multifamilientherapie. Heidelberg (Carl-Auer), S. 326–332.

Binns, A. a. J. Cardy (2019): Developmental social pragmatic interventions for preschoolers with autism spectrum disorder: A systematic review. *Autism and Developmental Language Impairments* 4 (1): 1–18.

Bishop, P., A. Clilverd, A. Cooklin a. U. Hunt (2002): Mental health matters: A multi-family framework for mental health interventions. *Journal of Family Therapy* 24 (1): 31–45.

Burnham, J. (2018): Developments in social GRRRAAACCEEESSS: Visible – invisible and voiced – unvoiced 1. In: I.-B. Krause (ed.): Culture and reflexivity in systemic psychotherapy. Mutual perspectives. London (Routledge), pp. 139–160.

Byrne, G., M. Sleed, N. Midgley, P. Fearon, C. Mein, A. Bateman a. P. Fonagy (2019): Lighthouse parenting programme: Description and pilot evaluation of mentalization-based treatment to address child maltreatment. *Clinical Child Psychology and Psychiatry* 24 (4): 680–693.

Byrne, S. M. a. N. J. McLean (2002): The cognitive-behavioral model of bulimia nervosa: A direct evaluation. *International Journal of Eating Disorders* 31 (1): 17–31.

Campion, J., D. Bhugra, S. Bailey a. M. Marmot (2013): Inequality and mental disorders: Opportunities for action. *The Lancet* 382 (9888): 183–184.

Casey, P., P. Patalay, J. Deighton, S. D. Miller a. M. Wolpert (2020): The child outcome rating scale: Validating a four-item measure of psychosocial functioning in community and clinic samples of children aged 10–15. *European Child & Adolescent Psychiatry* 29 (2): 1089–1102.

Cecchin, G. (1987): Zum gegenwärtigen Stand von Hypothetisieren, Zirkularität und Neutralität: Eine Einladung zur Neugier. *Familiendynamik* 13 (3): 190–203.

Cook-Darzens, S., Z. Gelin a. S. Hendrick (2018): Evidence base for multiple family therapy (MFT) in non-psychiatric conditions and problems: A review (part 2). *Journal of Family Therapy* 40 (3): 326–343.

Cooklin, A. (2006): Children as carers of parents with mental illness. *Psychiatry* 5 (1): 32–35.

Cooklin, A., P. Bishop, D. Francis, L. Fagin a. E. Asen (2011): The Kidstime workshops – A social intervention for the children of parents with mental illness and their parents. London (CAMHS Publications).

Cooklin, A., A. Miller a. B. McHugh (1983): An institution for change: Developing a family day unit. *Family Process* 22 (4): 453–468.

Cronen, V. E., P. W. Barnett a. L. M. Harris (1979): The logic of the coordinated management of meaning: A rules-based approach to the first course in interpersonal communication. *Communication Education* 28 (1): 22–38. DOI: 10.1080/03634527909378327.

Dare, C. a. I. Eisler (2000): A multi-family group day treatment programme for adolescent eating disorder. *European Eating Disorders Review* 8 (1): 4–18.

Davis, D. E., C. DeBlaere, J. Owen, J. N. Hook, D. P. Rivera, E. Choe, D. R. Van Tongeren, E. L. Worthington Jr. a. V. Placeres (2018): The multicultural orientation framework: A narrative review. *Psychotherapy* 55 (1): 89–100. DOI: 10.1037/pst0000160.

Dawson, N. a. B. McHugh (1994): Parents and children: Participants in change. In: E. Dowling a. E. Osborne (eds.): The family and the school. A joint systems approach to problems with children. London (Routledge).

Dawson, N., B. McHugh u. E. Asen (2020): Die Familienklasse. Multifamiliengruppenarbeit in Schulen. Dortmund (Modernes Lernen Borgmann).

Eisler, I., M. Simic, J. Hodsoll, E. Asen, M. Berelowitz, F. Connan, G. Ellis, P. Hugo, U. Schmidt, J. Treasure a. I. Yi (2016): A pragmatic randomised multi-centre trial of multifamily and single family therapy for adolescent anorexia nervosa. *BMC Psychiatry* 16 (1): 1–14.

Engman-Bredvik, S. a. N. C. Suarez (2016): Multi-family therapy in anorexia nervosa: A qualitative study of parental experiences. In: S. Murray, L. Anderson a. L. Cohn (eds.): Innovations in family therapy for eating disorders. Novel treatment developments, patient insights, and the role of carers. London (Routledge), pp. 262–274.

Föhl, M. u. O. Tietjen (2017): Familienschule im ländlichen Raum. In: E. Asen u. M. Scholz (Hrsg.): Handbuch der Multifamilientherapie. Heidelberg (Carl-Auer), S. 314–325.
Fonagy, P. a. P. Luyten (2009): A developmental, mentalization-based approach to the understanding and treatment of borderline personality disorder. *Development and Psychopathology* 21 (4): 1355–1381.
Fonagy, P., P. Luyten a. E. Allison (2015): Epistemic petrification and the restoration of epistemic trust: A new conceptualization of borderline personality disorder and its psychosocial treatment. *Journal of Personality Disorders* 29 (5): 575–609.
Fonagy, P., M. Steele, H. Steele, G. S. Moran a. A. C. Higgitt (1991): The capacity for understanding mental states: The reflective self in parent and child and its significance for security of attachment. *Infant Mental Health Journal* 12 (3): 201–218.
Foulkes, S. H. (1948): Group-analytic psychotherapy. Reprinted 1983. London (Karnac).
Fraenkel, P. (2006): Engaging families as expert: Collaborative family program development. *Family Process* 45 (2): 237–257.
Gallotti, M. a. C. D. Frith (2013): Social cognition in the we-mode. *Trends in Cognitive Sciences* 17 (4): 160–165.
Gelin, Z., S. Cook-Darzens a. S. Hendrick (2018): The evidence base for multiple family therapy in psychiatric disorders: A review (part 1). *Journal of Family Therapy* 40 (3): 302–325.
Gelin, Z., S. Cook-Darzens, Y. Simon a. S. Hendrick (2016): Two models of multiple family therapy in the treatment of adolescent anorexia nervosa: A systematic review. *Eating and Weight Disorders-Studies on Anorexia, Bulimia and Obesity* 21 (1): 19–30.
Goll-Kopka, A., S. Grell u. L. Schmidt (2023): Multifamilientherapie aus unterschiedlichen Blickwinkeln. Wie erleben Eltern, Kinder und Professionelle MFT. Die transformative Kraft durch das Miteinander von Familien. *Kontext* 54 (4): 398–410.
Goodman, R. (2001): Psychometric properties of the strengths and difficulties questionnaire. *Journal of the American Academy of Child & Adolescent Psychiatry* 40 (11): 1337–1345.
Grácio, J., M. Gonçalves-Pereira a. J. Leff (2016): What do we know about family interventions for psychosis at the process level? A systematic review. *Family Process* 55 (1): 79–90.
Hall, E. T. (1976): Beyond culture. New York (Anchor Press).
Harandi, T. F., M. M. Taghinasab a. T. D. Nayeri (2017): The correlation of social support with mental health: A meta-analysis. *Electronic Physician* 9 (9): 5212.
Hauel, J. (2017): Familienklassenzimmer – Strukturen, Werkzeuge und Methoden. In: E. Asen u. M. Scholz (Hrsg.): Handbuch der Multifamilientherapie. Heidelberg (Carl-Auer), S. 277–296.

Hays, P. A. (2008): Addressing cultural complexities in practice: Assessment, diagnosis, & therapy. Washington, DC (American Psychological Association), 2nd ed.

Hazel, N. A., M. G. McDonell, R. A. Short, C. M. Berry, W. D. Voss, M. L. Rodgers a. D. G. Dyck (2004): Impact of multiple-family groups for outpatients with schizophrenia on caregivers' distress and resources. *Psychiatric Services* 55 (1): 35–41.

Hellemans, S., J. De Mol, A. Buysse, I. Eisler, K. Demyttenaere a. G. M. D. Lemmens (2011): Therapeutic processes in multi-family groups for major depression: Results of an interpretative phenomenological study. *Journal of Affective Disorders* 134 (1–3): 226–234.

Hertzmann, L., M. Target, D. Hewison, P. Casey, P. Fearon a. D. Lassri (2016): Mentalization-based therapy for parents in entrenched conflict: A random allocation feasibility study. *Psychotherapy* 53 (4): 388.

Hjordt, T., P. V. Christensen, E. G. Cadan., T. Rasmussen, A. Strand u. H. Wilson (2017): Mentalisierungsinspirierte Arbeit an einer dänischen Familienschule. In: E. Asen u. M. Scholz (Hrsg.): Handbuch der Multifamilientherapie. Heidelberg (Carl-Auer), S. 333–345.

Jewell, T. a. G. Lemmens (2018): Multiple family therapy: Forever promising? Commentary on Gelin et al. (2018) and Cook-Darzens et al. (2018), the evidence base for multiple family therapy in psychiatric and non-psychiatric conditions: A review (parts 1 and 2). *Journal of Family Therapy* 40 (3): 344–348.

Kanner, L. (1943): Autistic disturbances of affective contact. *Nervous Child* 2 (3): 217–250.

Laqueur, H. P., H. A. Laburt a. E. Morong (1964): Multiple family therapy. *Current Psychiatric Therapies* 4: 150–154.

Lemmens, G. M., I. Eisler, P. Dierick, G. Lietaer a. K. Demyttenaere (2009): Therapeutic factors in a systemic multi-family group treatment for major depression: Patients' and partners' perspectives. *Journal of Family Therapy* 31 (3): 250–269.

Lemmens, G. M., S. Wauters, M. Heireman, I. Eisler, G. Lietaer a. B. Sabbe (2003): Beneficial factors in family discussion groups of a psychiatric day clinic: Perceptions by the therapeutic team and the families of the therapeutic process. *Journal of Family Therapy* 25 (1): 41–63.

Lock, J. a. D. Le Grange (2013): Treatment manual for anorexia nervosa. A family-based approach. New York (Guilford Press), 2nd ed.

Ma, J. L. C., K. Y. C. Lai a. E. S. F. Wan (2016): Multifamily group intervention for Chinese parents and their children with attention deficit hyperactivity disorder in a Chinese context. *Social Work with Groups* 40 (3): 244–260.

Ma, J. L. C., K. Y. C. Lai a. L. L. Xia (2018): Treatment efficacy of multiple family therapy for Chinese families of children with attention deficit hyperactivity disorder. *Family Process* 57 (2): 399–414.

Martin, D. J., J. P. Garske a. M. K. Davis (2000): Relation of the therapeutic alliance with outcome and other variables: A meta-analytic review. *Journal of Consulting and Clinical Psychology* 68 (3): 438.

Marty, P. (1991): Mentalisation et psychomatique. Paris (Laborataire Delagrange).

Mason, B. (2019): Re-visiting safe uncertainty: Six perspectives for clinical practice and the assessment of risk. *Journal of Family Therapy* 41 (3): 343–356.

McCrory, E. J. a. E. Viding (2015): The theory of latent vulnerability: Reconceptualizing the link between childhood maltreatment and psychiatric disorder. *Development and Psychopathology* 27 (2): 493–505.

McDonell, M. G., R. A. Short, N. A. Hazel, C. M. Berry a. D. G. Dyck (2006): Multiplefamily group treatment of outpatients with schizophrenia: Impact on service utilization. *Family Process* 45 (3): 359–373.

McFarlane, W. R. (2016): Family interventions for schizophrenia and the psychoses: A review. *Family Process* 55 (3): 460–482.

McFarlane, W. R., E. Dunne, E. Lukens, S. Deakins, B. Horen, M. Newmark a. J. McLaughlin-Toran (1993): From research to clinical practice: Dissemination of New York State's family psychoeducation project. *Psychiatric Services* 44 (3): 265–270.

McFarlane, W. R., B. Link, R. Dushay, J. Marchal a. J. Crilly (1995a): Psychoeducational multiple family groups: Four-year relapse outcome in schizophrenia. *Family Process* 34 (2): 127–144.

McFarlane, W. R., E. Lukens, B. Link, R. Dushay, S. A. Deakins, M. Newmark, E. Dunne, B. Horen a. J. Toran (1995b): Multiple-family groups and psychoeducation in the treatment of schizophrenia. *Archives of General Psychiatry* 52 (8): 679–687.

McHugh, B. u. N. Dawson (2012): Multifamiliengruppen in Schulen nach dem Marlborough Modell. In: U. Behme-Matthiesen u. T. Pletsch (Hrsg.): Handbuch Familienklasse. Aachen (Shaker), S. 149–160.

Miller, S. D., B. L. Duncan, J. Brown, J. A. Sparks a. D. A. Claud (2003): The outcome rating scale: A preliminary study of the reliability, validity, and feasibility of a brief visual analog measure. *Journal of Brief Therapy* 2 (2): 91–100.

Minuchin, S. (1977): Familie und Familientherapie. Freiburg (Lambertus).

Morris, E. (2017): »Early days« – Arbeit mit Eltern und Babys. In: E. Asen u. M. Scholz (Hrsg.): Handbuch der Multifamilientherapie. Heidelberg (Carl-Auer), S. 166–174.

Morris, E., C. Le Huray, E. Skagerberg, R. Gomes a. A. Ninteman (2014): Families changing families: The protective function of multi-family therapy for children in education. *Clinical Child Psychology and Psychiatry* 19 (4): 617–632.

Mueser, K. T., M. P. Salyers a. P. R. Mueser (2001): A prospective analysis of work in schizophrenia. *Schizophrenia Bulletin* 27 (2): 281–296.

Nashef, A. u. L. Mohr (2017): Kinder und Jugendliche mit einer Autismusspektrumstöung. In: E. Asen u. M. Scholz (Hrsg.): Handbuch der Multifamilientherapie. Heidelberg (Carl-Auer), S. 105–115.

Otyakmaz, B. Ö. (2025): Multikulturelle Orientierung als prozessorientierte therapeutische Haltung. *PiD – Psychotherapie im Dialog* 26 (1): 29–33. DOI: 10.1055/a-2289-6014.

Overbeek, M. M., O. M. Gudde, C. Rijnberg, R. Hempel, D. Beijer a. A. Maras (2023): Multi-problem families in intensive specialised multifamily therapy: Theoretical description and case report. *Journal of Family Therapy* 45 (1): 81–93. DOI: 10.1111/1467-6427.12320.

Owen, J., K. W. Tao, Z. E. Imel, B. E. Wampold a. E. Rodolfa (2014): Addressing racial and ethnic microaggressions in therapy. *Professional Psychology: Research and Practice* 45 (4): 283.

Owen, J. J., K. Tao, M. Leach a. E. Rodolfa (2011): Clients' perceptions of their psychotherapists' multicultural orientation. *Psychotherapy* 48 (3): 274.

Patel, V., A. J. Flisher, S. Hetrick a. P. McGorry (2007): Mental health of young people: A global public-health challenge. *The Lancet* 369 (9569): 1302–1313.

Patel, V., S. Saxena, C. Lund, G. Thornicroft, F. Baingana, P. Bolton, D. Chisholm, P. Y. Collins, J. L. Cooper, J. Eaton, H. Herrman a. J. Unützer (2018): The Lancet Commission on global mental health and sustainable development. *The Lancet* 392 (10157): 1553–1598.

Pérez-García, M., J. Sempere-Pérez, J. V. Rodado-Martínez, D. P. López, B. Llor-Esteban a. J. A. Jiménez-Barbero (2020): Effectiveness of multifamily therapy for adolescent disruptive behavior in a public institution: A randomized clinical trial. *Children and Youth Services Review* 117: 105289.

Rix, M. u. K. Scholz (2017): Anorektische Kinder und Jugendliche im tagesklinischen Setting – Das Dresdner Modell. In: E. Asen u. M. Scholz (Hrsg.): Handbuch der Multifamilientherapie. Heidelberg (Carl-Auer), S. 138–147.

Salaminiou, E. E. (2005): Families in multiple family therapy for adolescent anorexia nervosa : response to treatment experience and family and individual change. Doctoral Thesis, King's College London. Verfügbar unter: https://kclpure.kcl.ac.uk/portal/en/studentTheses/families-in-multiple-family-therapy-for-adolescent-anorexia-nervo [14.10.2025].

Schemmel, H., D. Selig u. R. Janschewk-Schlesinger (2008): Kunst als Ressource in der Therapie. Tübingen (Dgvt).

Schmidt, U. a. E Asen (2005): Does multi-family day treatment hit the spot that other treatments cannot reach. *Journal of Family Therapy* 27 (2): 101–103.

Scholz, M. a. E. Asen (2001): Multiple family therapy with eating disordered adolescents: Concepts and preliminary results. *European Eating Disorders Review* 9 (1): 33–42.

Scholz, M., M. Rix, K. Hegewald u. K. Gantchev (2003): Tagesklinische Multifamilientherapie (tMFT) bei Anorexia nervosa – Manual des Dresdner Modells. In: B. Steinbrenner u. M. Schönauer-Cejpeck (Hrsg.): Essstörungen. Anorexie – Bulimie – Adipositas. Therapie in Theorie und Praxis. Wien (Wilhelm Maudrich).

Selvini Palazzoli, M., L. Boscolo, G. Cecchin a. G. Prata (1980): Hypothesizing, circularity, neutrality; three guidelines for the conductor of the session. *Family Process* 19 (1): 3–12.

Simic, M., J. Baudinet, E. Blessitt, A. Wallis a. I. Eisler (2023): Multi-family therapy for Anorexia Nervosa. A treatment manual. Abingdon/New York (Routledge).

Simic, M. a. I. Eisler (2015): Multi-family therapy. *Family Therapy for Adolescent Eating and Weight Disorders* 1: 110–138.

Spierling, K. H. (2017): Kidstime-Workshops – ein Projekt für Familien mit psychisch erkrankten Elternteilen. In: E. Asen u. M. Scholz (Hrsg.): Handbuch der Familientherapie. Heidelberg (Carl-Auer), S. 175–188.

Stubbe, D. (2020): Practicing cultural competence and cultural humility in the care of diverse patients. *Focus* 18 (1): 49–51. DOI: 10.1176/appi.focus.20190041.

Tervalon, M. a. J. Murray-Garcia (1998): Cultural humility versus cultural competence: A critical distinction in defining physician training outcomes in multicultural education. *Journal of Health Care for the Poor and Underserved* 9 (2): 117–125. DOI: 10.1353/hpu.2010.0233.

Thomas, M. S., S. Crosby, S. a. J. Vanderhaar (2019): Trauma-informed practices in schools across two decades: An interdisciplinary review of research. *Review of Research in Education* 43 (1): 422–452. DOI: 10.3102/0091732X18821123.

Tomm, K. (1988): Interventive interviewing: Part III. Intending to ask lineal, circular, strategic and reflexive questions. *Family Process* 27 (1): 1–15.

Tuomela, R. (2006): Joint intention, we-mode and I-mode. *Midwest Studies in Philosophy* 30 (1): 35–58.

Valdez, C. R., J. Abegglen a. C. T. Hauser (2013): Fortalezas familiares program: Building sociocultural and family strengths in Latina women with depression and their families. *Family Process* 52 (3): 378–393.

Van Beek, Y., D. Hessen, L. Levelt, S. Beujer, C. Rijnberg, A. Maras a. M. M. Overbeek (2023): Intensive specialised multi-family therapy for multi-stressed families: Therapeutic alliance as predictor for effectiveness. *Journal of Family Therapy* 45 (2): 271–290.

Van Es, C. M., B. El Khoury, E. A. van Dis, H. Te Brake, E. van Ee, P. A. Boelen a. T. Mooren (2023): The effect of multiple family therapy on mental health problems and family functioning: A systematic review and meta-analysis. *Family Process* 62 (2): 499–514.

Van Lawick, J. a. M. Visser (2015): No kids in the middle: Dialogical and creative work with parents and children in the context of high conflict divorce. *Australian and New Zealand Journal of Family Therapy* 36 (1): 33–50.

Van Lawick, J. u. S. Schöne (2017): Kinder aus der Klemme – Multifamiliengruppenarbeit bei hochstrittigen Trennungssituationen: vom Tunnelblick zur Reflexion. In: E. Asen u. M. Scholz (Hrsg.): Handbuch der Multifamilientherapie. Heidelberg (Carl-Auer), S. 202–208.

Vaughn, C. a. J. Leff (1976): The measurement of expressed emotion in the families of psychiatric patients. *British Journal of Social and Clinical Psychology* 15 (2): 157–165.

Visser, M., C. Finkenauer, K. Schoemaker, E. Kluwer, R. V. Rijken, J. V. Lawick, H. Bom, J. C. de Schipper a. F. Lamers-Winkelman (2017): I'll never forgive you: High conflict divorce, social network, and co-parenting conflicts. *Journal of Child and Family Studies* 26 (11): 3055–3066.

Visser, M. a. J. Van Lawick (2021): Group therapy for high-conflict divorce. »The No Kids in the Middle« intervention program. Abingdon (Routledge).

Volkert, J., S. Taubner, G. Byrne, T. Rossouw a. N. Midgley (2022): Introduction to mentalization-based approachess for parents, children, youths, and families. *American Journal of Psychotherapy* 75 (1): 4–11.

Voriadaki, T., M. Simic, J. Espie a. I. Eisler (2015): Intensive multi-family therapy for adolescent anorexia nervosa: Adolescents' and parents' day-to-day experiences. *Journal of Family Therapy* 37 (1): 5–23.

White, M. (1995): Reflecting teamwork as definitional ceremony. In: M. White (ed.): Re-authoring lives. Interviews and essays. Adelaide (Dulwich Centre).

White, M. a. D. Epston (1990) Narrative means to therapeutic ends. New York (W. W. Norton).

White, M. u. D. Epston (2006): Die Zähmung der Monster. Der narrative Ansatz in der Familientherapie. Heidelberg (Carl-Auer).

Woolgar, M., S. Humayun, S. Scott a. M. R. Dadds (2023): I know what to do; I can do it; it will work: The brief parental self efficacy scale (BPSES) for parenting interventions. *Child Psychiatry & Human Development* 56 (3): 619-628.

Yalom, I. D. a. M. Leszcz (1995): The therapeutic factors. In: I. D. Yalom, (ed.): The theory and practice of group psychotherapy. New York (Basic Books), 4th ed., pp. 70–101.

Über die Autoren und die Autorin

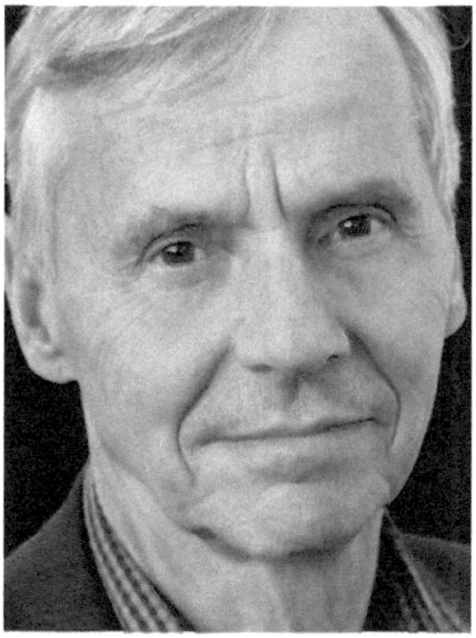

Eia Asen, Prof. Dr. med., FRCPsych (Fellow of the Royal College of Psychiatrists); Psychiater für Kinder, Jugendliche und Erswachsene; 40 Jahre im britischen National Health Service tätig; ehemaliger klinischer Leiter des Marlborough Family Service (London); von 2013–2024 Psychiater und Familientherapeut für das Anna Freud National Centre for Children and Families; Gastprofessur am University College London; Lehrveranstaltungen in Europa, den USA und Asien. Veröffentlichungen u. a.: *Handbuch der Multifamilientherapie* (2017), *Praxis der Multifamilientherapie* (4. Aufl. 2019, beide zus. mit Michael Scholz), *Kinder im Kreuzfeuer* (2021, zus. mit Emma Morris), *Mentalisieren in der systemischen Praxis* (2023, zus. mit Peter Fonagy).

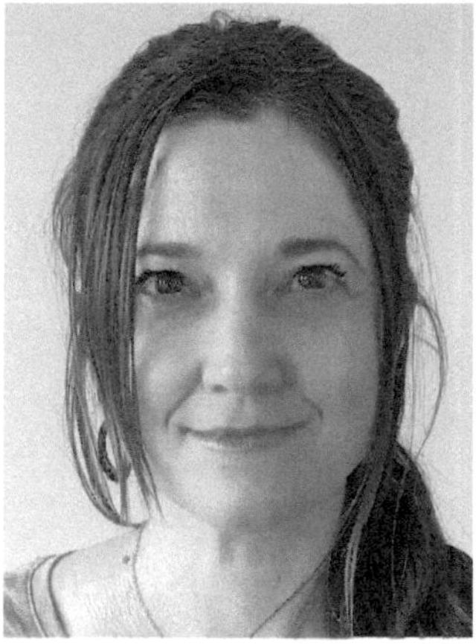

Emma Morris, Dr., DClinPsy (Doctor of Clinical Psychology); klinische Psychologin; langjährige Zusammenarbeit mit Eia Asen beim Marlborough Family Service; von 2014–2024 beim Anna Freud National Centre for Children and Families tätig; Co-Direktorin des Trauma Recovery Space London; Begründerin und Co-Direktorin eines internationalen Multifamilienprojekts; regelmäßige Lehrveranstaltungen und Konsultationen in akademischen und klinischen Settings in Großbritannien und Kontinentaleuropa; Veröffentlichungen u. a.: *Kinder im Kreuzfeuer* (2021, zus. mit Eia Asen).

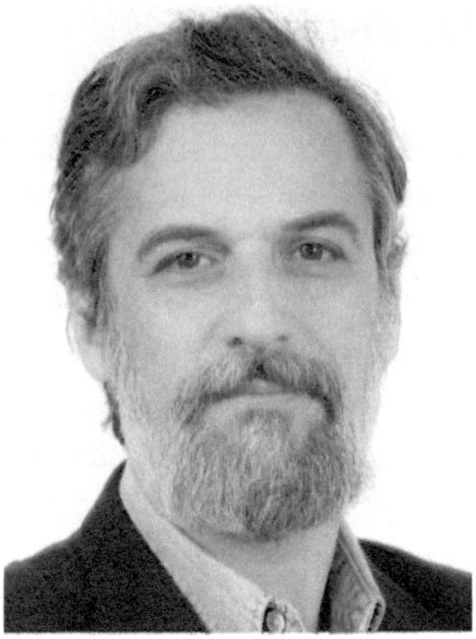

Noël Pommepuy, MD; Kinder- und Jugendpsychiater, Familientherapeut; Leiter der Abteilung für Kinder und Jugendliche des Ville-Evrard-Krankenhauses, Neuilly-sur-Marne (Frankreich). Ausbilder für Systemische Familientherapie und Multifamilientherapie am APRTF (Paris, Frankreich).